国家卫生和计划生育委员会"十三五"规划教材配套教材

全国高等学校配套教材

供预防医学类专业用

环境卫生学实习指导

第 **2** 版

主 编 吴志刚 郑玉建

编 者（按姓氏笔画为序）

万逢洁	马 艳	王 芳	王守林	王爱国	叶 琳
刘开泰	那晓琳	孙增荣	杜可军	李述刚	杨克敌
吴 军	吴志刚	余日安	沈孝兵	张志红	张志勇
张遵真	陈景元	陈道俊	金永堂	金晓滨	周丽婷
郑玉建	郑唯韡	屈卫东	胡前胜	夏 涛	高 娜
郭新彪	席淑华	唐玄乐	浦跃朴	黄 辉	崔留欣
梁瑞峰	董光辉	董淑英	韩凤婵	鲁 英	曾晓雯
温天佑	谭凤珠	潘小川	操基玉	戴文涛	

人民卫生出版社

图书在版编目（CIP）数据

环境卫生学实习指导/吴志刚,郑玉建主编.—2版.—北京:人民卫生出版社,2017

全国高等学校预防医学专业第八轮规划教材配套教材

ISBN 978-7-117-25274-4

Ⅰ.①环…　Ⅱ.①吴…②郑…　Ⅲ.①环境卫生学-医学院校-教学参考资料　Ⅳ.①R12

中国版本图书馆 CIP 数据核字(2017)第 241151 号

| 人卫智网 | www.ipmph.com | 医学教育、学术、考试、健康,购书智慧智能综合服务平台 |
| 人卫官网 | www.pmph.com | 人卫官方资讯发布平台 |

环境卫生学实习指导
第 2 版

主　　编：吴志刚　郑玉建
出版发行：人民卫生出版社（中继线 010-59780011）
地　　址：北京市朝阳区潘家园南里 19 号
邮　　编：100021
E - mail：pmph @ pmph.com
购书热线：010- 59787592　010- 59787584　010- 65264830
印　　刷：三河市尚艺印装有限公司
经　　销：新华书店
开　　本：787×1092　1/16　　印张：16
字　　数：336 千字
版　　次：2012 年 7 月第 1 版　　2017 年 12 月第 2 版
　　　　　2024 年 1 月第 2 版第 5 次印刷（总第 9 次印刷）
标准书号：ISBN 978-7-117-25274-4/R・25275
定　　价：39.00 元

前 言

　　为了适应各医学院校预防医学专业教学的实际需要、加强实践性教学环节，在全面理解和掌握环境卫生学的基本理论、基本知识的前提下，努力提高学生的基本实验技能及分析问题、解决问题的能力，特编写了这本环境卫生学实习指导。本书在上一版《环境卫生学实习指导》内容的基础上，充实了饮用水相关领域的综合实习内容，以满足不同地区和不同学校教学工作的实际需要。

　　本书实习项目主要是根据预防医学专业本科生培养目标，结合当前环境卫生工作实际而选定的代表性内容，包括物理因素检测、化学分析、微生物检验、分子生物学指标检测、流行病学调查资料分析、环境质量评价、预防性卫生监督和综合实验等，其中重点增选了自来水、直饮水和灾害环境下应急饮用水监测和安全评价方面的综合性实习。由于实验课时的限制，这些内容仅为环境卫生学领域的部分内容，但一方面希望同学们通过有代表性的实习项目，进一步理解和掌握环境卫生学的基本理论和知识；另一方面通过动手实验操作，掌握环境卫生实际工作中的基本要点，举一反三，从不同角度加强学生的实验操作基本技能训练及提高发现问题、分析问题和解决问题的能力，以便尽快适应毕业后的实际工作。

　　本书所选定的实习项目较多，含第一部分常规实习的 30 个项目、第二部分综合实习的 9 个项目。考虑到全国各地的地区差别和办学条件的不同及学时的限制，各校可根据本单位的教学工作实际作出适当的选择。

　　本书是《环境卫生学》（第 8 版）立体教材的重要组成部分，在编写过程中得到各位编者的大力协助和通力合作。各位编者为本书的顺利出版付出了辛勤的劳动，人民卫生出版社给予了大力支持和帮助，在此一并表示衷心的感谢！同时，竭诚欢迎各位同学和老师对本书的不足、疏漏和错误之处批评指正。

吴志刚　郑玉建

2017 年 6 月

目 录

第二部分　综 合 实 习

第一部分

常规实习

空气及室内空气采样方法

一、大气中有害物质的存在状态

大气中污染物大致可分为气态和气溶胶两大类。

（一）气态

是指某些物质,因其性质不稳定、沸点低等因素的影响,在常温常压下以气体形式分散在大气中。常见的气态污染物有:CO、SO_2、NO_X、Cl_2 和苯等。通常以分子形式呈现,尺寸很小。

（二）气溶胶

物质的固体微粒或液体微滴逸散于空气中以多种状态同时存在的分散系称气溶胶。有雾、烟、尘三类气溶胶。雾为液态,由气体蒸发至空气后遇冷凝聚而成。烟和尘均为固态,前者是由固态物质受热蒸发至空气中遇冷凝聚而成,后者是固态物质因机械粉碎或爆破时产生的微粒,能长期悬浮于空气中。通常以聚集形式呈现,尺寸大小不等。

二、大气采样方法

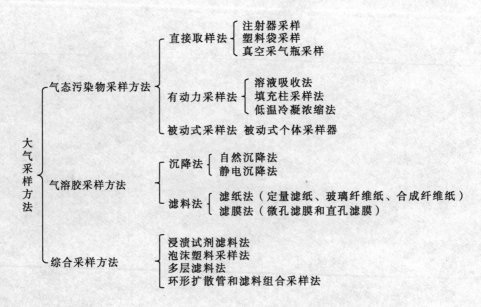

上述采样方法可归纳为直接采样法和浓缩采样法两类：

（一）直接采样法

当空气中被测组分浓度较高,或者所选用分析方法的灵敏度较高时,采用直接采样法采取少量空气样品就可满足分析需要。

1. 注射器采样 见图实 1-1 选用一支 100ml 注射器连接一个三通活塞,事先检查注射器的气密性并校正刻度。现场采样时先抽洗 3~5 次,然后采样、密封,当天送检。

2. 塑料袋采样 图实 1-2 专用塑料袋或铝箔袋连接一个特制的采气用二联球。在采样现场首先对采气袋用空气冲洗 3~5 次,然后采样,用乳胶帽封口,尽快送检分析。

3. 真空瓶取样 图实 1-3 用耐压玻璃或不锈钢瓶,事先抽真空至 133Pa 左右,将真空瓶携带至采样现场。打开瓶阀采气,然后关闭阀门,迅速送检。

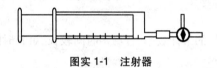

图实 1-1 注射器

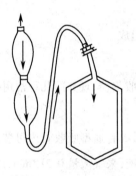

图实 1-2 采气袋及二联球

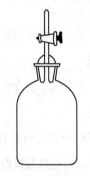

图实 1-3 真空采气瓶

（二）浓缩采样

当空气中被测组分浓度较低,需浓缩后方能满足分析方法的要求时应用此法。

1. 溶液吸收法 使用动力装置使空气通过装有吸收液的吸收管时,空气中的被测组分经气液界面浓缩于吸收液中,常用于采集气态或蒸气态的污染物(图实 1-4)。

常用的吸收液有水、水溶液和有机溶剂等,选择吸收液时应考虑到以下几点:被测物质在吸收液中溶解度大,化学反应速度快;被测组分在吸收液中要有足够的稳定时间;选择吸收液还要考虑到下一步化学反应,应与以后的分析步骤紧密衔接起来;吸收液要价廉易得。

2. 滤纸和滤膜阻留法 主要用以采集尘粒状气溶

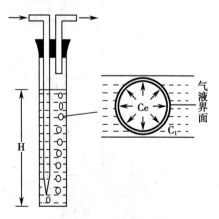

图实 1-4 气体吸收过程

胶。它是使用动力装置使空气通过滤料,通过机械阻留、吸附等方式采集空气中的气溶胶。常用的滤料有玻璃纤维滤料,有机合成纤维滤料,微孔滤膜和浸渍试剂滤料等。

针对空气中被测组分选择合适的滤料是一个关键性问题,通常应考虑以下几方面的要求:①所选用的滤料和采样条件要能保证有足够高的采样效率。②滤料的种类,例如分析空气中无机元素应选用有机滤料(因本底值低),而分析空气中有机成分时,应选用无机玻璃纤维滤料。③滤料的阻力要尽量小,这样可提高采样速度,且易解决动力问题。④滤料的机械强度,本身重量以及价格等也要考虑。

3. 固体吸附剂阻留法　空气通过装有固体吸附剂的采样管时,被测组分被固体吸附剂吸附而被浓缩,送实验室后,经解吸作用后分析测定。

常用的吸附剂有颗粒状吸附剂和纤维状吸附剂。它们是由颗粒状或纤维状担体上涂以某种化学试剂而制成的。

该法的主要特点是有较好的采样效率,且稳定时间较长,可长时间采样。

三、采样仪器

大气采样设备通常由样本收集器和动力装置所组成。

(一) 收集器

根据被测组分在空气中的存在状态,选择合适的收集器,现介绍几种常用的收集器。

1. 液体吸收管

(1)气泡吸收管:分普通型和直筒型两种。图实 1-5 普通型吸收管内可装 10ml 吸收液,采气流量为 0.5~1.5L/min;直筒型吸收管可装 50ml 吸收液,采气流量 0.2L/min,用于 24 小时采样。

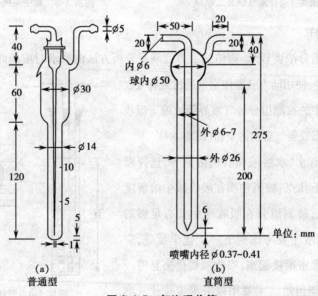

（a）普通型　　（b）直筒型

图实 1-5　气泡吸收管

（2）多孔玻板吸收管：分普通型和大型两种。图实 1-6 普通型装入 10ml 吸收液，采气流量为 0.1～1L／min，用于短时间采样；大型装 50ml 吸收液，采气流量为 0.1～1L／min，用于 24 小时采样。多孔玻板吸收管的优点是增加了气液接触界面，提高了吸收效率。

（3）冲击式吸收管：分小型和大型两种。图实 1-7 小型管其进气中心管的出气口内径为 1mm，至底的距率为 5mm，可装 10ml 吸收液，采气流量为 2.8L／min；大型管其进气中心管的出气口内径为 2.3mm，至底端的距离为 5mm。可装 50～100ml 吸收液，采气流量为 28L／min。

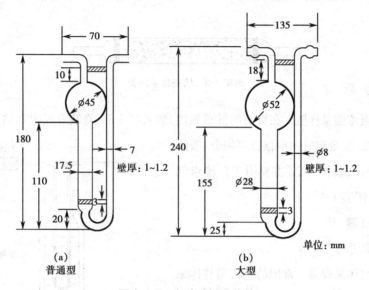

图实 1-6　多孔玻板吸收管

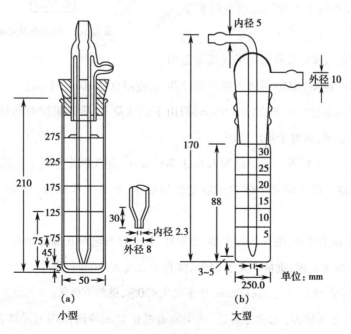

图实 1-7　冲击式吸收管

冲击式吸收管主要适用于采集气溶胶状物质。采样效率主要取决于中心管嘴尖大小(决定气流冲击速度)及其与瓶底的距离。

2. 填充柱采样管　用一个内径3~6mm,长60~150mm的玻璃管或内径5mm,长178mm,内壁抛光的不锈钢管,内装涂以某种化学吸附剂的颗粒状或纤维状担体,采气流量0.1~0.5L/min,采样时间根据被测对象及吸附剂性质而定,对于不同被测组分的采集,吸附剂的选择是关键(图实1-8)。

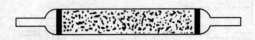

图实1-8　填充柱采样管

3. 低温冷凝浓缩采样瓶　在特制的低温瓶内,装入制冷剂,将装有吸附剂的U形采样管插入冷阱中,采样的流量和时间根据被测组分、吸附剂性质及其他相关条件而定,主要用于低沸点气态物质的采集(图实1-9)。

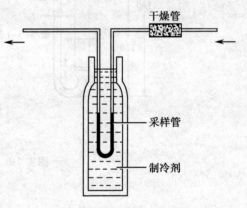

干燥管

采样管

制冷剂

图实1-9　低温冷凝浓缩采样瓶

（二）采样器

介绍几种常用的采样器。

1. 小流量气体采样器　常用的小流量气体采样器的流量范围为0.1~3L/min,其体积小,便于携带至现场使用,能用于多种气态或气溶胶空气污染物采样。

2. 小流量可吸入颗粒采样器　采气流量范围1~30L/min,如国产的KC-8310可吸入颗粒采样器,它使用直径10cm圆形玻纤滤纸,当采气流量为13L/min时,所采集的颗粒物直径≤10μm,但由于采气量小,所需采样时间较长,且称量滤纸时需1/10万分析天平,故难于推广应用。

3. 大流量颗粒物采样器　流量范围1.1~1.7m³/min。用于测定空气中总悬浮颗粒物。

4. 个体采样器　用于评价个体对污染物的接触量,按其工作原理,分为主动式与被动式两类。

（1）主动式个体采样器:由样品收集器、流量计、抽气泵与电源几部分组成,是一种随身携带的微型采样装置,技术要求:重量不大于550g,体积上长度≤150mm,宽度≤75mm,厚≤50mm,连续采样时间≥8小时,流量可达2.8L/min,功率损失<20%,携带方便等。

（2）被动式个体采样器:无动力装置,污染物通过扩散或渗透作用与采样器中的吸收介质反应,以达到采样的目的,按作用原理分为扩散式个体采样器和渗透式个体采样器。这些采样器体积小、重量轻、结构简单、使用方便、价格低廉,是一类新型的采样工具,适用于气态污染物采样。

（三）现场监测仪

这类仪器可直接用于对现场某种被测组分直接测定。例如:CO 监测仪,可吸入颗粒物计数仪等,这类快捷的监测方法是未来的发展方向。

四、现场空气采样

（一）气体采样的基本要求

1. 采样点现场　采样点设在空旷地点;气体采样器放置高度为 1.5m 左右,即呼吸带高度;颗粒物采样器放置高度为 3~5m,避免地面扬尘。

2. 采集的样品在时间空间上都具有代表性。

3. 采样速度能保证最佳吸收效率,且采样量应能满足分析方法的需要。

4. 记录现场采样条件　包括采样点及其周围环境;采样器类型及编号;采气流量;采样持续时间;采样者;采样日期;现场气候条件,包括晴天、雨天、气温、气压、气湿等。

（二）大气采样

参见环境卫生学第四版教材(大气卫生章节)。

（三）室内空气采样

1. 采样点　采样点的数量根据监测对象的面积大小来定,公共场所可按 100m^2 设 2~3 个点;居室面积小于 10m^2 的设一个点,10~25m^2 设 2 个点,25~50m^2 设 3~4 个点。两点之间相距 5 米左右,采样点离墙不得少于 1m,除特殊目的外,一般采样分布均匀,离开门窗一定距离,高度 1.5 米,同时,应在室外设置一个对照点。

2. 采样时间

(1)长期累积浓度的监测:这种监测多用于对人体健康影响的研究。一般采样需 24 小时以上,甚至连续几天进行累积性的采样,以得出一定时间内的平均浓度。

(2)短期浓度的监测:为了解瞬时或短时间内室内污染浓度的变化,可采用短时间的采样方法,采样时间为几分钟至 1 小时。可反映瞬时浓度的变化及每日各时点的变化,主要用于公共场所及室内污染的研究。该法对仪器及测定方法的灵敏度要求较高。

(3)监测持续时间安排:为反映一个地区室内污染水平,一般应选择采暖期门窗关闭的情况下与非采暖期门窗开放的情况下进行监测。每次监测时间不应少于 7 天(包括一个星期天)。如用短期采样方法,其采样频率一般每天不少于 8 次,每次不少于半小时,也可根据室内污染的规律和特点,安排采样时间。

五、空气采样体积的测量和流量计的校准

（一）空气采样体积的测量

1. **直接采样法** 直接用塑料袋、注射器、真空瓶等采样时，只需校准这些器具的容积，就可知道准确的采样体积。

2. **有动力采样法** 采样前事先对采样器的气体流量计进行校准。在现场，当采样流量稳定时，用流量乘以采样时间可得到空气采样体积。

3. **标准状态下的采样体积换算** 由于空气的体积随温度、气压等气象因素的变化而变化，因此，需按下式换算成标准状况下的空气体积。其目的是为了便于资料的可比性。

$$V_0 = V_1 \times \frac{T_0}{T} \times \frac{P}{P_0} = V_t \times \frac{273}{273+t} \times \frac{P}{101.3kPa}$$

式中：V_0 为标准状况下的采样体积，L 或 m³；

V_T 为实际采样体积，L 或 m³；

T_0 为标准状况下的绝对温度，273K；

t 为采样时摄氏温度，℃；

P_0 为标准状况下的大气压，101.325kPa；

P 为采样时的大气压，kPa。

（二）流量计的校准

空气采样器均带有流量计，测定所采空气的流量。流量计的种类很多，目前采样器最常用的是转子流量计。为获取正确的采样体积，需对采样器所带的转子流量计进行校正。现以皂膜流量计校正气体采样器所带的转子流量计为例（图实 1-10）。

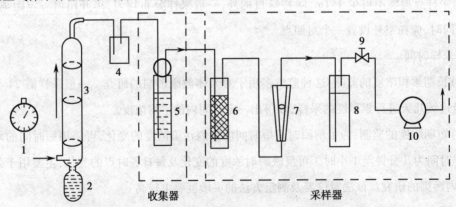

图实 1-10　用皂膜计校准采样器中转子流量计
1. 秒表；2. 装有皂液的橡皮球；3. 皂膜计；4. 皂膜捕集器；5. 吸收管；
6. 滤水井；7. 转子流量计；8. 缓冲瓶（500ml）；9. 针阀；10. 抽气泵

当空气流经皂膜流量计时，捏一下皂膜流量计下端装有肥皂液的橡皮球。使管下端产生一

个肥皂膜,随气流带动向管上移动,此时用秒表记录皂膜通过一定容积刻度所用时间,即可计算出流量,即转子流量计的实际流量。

该方法简便、可靠,常用于校准流量较小的流量计。

六、采样效率及其评价

为获得较高采样效率,需要根据被测组分在空气中的存在状态和理化特性,选用合适的收集器,吸收剂(或滤料)、抽气速度、采气量和采样时间。

一般认为,一个方法的采样效率应在90%以上,才适合实际应用。以下介绍采样效率的几种评价方法:

(一)评价气态和蒸气态采样效率的方法

1. 绝对比较法　配制一个已知浓度的标准气体,然后用所选定的采样方法采集标准气体,测定其浓度。实测浓度 C_1 与标准气浓度 C_0 之比,即为采样效率 K。

$$K = \frac{C_1}{C_0} \times 100\%$$

2. 相对比较法　配制一个恒定浓度的气体,而其浓度不一定要求已知,然后用2个或3个采样管串联起来采样,分别测定各管的浓度,计算第一管含量占各管总量的百分比,即为采样效率 K。

$$K = \frac{C_1}{C_1 + C_2 + C_3} \times 100\%$$

(二)评价气溶胶采样效率的方法

采集气溶胶常用滤料采样法。采集气溶胶的效率有两种表示方法,一种是颗粒采样效率,就是所采集到的气溶胶颗粒数目占总的颗粒数目的百分比;另一种是质量采样效率,就是所采集到的气溶胶质量数占总的质量的百分比。只有当气溶胶全部颗粒大小完全相同时,这两种表示方式才一致,但实际上不会出现。目前在大气监测中一般用质量采样效率表示。

具体评价时应采用某一公认的高效率方法,与选择的方法同时进行采样,然后计算百分比。

七、大气中被测组分浓度的表示方法

在计算大气中被测组分浓度时,需将实际采气量换算成标准状态下(0℃,101.325kPa)的空气体积。

常用的大气浓度表示方法有以下两种:

物质的质量浓度(g/m^3,mg/m^3)

物质的相对浓度(mol/m^3,个/cm^3)

（吴志刚）

大气二氧化硫的测定（盐酸副玫瑰苯胺比色法）

（一）原理

大气中二氧化硫被四氯汞钠溶液吸收后形成稳定的二氯亚硫酸汞钠络合物，再与甲醛和盐酸副玫瑰苯胺反应，生成玫瑰紫红色化合物，根据颜色深浅比色定量。

本法最低检出限为 $0.4\mu mol/5ml$。

（二）仪器

1. 小流量气体采样器，流量范围 $0.2\sim1L/min$。

2. 棕色 U 形多孔玻板吸收管。

3. 10ml 具塞比色管。

4. 分光光度计。

（三）试剂

所有试剂均需用不含氧化剂的水配制。检验方法：量取 20ml 水，加 5ml 20%碘化钾溶液混合，不应有淡黄色的碘析出。

1. 吸收液　称取 10.9g 二氯化汞和 4.7g 氯化钠溶于水，并稀释至 1000ml。放置过夜，过滤后使用。吸收液最佳 pH 为 4.0，若 pH<3.0 或 pH>5.0，重新配制。吸收液可稳定 6 个月。若发现有沉淀，不可再用。

2. 1.2%氨基磺酸铵（$H_2NSO_2 \cdot ONH_4$）溶液　临用时现配。

3. 0.2%甲醛溶液　将 36%~38%甲醛摇匀，量取 5.4ml 注入容量中，稀释至 1000ml。临用时现配。

4. 0.02%盐酸副玫瑰苯胺溶液　称取 0.2g 盐酸副玫瑰苯胺放在研钵中，加少量水研磨使之溶解，然后加 60ml 盐酸，转移至容量瓶，洗净研钵后并用水稀释至 1000ml。溶液呈淡黄色，需放置 3 天后使用，密塞保存，可稳定 6 个月。

5. 0.1000mol/L 碘酸钾标准溶液　准确称取经 105℃干燥 2 小时的碘酸钾（G. R）3.5668g，置入小烧杯内，加水溶解后转移入 1000ml 容量瓶中，洗净烧杯，洗液一并转入容量瓶，加水至刻度,摇匀。

6. 0.5%淀粉溶液　称取 0.5g 可溶性淀粉,加 5ml 水调成糊状后,再加入 100ml 沸水和 0.002g 碘化汞(防腐剂),并煮沸 2~3 分钟,至溶液透明,冷却。临用时现配。

7. 0.1000mol/L 硫代硫酸钠标准溶液　称取 25g 硫代硫酸钠($Na_2S_2O_3 \cdot 5H_2O$)溶于新煮沸冷却后的水中,加入 0.2g 碳酸钠,并稀释至 1000ml,贮于棕色瓶中,如混浊应过滤。放置一周后用下述方法标定浓度。

标定方法:精确量取 25ml 0.1mol/L 碘酸钾标准溶液于 250ml 碘量瓶中,加入 75ml 新煮沸后冷却的水,加 3g 碘化钾,10ml 冰醋酸,摇匀后,暗处旋转 3 分钟。用硫代硫酸钠标准溶液滴定至淡黄色,加 1ml 0.5%淀粉液,呈蓝色,再继续滴定至蓝色刚刚褪去即为终点。记录所用硫代硫酸钠溶液用量的体积 $V(\text{ml})$。硫代硫酸钠溶液浓度可用下式计算:

$$硫代硫酸钠溶液的量浓度(\text{mol/L}) = \frac{0.1000 \times 25.00}{V}$$

8. 0.1mol/L 碘溶液　称取 40g 碘化钾溶于 25ml 水中,加入 12.7g 碘,待碘完全溶解后,用水稀释至 1000ml,移入棕色瓶中,暗处保存。

9. 二氧化硫标准溶液　称取 0.1~0.2g 亚硫酸氢钠溶于 100ml 吸收液中,放置过夜,用滤纸过滤。按下述碘量法标定溶液中二氧化硫的浓度。使用时,用吸收液稀释成 2μg/ml 的二氧化硫标准应用液,冰箱中保存。浓溶液可放一周,稀溶液可放两天。

标定方法:精确量取 10ml 亚硫酸氢钠溶液于 250ml 碘量瓶中,加新煮沸冷却的水 90ml,再加入 20ml 0.1N 碘溶液和 5ml 冰醋酸,混匀,用上述硫代硫酸钠标准溶液滴定至淡黄色(产生的红色碘化汞沉淀,要一边滴定,一边强烈振摇,使之完全溶解),加 1ml 0.5%淀粉溶液,呈蓝色,再继续滴定至蓝色刚刚褪去即为终点。记录硫代硫酸钠溶液用量的体积 $V_1(\text{ml})$;同时取 10ml 吸收液作空白滴定,其操作步骤完全相同,记录空白滴定所用硫代硫酸钠溶液的体积 $V_2(\text{ml})$。已知硫代硫酸钠溶液的量浓度 mol/L,则二氧化硫浓度可用下式计算:

$$二氧化硫溶液浓度(\text{mg/ml}) = \frac{(V_2 - V_1) \times C}{10.00} \times 32.03$$

式中:32.03 为二氧化硫的量浓度;C 为硫代硫酸钠的量浓度(mol/L)。

（四）方法

1. 采样　用一支内装 5ml 四氯汞钠吸收液的棕色 U 型多孔玻板吸收管,安装于小流量气体采样器上,以 0.5L/min 流量采气 10~20L,并记录采样现场的气压和气温。

2. 分析步骤

(1)绘制标准曲线:按下列步骤制备标准系列和绘制标准曲线。

向各管中加入 0.5ml 1.2%氨基磺酸铵溶液,摇匀,放置 10 分钟(消除 NO_x 干扰),然后加入

0.5ml 0.2%甲醛溶液和0.5ml 0.02%盐酸副玫瑰苯胺溶液,摇匀,放置数分钟,使其逐渐显色,并于560nm波长下测定各管吸光度。以二氧化硫含量(μg)为横坐标,吸光度值为纵坐标,绘制标准曲线。

管号	0	1	2	3	4	5	6	7
标准溶液(ml)	0	0.20	0.60	1.00	1.50	2.00	2.50	3.00
吸收液(ml)	5.0	4.80	4.40	4.00	3.50	3.00	2.50	2.00
SO_2 含量(μg)	0	0.4	1.2	2.0	3.0	4.0	5.0	6.0

(2)样品测定:采样后,将吸收液全部移入比色管中,用少量吸收液冲洗吸收管合并于比色管中,使总体积为5ml。然后,将该样品管与上述各标准系列管同步操作,加入各项试剂,并测定吸光度,查标准曲线得样品管二氧化硫含量(μg)。

(3)计算:

$$C = \frac{A}{V_0}$$

式中:C—二氧化硫浓度 mg/m^3;

　　　A—二氧化硫含量(μg);

　　　V_0—换算成标准状态下的采样体积(L)。

(五) 注意事项

1. 本方法以采气20L计,可测定的二氧化硫浓度范围为0.02~0.3mg/m³。浓度高于此范围时,可将样品吸收液稀释后测定。

2. 二氧化硫在吸收液中的稳定性与温度有关,在<5℃时,可保存30天无明显损失,但在25℃时,吸收液中的二氧化硫每天损失1.5%。随温度升高,损失率增大。故采样应在5~20℃范围内进行。样品应当天分析,如不能当天完成测定,应将样品存放在4℃冰箱中保存。

3. 若无棕色U形多孔玻板吸收管,在采样时应避免阳光照射。否则可使吸收液中的二氧化硫急剧减少。

4. 采样后吸收液混浊,则应离心,取上清液分析。否则,应重新采样。

5. 亚硝酸对本法测定有干扰。大气中的NO_x遇水可生成亚硝酸。为消除此干扰,可加入氨基磺酸铵,以去除NO_2^-的干扰。

$$HNO_2 + NH_4SO_3 \cdot NH_2 \rightarrow NH_4HSO_4 + N_2 \uparrow + H_2O$$

实验中,各试剂加入的顺序不能颠倒,否则氨基磺酸铵起不到作用。

6. 温度对显色有影响。温度高,显色快,但稳定时间较短,褪色也快;温度低,显色慢,但稳定时间长。因此,标准系列管和样品管操作要同步,否则影响测定结果的准确性。

7. 甲醛浓度过高，空白值增大，如过低，显色时间延长。为此，采用 0.2% 甲醛较为合适。

8. 显色剂的浓度和用量对显色效果有影响，如空白管底色深，可降低盐酸副玫瑰苯胺溶液的浓度；盐酸副玫瑰苯胺溶液中的盐酸过多，标准系列显色浅，过少，空白管显色深。为达到足够的灵敏度，又有较低的空白值，盐酸浓度以 6%(V/V) 为宜。

9. 本法吸收液有毒性（含汞），操作时应避免污染环境和操作者，废液应统一集中处理。

（吴志刚）

大气中颗粒物的测定

一、总悬浮颗粒物（TSP）的测定

大流量采样——质量法。

（一）原理

将已恒重的滤膜装入大流量采样器的滤膜夹上,空气通过采样器时,总悬浮颗粒物被阻留于滤膜上,根据采样前后滤膜的重量差和采样体积来计算大气中总悬浮颗粒物的浓度。

（二）仪器

1. 大流量采样器　流量范围 $0.7 \sim 1.4 m^3/min$,采集粒径在 $0.1 \sim 100 \mu m$ 的颗粒物。

2. U 型水柱压差计　若采样器不带流量自动记录器,可用它测量流量,手工记录,其规格为 400mm 的 U 形玻璃管。

3. 恒温恒湿箱　箱内空气温度在 $15 \sim 30 \text{℃}$ 范围内连续可调,控温精度为 $\pm 1 \text{℃}$;相对湿度应控制在 $(50 \pm 5)\%$。恒温恒湿箱可连续工作。

4. 气压计　最小分度值为 2hPa。

5. 分析天平　感量为 0.1mg。

6. 干燥器　内盛变色硅胶。

7. 滤膜　超细玻璃纤维滤膜,对 $0.3 \mu m$ 标准粒子的截留效率不低于 99%,在气流速度为 0.45m/s 时,单张滤膜阻力不大于 3.5kPa,在同样气流速度下,抽取经高效过滤器净化的空气 5 小时,$1cm^2$ 滤膜失重不大于 0.012mg。

8. 滤膜贮存袋。

9. 竹制或骨制品的镊子。

（三）试剂

变色硅胶。

（四）方法

1. 滤膜准备

（1）检查滤膜是否有针孔或其他缺陷，在选中的滤膜光滑表面的两个对角上打印编号。滤膜袋上打印同样编号备用。

（2）将滤膜放入干燥器中平衡 24 小时，平衡温度取 15~30℃ 中任一点，记录下平衡温度与湿度。在此平衡条件下准确称量滤膜质量 W_1（精确到 0.1mg）。称量好的滤膜平展地放在滤膜保存盒中，采样前不得将滤膜弯曲或折叠。

2. 安放滤膜及采样

（1）打开采样头顶盖，取出滤膜夹。用清洁干布擦去采样头内及滤膜夹的灰尘。

（2）将已编号并称量过的滤膜绒面向上，放在滤膜支持网上，放上滤膜夹，对正，拧紧，使不漏气。安好采样头顶盖。

（3）置采样器于 3~5m（相对高度 1~1.5m）处，接通电源以 1.1~1.7m³/min 流量采样。

（4）样品采完后，打开采样头，用镊子轻轻取下滤膜，采样面向里，将滤膜对折，放入号码相同的滤膜袋中。取滤膜时，如发现滤膜损坏，或滤膜上尘的边缘轮廓不清晰、滤膜安装歪斜（说明漏气），则本次采样作废，需重新采样。

3. 称量和计算　采样时间根据需要而定。采样器若无自动流量记录装置，可采用水柱压差计，记录时须在采样开始后 5 分钟和采样结束前 5 分钟各记录一次水柱压差值，读数准确至 1mmH₂O。取其平均值，再换算成流量（m³/min），乘以采样时间即得总采样体积（m³）。同时记录采样时的气温和气压。采样后，取下滤膜，平衡 24 小时，平衡条件与干净滤膜相同，准确称量至 W_2。采样前后滤膜称重之差，即为总悬浮颗粒物的重量。

计算

$$C = \frac{(W_2 - W_1) \cdot 1000}{V_0}$$

$$V_0 = \frac{P_1 \cdot V_1 \cdot T_0}{P_0 \cdot T_1}$$

式中：C—总悬浮颗粒物的质量浓度（mg/m³）；

$\quad$ W_2—采样后滤膜重量（g）；

$\quad$ W_1—采样前滤膜重量（g）；

$\quad$ V_0—换算成标准大气压下的采样体积（m³）；

$\quad$ V_1—实际采样体积（m³）；

$\quad$ T_0—标准状况下气温（K）；

$\quad$ T_1—实际检测时气温（K）；

$\quad$ P_0—标准大气压（kPa）；

$\quad$ P_1—实际检测时气压（kPa）。

（五）注意事项

1. 每张滤膜在使用前均需用光照检查，不能使用有针孔或有任何缺陷的滤膜采样。

2. 若需分析 TSP 中 BaP 含量，滤膜在采样前应置于马弗炉于 550℃ 烘烤 30 分钟，以除去有机杂质。若测定 TSP 中重金属的含量宜采用有机滤膜。

3. 在污染较重的地区采样或采样时间过长，滤膜上积尘太多会影响流量，故须及时更换滤膜并调节和保持流量。

4. 采样后用镊子小心取下滤膜，采样面对半折叠两次置于干燥器中。

5. 采样器在使用时应经常校准流量，采样前后流量校准误差应不大于 7%。

6. 要经常检查采样头是否漏气。当滤膜上颗粒物与四周白边之间的界限逐渐模糊时，则应更换面板密封垫。

7. 采样器的流量在排除电压不足等影响因素外，仍不能达到要求，此时应检查电机电刷是否磨损，若磨损则应及时更换。

8. 冬季采样时，U 形玻璃管应灌注乙醇，以防冻裂。

二、可吸入颗粒物（PM_{10}）的测定

小流量（冲击式）采样——质量法。

（一）原理

利用二段分离冲击式小流量采样器，在采样器规定流量下采样，空气中的颗粒物经惯性冲击分离，将空气动力学当量直径小于 $30\mu m$（$D_{50}=10\mu m$，几何标准差 $\delta_g=1.5$）的颗粒收集于已恒重的滤膜上。采样后，取下滤膜，称重，根据采样前后滤膜的质量差及采样体积计算空气中可吸入颗粒物的浓度。

（二）仪器

1. 小流量采样器　量程<30L/min。

2. PM_{10}切割器　切割粒径 $D_{50}=10\pm0.5\mu m$，几何标准差 $\delta_g=1.5\pm0.1\mu m$。

3. 恒温恒湿箱　箱内空气温度在 15～30℃ 范围内连续可调，控温精度为±1%℃；相对湿度应控制在（50±5）%。恒温恒湿箱可连续工作。

4. 分析天平　感量为 0.1mg。

5. 干燥器　内盛变色硅胶。

6. 气压计　最小分度值为 2hPa。

7. 滤膜　玻璃纤维滤膜，直径由所用的采样器决定。

8. 滤膜贮存袋。

9. 竹制或骨制品镊子。

（三）试剂

变色硅胶。

（四）方法

1. 滤膜的准备和安装　按（一、大气总悬浮颗粒的测定）方法步骤进行。

2. 采样　按采样器说明书操作,在采样器规定的流量下,采气 8~24 小时。记录采样时的气温和气压。

3. 称重和计算　采样后,小心取下采样滤膜,尘面向里对折,放于清洁袋中。然后 24 小时,平衡条件与干净滤膜相同,准确称量至 W_2。采样前后滤膜重量的差值即为 PM_{10} 的重量。

计算

$$C = \frac{(W_2 - W_1) \cdot 1000}{V_0}$$

$$V_0 = \frac{P_1 \cdot V_1 \cdot T_0}{P_0 \cdot T_1}$$

式中:C—总悬浮颗粒物的质量浓度(mg/m^3);

$\quad$ W_2—采样后滤膜重量(g);

$\quad$ W_1—采样前滤膜重量(g);

$\quad$ V_0—换算成标准大气压下的采样体积(m^3);

$\quad$ V_1—实际采样体积(m^3);

$\quad$ T_0—标准状况下气温(K);

$\quad$ T_1—实际检测时气温(K);

$\quad$ P_0—标准大气压(kPa);

$\quad$ P_1—实际检测时气压(kPa)。

（五）注意事项

1. 采样期间流量应保持恒定。使用前应用皂膜流量计进行校准,误差应小于 5%。

2. 采样前应认真清洁采样头的内外表面和分级喷嘴,安装时应防止漏气和压损滤膜。

3. 对采样滤膜的称量应进行质量控制。具体方法是:在已平衡、称量的滤膜中,随机抽取 4~5张,每张反复平衡、称量 10 次以上,计算各张滤膜的质量均值,作为称量质量控制的"标准滤膜"。每次称量空白滤膜和采样后的滤膜时,必须同时称两张"标准滤膜"。若用感量为 0.1mg 的分析天平称量时,所称"标准滤膜"的质量与其均值之差必须小于 0.45mg,否则,应重新平衡后再称量。

三、细颗粒物（PM$_{2.5}$）的测定

中流量采样—质量法。

（一）原理

目前，对细颗粒物（$PM_{2.5}$）的测定多用质量法。使一定体积的气体，进入 $PM_{2.5}$ 切割器，使空气中空气动力学当量直径小于 2.5μm 的颗粒物被截留在已恒重的滤膜上。采样后，取下滤膜，称重，根据采样前后滤膜的重量差和采样体积（标准状况），计算空气中 $PM_{2.5}$ 的浓度。

（二）仪器

1. 中流量采样器　流量范围 60~125L/min。

2. $PM_{2.5}$ 切割器　切割粒径 $D_{50} = 2.5 \pm 0.2μm$，几何标准差 $\delta_g = 1.2 \pm 0.1μm$。

3. 分析天平　感量 0.1mg。

4. 滤膜　超细玻璃纤维滤膜，直径由所用的采样器确定。

5. 恒温恒湿箱　箱内空气温度在 15~30℃ 范围内连续可调，控温精度为 ±1℃；相对湿度应控制在（50±5）%。恒温恒湿箱可连续工作。

6. 风速仪。

7. 干燥器　内盛变色硅胶。

8. 滤膜贮存袋。

9. 竹制或骨制品镊子。

（三）试剂

变色硅胶。

（四）方法

1. 滤膜准备和安装　按第一节（大气总悬浮颗粒的测定）方法进行。

2. 采样　采样器入口距地面或采样平台的高度不低于 1.5m，切割器流路应垂直于地面。按采样器规定的流速开始采样。测定日平均 $PM_{2.5}$ 浓度时，每日采样时间不应少于 20 小时，同时记录采样时的气温、气压和风速。

3. 称量和计算　采样结束后，用镊子小心取下采样滤膜，尘面向里两次对折，放入滤膜贮存袋。将滤膜放入恒温恒湿箱中平衡 24 小时，平衡条件与干净滤膜相同，准确称量至恒重（W_2）。采样前后滤膜重量的差值即为 $PM_{2.5}$ 的重量。

$$V_0 = \frac{P_1 \cdot V_1 \cdot T_0}{P_0 \cdot T_1}$$

式中：C—总悬浮颗粒物的质量浓度（mg/m^3）；

　　　W_2—采样后滤膜重量（g）；

　　　W_1—采样前滤膜重量（g）；

　　　V_0—换算成标准大气压下的采样体积（m^3）；

　　　V_1—实际采样体积（m^3）；

T_0—标准状况下气温(K)；

T_1—实际检测时气温(K)；

P_0—标准大气压(kPa)；

P_1—实际检测时气压(kPa)。

（五）注意事项

1. 采样器流量校准　采样器每次使用前需进行流量校准。

2. 滤膜检查　使用前将滤膜进行透光检查，确认无针孔或其他任何缺陷。滤膜称量时要消除静电的影响。

3. 标准滤膜的称量　具体方法：在已平衡、称重的滤膜中，随机抽取 4~5 张。每张反复平衡、称量 10 次以上，计算每张滤膜的质量均值，作为该张滤膜的原始质量。以上述滤膜作为"标准滤膜"。每次称量滤膜的同时，必须同时称量两张"标准滤膜"。若用感量 0.1mg 的分析天平称量时，所称"标准滤膜"的质量须在原始质量±质量须在原范围内，否则应重新平衡后再称重。

4. 检查采样头是否漏气　当滤膜安放正确，采样系统无漏气时，采样后滤膜上颗粒物与四周白边之间界限应清晰，如出现界限模糊时，则表明应更换滤膜密封垫。

5. 采样前后，滤膜称量应使用同一台分析天平。

（李述刚）

大气中氮氧化物（NO$_x$）的测定

大气中的氮氧化物主要有 NO、NO$_2$、N$_2$O、N$_2$O$_3$、N$_2$O$_4$ 和 N$_2$O$_5$ 等。其中污染大气的主要是 NO 和 NO$_2$。目前测定大气中 NOx 的主要方法是盐酸萘乙二胺比色法和化学发光法，另外介绍一种数字便携式二氧化氮分析仪。

一、盐酸萘乙二胺比色法（Saltzman 法）

（一）原理

氮氧化物在三氧化铬作用下氧化成二氧化氮,在吸收液中遇水生成亚硝酸,后者与对氨基苯磺酸起重氮化反应,反应产物与盐酸萘乙二胺生成玫瑰红色偶氮化合物,其颜色深浅与氮氧化物的浓度呈线性关系,因此可以进行比色定量,最大吸收波长 λ = 540nm。

$$NO \xrightarrow{CrO_3} NO_2$$

$$2NO_2 + H_2O \xrightarrow{氧化} HNO_2 + HNO_3$$

HO$_3$S 〈 〉 NH$_2$ + HNO$_2$ + CH$_3$COOH
对氨基苯磺酸

$\longrightarrow$ [HO$_3$S 〈 〉 N$^+$≡N]CHO$_3$COO$^-$ + 2H$_2$O
重氮化合物

[HO$_3$S 〈 〉 N$^+$≡N]CHO$_3$COO$^-$ + C$_{10}$H$_7$NHCH$_2$CH$_2$NH$_2$ · 2HCl $\longrightarrow$
盐酸萘乙二胺

HO$_3$S 〈 〉 N ═ N · C$_{10}$H$_6$ · NHCH$_2$CH$_2$NH$_2$ · 2HCl + CH$_3$COOH
偶氮化合物(玫瑰红色)

本法最低检出下限为 0.25μg/5ml。

（二）仪器

1. U 型多孔玻板吸收管或多孔玻板吸收管。

2. 空气采样器　流量范围 0~1L/min。

3. 10ml 具塞比色管。

4. 氧化管　结构如图实 4-1，内装氧化剂（CrO_3 和海沙）。

5. 分光光度计及 1cm 比色杯。

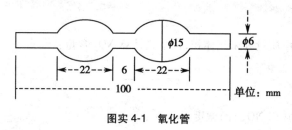

图实 4-1　氧化管

（三）试剂

所有试剂均用不含亚硝酸根（NO_2^-）的水配制，要求所用的水不能使吸收液呈淡红色。一般可用去离子水煮沸冷却后使用。

1. 吸收液　量取 50ml 冰醋酸与 900ml 水混合，加入 5.0g 对氨基苯磺酸，搅拌至全部溶解，再加入 0.05g 盐酸萘乙二胺，加水定容至 1000ml，充分混匀后即为吸收原液。贮于棕色瓶中置冰箱 4℃ 可保存一个月。使用时用原液和水按 4∶1 比例混合即可。

2. 氧化剂　称量 5g 三氧化铬，用水调成糊状，与 95g 海沙充分搅拌混匀，在 105℃ 烘干冷却后，装入氧化管内，两个球部装入约 8g 氧化剂，两端用脱脂棉塞紧备用。

3. 标准溶液　准确称量 0.1500g 干燥的一级亚硝酸钠，先用少量水溶解后，移入 1000ml 容量瓶中，加水定容至刻度。配成的溶液中 NO_2^- 的浓度为 0.1mg/ml，为贮备液，在冰箱中 4℃ 下可贮存一个月。使用时将贮备液与水按 1∶19 的比例混合即为 5μg/ml NO_2^- 的标准溶液。

（四）测定方法

1. 采样　多孔玻板吸收管内装入 5ml 吸收液，进气口接上一个氧化管，管口略向下倾斜（防止潮湿的空气将氧化剂弄湿，污染后面的吸收管）。流量为 0.5L/min，避光采气至吸收液变为淡玫瑰红色为止，记录采样时间。如果吸收液不变色，则应延长采样时间，采气量应不少于 5L。

2. 分析步骤

（1）绘制标准曲线：按下表制备标准色列管。

管号		0	1	2	3	4	5	6
标准溶液	ml	0.00	0.05	0.10	0.20	0.30	0.50	0.70
水	ml	1.00	0.95	0.90	0.80	0.70	0.50	0.30
吸收原液	ml	1.00	4.00	4.00	4.00	4.00	4.00	4.00
NO_2^- 含量	μg	0.00	0.25	0.50	1.00	1.50	2.50	3.50

将各管摇匀后静置 15 分钟,用 1cm 比色杯,在波长 540nm 下,测吸光度(分光光度计应预热半小时以上),以光密度对 NO_2^- 含量绘制标准曲线。

(2)样品测定:采样结束后,将吸收液全部移入比色管中,测吸光度。然后通过查标准曲线,计算出 NO_2^- 的质量(μg)。

3. 计算　根据 NO_2^- 质量和采气体积,按下式计算 NO_2 含量:

$$c = \frac{a}{V_0 \times 0.76}$$

式中:c—氮氧化物(以 NO_2 计)浓度,mg/m^3;

　　　a—NO_2^- 质量,μg;

　　　V_0—换算成标准状态下的采气体积,L;

　　　0.76—NO_2(气)转换成 NO_2^-(液)的系数。

(五)注意事项

1. 本法灵敏、准确、操作简便、呈色稳定,故为国家环境空气质量标准中氮氧化物监测的标准方法。

2. 结果偏高的原因　①采样前,必须检查吸收液是否无色,如有微红色,则可能是亚硝酸根污染;②吸收液受日光照射可呈色,因此在采样的全过程(采样、运送、存放)中注意避光;③当对氨基苯磺酸质量不好时,配制的吸收液也会呈色。

3. 结果偏低的原因　①当二氧化硫的浓度比氮氧化物高时,可使显色强度下降,为了防止二氧化硫的干扰,可在吸收液中加 1 滴 1% 过氧化氢,使其变成三氧化硫,可消除影响;②当臭氧(O_3)浓度高时,NO_2 可被氧化成 N_2O_5 而使呈色减弱;③本法制备的氧化管在大气湿度 35%～80% 时较为适宜,若空气相对湿度<16%,则氧化效率降低,此时可将氧化管通过水面潮湿空气平衡 1 小时使用。

4. 将 NO 氧化成 NO_2 的方法有多种,本法采用三氧化铬氧化管能将 NO 定量氧化成 NO_2,而又不吸附 NO_2。酸性高锰酸钾氧化管对 NO_2 有明显吸附,测定大气中低浓度 NO_x 时结果偏低。三氧化铬氧化剂应为暗红色,若变为绿棕色则需更换。

二、化学发光法

(一)原理

被测空气被连续抽入氧化氮分析仪,氮氧化物通过 NO_2-NO 转化器在转化剂的作用下,以 NO 的形式进入反应室,再与臭氧反应产生激发态二氧化氮(NO_2^*),当 NO_2^* 回到基态时放出光子(hv),反应式如下:

$$2NO_2 \xrightarrow{\Delta M} 2NO + MO_2$$

$$NO+O_3 \rightarrow NO_2^* +O_2$$

$$NO_2^* \rightarrow NO_2+hv$$

式中：M—NO₂-NO 转化器中转化剂；

　　　h—普朗克常数；

　　　v—光子震动频率。

光子通过滤光片，被光电倍增管接受，并转变为电流，经放大后而被测量。光子（hv）大小与 NO 浓度成正比。用 NO₂ 标准气体标定仪器的刻度，即得知相当于 NO₂ 量的 NOₓ 浓度。所测定的数据可通过与仪器相连接的记录仪记录。

仪器中与 NO₂-NO 转化器相对应的阻力管用于测定 NO，这时气样不经转化器而经此旁路，直接进入反应室，测得 NO 量，NO₂ 的量即为 NOₓ 减 NO 的差值。

（二）仪器

氧化氮分析仪　仪器的气路流程见图实 4-2。一路空气经过滤器干燥纯化后，在臭氧发生器中产生一定浓度的臭氧，进入反应室作为反应气体；另一路与一个三通进样阀相连。调零时，空气经净化后作为零气进入反应室，调仪器零点。校准时，将标准气（NO 或 NO₂ 经转化器）进入反应室，标定仪器的刻度。测量时，样气经过灰尘过滤器，进入反应室。另外，旋转转化器前的测量选择三通阀，可以分别测定 NOₓ、NO 和 NO₂。

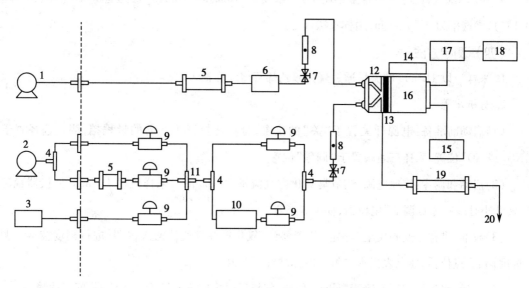

图实 4-2　氧化管氮分析仪工作原理

1. 零空气薄膜泵；2. 样气薄膜泵；3. 氮氧化物标准泵；4. 三通；5. 硅胶、活性炭过滤器；6. 臭氧发生器；7. 针阀；8. 流量计；9. 关闭阀；10. NO₂-NO 转化炉；11. 四通；12. 反应室；13. 滤光片；14. 半导体制冷器；15. 高压电源；16. 光电倍增管；17. 放大器；18. 显示；19. 活性炭过滤器；20. 排气仪器的主要性能指标：

测量范围(分四个量程挡)：$0\sim1$；$0\sim2$；$0\sim4$ 和 $0\sim8mg/m^3$。

检出下限：$0.02mg/m^3$。

响应时间(达到最大值的90%)：<30秒。

线性误差：<±2%满刻度。

重现性误差：<±2%满刻度。

零点漂移：24小时漂移值<±2%满刻度。

标度漂移：24小时漂移值<±2%满刻度。

噪声：<1%满刻度。

抗干扰能力：总干扰相当量<$0.02mg/m^3$ NO_2 的信号。

工作环境：温度 $0\sim35℃$，相对湿度<85%。

信号输出：接记录器(各挡)$0\sim10mV$，接电子计算机(不分挡)$0\sim2V$。

(三) 试剂

1. 活性炭(三级) $100\sim120$ 目，装在过滤器中。

2. 干燥剂 分子筛或硅胶。

3. NO 标准气(贮存于铝合金钢瓶中) 浓度 $5\sim10mg/m^3$，或 NO_2 渗透管 $25\pm0.1℃$ (或 $30\pm0.1℃$)，渗透率为 $0.5\mu g/min$，用称重法标定。

(四) 测定方法

1. 采样 以 $1L/min$ 的流量通过聚四氟乙烯管将气样抽入仪器。

2. 分析步骤

(1)启动前准备：电源开关置于"关"的位置，量程选择置于所需的量程挡，测量选择置于"NO_2 或 NO"位置，采样三通阀置于"调零"位置。

(2)启动和调零：接通电源，调节臭氧化空气流量 $500ml/min$，采样流量 $1L/min$，使仪器稳定运转2小时，调"零点调节"电位器，使电表指零。

(3)校准：进样三通阀旋至"测定"位置，将二氧化氮标准气体通入仪器，进行刻度校准。调"标度调节"点位器，使电表指示二氧化氮标准气浓度值。

(4)测量：将进样三通阀置于"测量"位置，气样通过聚四氟乙烯管进入仪器，即可读数。

3. 计算

(1)在记录仪上读取任一时间的氮氧化物(换算成 NO_2)浓度(mg/m^3)。

(2)将记录纸上的浓度和时间曲线进行积分计算，可得到氮氧化物(换算成 NO_2)小时浓度和日平均浓度(mg/m^3)。

（五）注意事项

1. 本法具有快速、灵敏、选择性好等优点，最低检出量为 μg/m^3，现已被很多国家和 WHO 全球监测系统作为监测大气氮氧化物的标准方法。

2. 反应气体 O$_3$ 是用紫外灯发生的，臭氧发生量与空气湿度有很大关系，因此应先进行空气干燥，然后再进入臭氧发生器。

3. NO$_2$-NO 转换器是将空气中的 NO$_2$ 还原成 NO，再与 O$_3$ 反应而被测定，转化剂采用 12 克 100～120 目石墨化玻璃碳，装在一个不锈钢炉体内。由于还原产物均为气体，玻璃碳在使用中始终保持新鲜的还原表面，所以不会发生转化失效问题，可作为一种长效转化剂。如果玻璃碳表面被沾染，可将玻璃碳用清洁空气加热 500℃以上，吹气处理几小时，排除污染即可恢复再使用。

4. 采用正压进气有利于提高反应灵敏度，采气流量增加，信号值也随之增大，但在 1.0～1.1L/min 信号值开始变平稳，所以选择采样流量为 1L/min，臭氧流量为 0.5L/min。

三、二氧化氮分析仪（数字便携式）

（一）原理

二氧化氮分析仪是由采样装置、传感器、电池和电路等基本元件组成。其传感器属于电压型传感器，它是在扩散的条件下运行的。气样进入传感器后即被吸收到电化学敏感电极，经过扩散介质后，在适当的敏感电极电位下气体分子发生电化学反应，这一反应产生一个与气体浓度成正比的电流，电流转换为电压值并输送到仪表读数或记录仪。

$$i_{lim} = \frac{nFADC}{\delta}$$

式中：i_{lim} 是电流（安培）；n 是每摩尔反应物的电子数；F 是法拉第常数（96 500 库仑）；A 是界面面积（cm^2）；D 是气体扩散常数；C 是气体浓度（mol/cm^3）；δ 是扩散长度。

（二）仪器

INTERSCAN 4150 型二氧化氮分析仪　　仪器面板如图实 4-3 所示。仪器内有电池供电的内装置采样泵，检测元件是长寿命、高可靠性的电化学传感器。操作时，气样进入传感器，气体浓度以 ppm 为单位直接显示，为直读式仪器。

仪器规格：

显示：数字显示。

测量范围：0～19.99ppm。

最小读数：0.01ppm。

精度：0.01ppm。

体积：178mm×102mm×225mm。

重量：2kg。

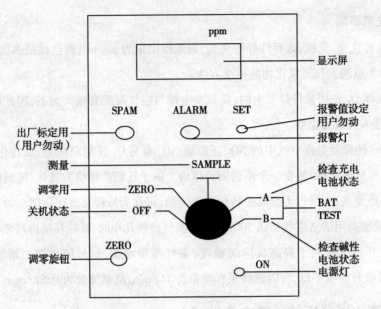

图实 4-3　数字便携式二氧化氮分析仪仪器面板示意图

（三）测量方法

1. 检查电池　使用之前,必须检查电池的状况。把面板上的功能开关(FUNCTION)设置到 BAT. TEST"A"(该组电池为镍-镉电池)测试可充电电池的状况,如果电量充分,显示板上显示 100 或更高的值,如果低于 100 则需要充电。把功能开关(FUNCTION)设置到 BAT. TEST"B" (该电池为 $2^\#$ 干电池)测试分析仪放大器电池的状况,最好在显示板显示低于 100 之前更换电池。

2. 仪器调零　仪器在取样前必须加装采样管并在现场调零。将功能开关(FUNCTION)设置到 SAMPLE 模式,连接取样管到仪器进气口,将 C12F 过滤器(随仪器配备,能够完全吸附空气中的二氧化氮)用过渡管接到取样器上,将气体过滤成零气,待仪器指示稳定后调节调零旋钮 (ZERO)至读数为 0。

3. 测量　调零结束后,取下 C12F 过滤器,将采样管进气端置于采样高度,仪器上的读数即为现场的二氧化氮的浓度。

（四）注意事项

1. 数字便携式二氧化氮分析仪体积小,灵敏度高,可靠性强,因此广泛用于大气、公共场所和居室内二氧化氮的监测。

2. 由于人的呼吸会影响到仪器读数的稳定性和结果的可靠性,因此测量时要尽量避开人的呼出气体。

3. 在 BAT. TEST"B"指示低于 100 之前,应更换碱性电池,注意更换电池后仪器需放置 12～24 小时,这段时间内功能开关应设置在 OFF(关)的状态。可充电池充电时功能开关也被设置在

OFF 状态，建议充电时间为 16 小时（此时仪器可连续使用 12 小时）。

4. 从工厂或从 INTERSCAN 销售商处购买的分析仪是不需要标定的（出厂前已经标定过）。如需标定，先将仪器预热 10 分钟，待仪器稳定后，将功能开关放到零位置用零旋钮（ZERO）使显示为 0，然后将功能开关旋至 SAMPLE 位置，用流量为 1.0L/min 的标准气连到仪器进气口，调节 SPAN 钮使显示读数与标准气一致，上述过程重复两次，即标定完毕。

（胡前胜　董光辉）

耗氧量的测定

一、空气中的化学耗氧量测定（重铬酸钾法）

（一）原理

重铬酸钾在一定条件下，具有氧化空气中的还原性物质（主要是有机物质）的能力。将反应过程中消耗的重铬酸钾的量换算成氧的重量，以代表还原性物质的含量。

$$K_2Cr_2O_7+4H_2SO_4+3C_2H_2O_4 \rightarrow K_2SO_4+Cr_2(SO_4)_3+6CO_2\uparrow+7H_2O$$

（二）仪器

1. 采样器　空气采样器。

2. 小波氏吸收管。

3. 250ml 具塞锥形瓶。

（三）试剂

1. 0.25%重铬酸钾硫酸溶液（吸收液）称取分析纯重铬酸钾（$K_2Cr_2O_7$）0.25g 溶于比重为 1.84 的优级纯浓硫酸 100ml 中。

2. 5%碘化钾溶液　称取 5g 分析纯碘化钾（KI）溶于 100ml 双蒸水中。

3. 0.0167mol/L 碘酸钾标准溶液　准确称量经 130℃ 干燥 2 小时的碘酸钾（KIO_3，一级）3.5668g,溶解于双蒸水中,移入 1000ml 容量瓶中,加水稀释至刻度,摇匀。

4. 1%淀粉。

5. 0.0100mol/L 硫代硫酸钠溶液　将经过标定的 0.1000mol/L $Na_2S_2O_3$ 溶液,用双蒸水稀释至 0.0100mol/L。

（1）0.1000mol/L $Na_2S_2O_3$ 溶液:称量 25g 硫代硫酸钠（$Na_2S_2O_3 \cdot 5H_2O$）溶于新煮沸后冷却的双蒸水中,加入 0.2g 碳酸钠,并稀释至 1000ml,贮于棕色瓶内,如浑浊应过滤。放置一周后,用下述方法标定浓度。

（2）标定方法:准确量取 25ml 0.0167mol/L KIO_3 标准溶液,置于 250ml 具塞锥形瓶中,加入

75ml 新煮沸后冷却的双蒸水,加入 3g KI 和 10ml 冰醋酸,摇匀后,暗处静置 3 分钟,用配制的 0.1000mol/L $Na_2S_2O_3$ 标准溶液滴定至淡黄色时,加入 1ml 淀粉溶液,呈蓝色,继续滴定至蓝色消失即为终点。记录消耗的 $Na_2S_2O_3$ 体积。

按下列公式计算 $Na_2S_2O_3$ 溶液量浓度

$$C(\text{mol/L}) = \frac{0.1000 \times 25.00}{V}$$

式中:C—$Na_2S_2O_3$ 溶液浓度,mol/L;

V—消耗 $Na_2S_2O_3$ 的体积,ml。

(四) 方法

1. 采样　把两个装有 2ml 吸收液的小波氏管串联到采样器上置 1.5m 高度处,以小于 0.15L/min 的速度采气,采样时间为 1 小时。采样同时记录气象条件,采样完毕用胶管封闭,带回实验室。

2. 测定步骤

(1) 将装有样品的两只小波氏管,于沸水中煮沸 90 分钟。取下自然冷却后,将两管内的吸收液同时转入 250ml 具塞锥形瓶内,用 50ml 双蒸水冲洗 3 次,加入 5% KI 1ml,用标定过的 0.0100mol/L $Na_2S_2O_3$ 溶液滴定,滴至淡黄色时加入 1ml 淀粉溶液,继续滴定至蓝色消失即为终点,记录消耗的 $Na_2S_2O_3$ 体积。

(2) 取两只小波氏管各加入 2ml 吸收液作为对照,测定步骤与样品相同。

3. 计算

$$\text{COD 质量浓度}(\text{mg/m}^3) = \frac{(V_2 - V_1) \times C \times 8 \times 1000}{V_0}$$

式中:COD—空气中化学耗氧量,mg/m^3;

V_1—样品消耗 $Na_2S_2O_3$ 体积,ml;

V_2—对照消耗 $Na_2S_2O_3$ 体积,ml;

V_0—样品标准状态下的体积,L。

(五) 注意事项

1. 样品中氯化物过高时,须加硫酸汞消除干扰。因为氯化物在此条件下也能被重铬酸钾氧化产生氯气,从而消耗一定量的重铬酸钾,而干扰测定结果。

2. 本法可将大部分的有机物质氧化,但直链烃、芳香烃、苯等化合物仍不能氧化;若加硫酸银作催化剂时,直链化合物可被氧化,但对芳香烃类无效。

3. 采样用的小波氏管需经洗液浸泡 24 小时,按常规处理,烤干后用于采样。

二、水中化学需氧量的测定（重铬酸钾法）

（一）原理

在水样中加入已知量的溶液,并在强酸介质下以银盐做催化剂,经沸腾回流后,以试亚铁灵为指示剂,用硫酸亚铁铵滴定水样中未被还原的重铬酸钾,由消耗硫酸亚铁铵的量换算成消耗氧的质量浓度。

（二）仪器

1. 全玻璃回流装置　取样量在 30ml 以下采用带 250ml 锥形瓶的全玻璃回流装置。若取样量在 30ml 以上(包括 30ml)时,可采用带 500ml 锥形瓶的全玻璃回流装置。

2. 加热装置。

3. 25ml 或 50ml 酸式滴定管。

（三）试剂

1. 硫酸银(Ag_2SO_4)—硫酸(H_2SO_4)溶液　向 1L 比重为 1.84 的浓硫酸中加入 10g 硫酸银,放置 1~2 天使之溶解,并混匀。使用前小心摇动。

2. 0.250mol/L 重铬酸钾($K_2Cr_2O_7$)标准溶液　将 12.258g 在 105℃ 干燥 2 小时后的重铬酸钾溶于水中,稀释至 1000ml。

3. 0.0250mol/L 重铬酸钾标准溶液　用 0.250mol/L 重铬酸钾稀释 10 倍而成。

4. 试亚铁灵指示剂　溶解 0.7g 硫酸亚铁($FeSO_4 \cdot 7H_2O$)于 50ml 蒸馏水中,加入 1.5g 1,10-邻菲绕啉(1,10-phenanthroline monohydrate)搅拌至溶解,加水稀释至 100ml。

5. 浓度为 $C \approx 0.10mol/L$ 的硫酸亚铁铵标准滴定溶液　称取 39g 硫酸亚铁铵 $[(NH_4)_2Fe(SO_4)_2 \cdot 6H_2O]$溶于水中,加入 20ml 比重为 1.84 的浓硫酸中,待溶液冷却后稀释至 1000ml。临用前必须用 0.2500mol/L 的重铬酸钾标准溶液准确标定此溶液的浓度。

标定方法:量取 10.00ml 0.2500mol/L 的重铬酸钾标准溶液于锥形瓶中,加入 90ml 蒸馏水,加入 30ml 比重为 1.84 的浓硫酸,混匀。冷却后,加 3 滴试亚铁灵指示剂,用硫酸亚铁铵标准滴定溶液滴定,溶液的颜色由黄色经蓝绿色变为红褐色即为终点。记录下硫酸亚铁铵的消耗量(ml)。按下式计算硫酸亚铁铵标准滴定溶液的浓度

$$C[(NH_4)_2Fe(SO_4)_2 \cdot 6H_2O](mol/L) = \frac{10.00 \times 0.2500}{V}$$

式中:V—滴定时消耗硫酸亚铁铵溶液的体积,ml。

6. 0.010mol/L 的硫酸亚铁铵标准滴定溶液　将 0.10mol/L 的硫酸亚铁铵标准滴定溶液稀释 10 倍,用 0.0250mol/L 的重铬酸钾标准溶液标定,标定步骤同上。

7. 2.0824mmol/L 邻苯二甲酸氢钾标准溶液　称取 105℃ 干燥 2 小时的邻苯二甲酸氢钾

（HOOCC$_6$H$_4$COOK）0.4251g 溶于水,并稀释至 1000ml,混匀。以重铬酸钾为氧化剂,将邻苯二甲酸氢钾完全氧化的 COD 值为 1.176g O$_2$/g(指 1g 邻苯二甲酸氢钾耗氧 1.176g),故该标准溶液的理论 COD 值为 500mg/L。

（四）方法

1. 样品的采集　水样要采集于玻璃瓶中,应尽快分析。如不能立即分析时,应加入浓硫酸至 pH<2,置 4℃下保存。但保存时间不超过 5 天。采集水样的体积不得少于 100ml。

2. 测定步骤

（1）将样品充分摇匀,取出 20.0ml 加入回流装置的锥形瓶中,加入 10.0ml 重铬酸钾标准溶液和几颗防爆沸玻璃珠,摇匀。

（2）将锥形瓶接到回流装置冷凝管的下端,接通冷凝水。从冷凝管上端缓慢加入 30ml 硫酸银-硫酸试剂,以防止低沸点有机物的逸出,不断摇动锥形瓶使之混合均匀。自溶液开始沸腾起回流 2 小时。

（3）冷却后,用 20~30ml 蒸馏水自冷凝管上端冲洗冷凝管后,取下锥形瓶,再用水稀释至 140ml 左右。

（4）溶液冷却至室温后,加入 3 滴试亚铁灵指示剂,用硫酸亚铁铵标准滴定溶液滴定,溶液的颜色由黄色经蓝绿色变为红褐色即为终点。记下硫酸亚铁铵标准滴定溶液的消耗量 V_2(ml)。

（5）空白试验:测定样品的同时,以 20ml 蒸馏水代替样品进行空白试验,其余试剂和样品测定相同,记录下空白滴定时硫酸亚铁铵标准滴定溶液的消耗量 V_1(ml)。

（6）校核试验:按测定样品提供的方法分析 20ml 邻苯二甲酸氢钾标准溶液的 COD 值,用以检验操作技术及试剂纯度。该溶液的理论 COD 值为 500mg/L,如果校核试验的结果大于该值的 96%,即可认为试验步骤基本上是适宜的。否则,必须寻找失败的原因,重复试验,使之达到要求。

3. 计算

$$COD(mg/L) = \frac{C(V_1 - V_2) \times 8000}{V_0}$$

式中:C—硫酸亚铁铵标准滴定溶液的浓度,mol/L;

　　　V_1—空白实验所消耗的硫酸亚铁铵标准滴定溶液体积,ml;

　　　V_2—样品测定所消耗的硫酸亚铁铵标准滴定溶液体积,ml;

　　　V_0—样品的体积,ml;

　　　8000—1/4 O$_2$ 的摩尔质量以 mg/L 为单位的换算值。

（五）注意事项

1. 该实验的主要干扰物为氯化物,可加入硫酸汞部分的除去,经回流后,氯离子可与硫酸汞结合成可溶性的氯汞络合物。当氯离子含量超过 1000mg/L 时,COD 的最低允许值为 250mg/L,如果 COD 值低于 250mg/L 结果的准确度就不可靠。

无机还原性物质如亚硝酸盐、硫化物及二价铁盐将使结果增加,将其需氧量作为水样 COD 值的一部分是可以接受的。

2. 对于 COD 值小于 50mg/L 的水样,应采用低浓度的重铬酸钾标准溶液氧化,加热回流以后,采用低浓度的硫酸亚铁铵标准溶液回滴。

3. 该方法对未经稀释的水样其测定上限为 700mg/L,超过此限时必须经稀释后测定。

4. 对于污染严重的水样,可选取所需体积的 1/10 的样品和 1/10 的试剂,放入 10×150mm 试管中,摇匀后,用酒精灯加热煮沸数分钟,观察溶液是否变成蓝绿色。如成蓝绿色,应再适当取少量样品,重复以上试验,直至溶液不变蓝绿色为止。从而确定待测水样适当的稀释倍数。

三、水中高锰酸盐指数的测定

(一) 原理

样品中加入已知量的高锰酸钾和硫酸,在沸水浴中加热 30 分钟,高锰酸钾将样品中的某些有机物质和无机还原性物质氧化,反应后加入过量的草酸钠还原剩余的高锰酸钾,再用高锰酸钾标准溶液回滴过量的草酸钠。通过计算得到样品中高锰酸盐指数(I_{Mn})。

(二) 仪器

1. 250ml 锥形瓶。

2. 25ml 酸式滴定管。

3. 水浴或电炉。

(三) 试剂

1. 不含还原性物质的水   将 1L 蒸馏水置于全玻璃蒸馏器中,加入 10ml 硫酸(1+3)溶液和少量高锰酸钾颗粒后进行蒸馏。弃去 100ml 初馏液,余下馏出液贮于具玻璃塞的细口瓶中备用。

2. 硫酸(H_2SO_4)溶液   密度为 1.84g/ml。

3. 硫酸(1+3)溶液   在不断搅拌下,将 100ml 硫酸慢慢加到 300ml 水中,趁热加入数滴高锰酸钾标准溶液直至溶液呈微红色。

4. 0.1000mol/L 草酸钠标准贮备液   称取 0.6705g 经 120℃烘干 2 小时并放冷的草酸钠($Na_2C_2O_4$)溶解水中,移入 100ml 容量瓶中,用水稀释至标线,混匀,置 4℃冰箱中保存。

5. 0.0100mol/L 草酸钠标准溶液   吸取 10.00ml 草酸钠标准贮备液于 100ml 容量瓶中,用水稀释至标线,混匀。

6. 0.1000mol/L 高锰酸钾标准贮备液   称取 3.2g 高锰酸钾溶解于少量水中,并稀释至 1000ml。于 90~95℃水浴中加热 2 小时,冷却。存放 2 天后,倾出清液,贮于棕色瓶内。

7. 0.0100mol/L 高锰酸钾标准溶液　吸取 100ml 高锰酸钾标准贮备液,置于 1000ml 容量瓶中,用水稀释至标线,混匀。此溶液在暗处可保存几个月,使用当天标定其浓度。

(四)方法

1. 样品的保存　采样后要加入硫酸(1+3)溶液,使样品 pH 1~2,并尽快分析。如保存时间超过 6 小时,则需置暗处,0~5℃下保存,不得超过 2 天。

2. 测定步骤

(1)取 100.0ml 充分混匀的水样(或根据水样中有机物含量取适量水样,以蒸馏水稀释至 100ml),置于处理过的 250ml 锥形瓶中,加入 5ml 硫酸(1+3)溶液,用滴定管加入 10.00ml 高锰酸钾标准溶液,摇匀。将锥形瓶置于沸水浴中 30 分钟,水浴沸腾时,开始计时。

(2)取下锥形瓶,自滴定管加入 10.00ml 草酸钠标准溶液至溶液变为无色。趁热用高锰酸钾标准溶液滴定至刚出现粉红色,并保持 30 秒不褪色。记录消耗的高锰酸钾溶液的体积(V_1)。

(3)空白试验:用 100ml 蒸馏水代替样品。按上述步骤测定,记录下回滴的高锰酸钾标准溶液的体积(V_0)。

(4)向空白试验滴定后的溶液中加入 10.00ml 的草酸钠标准溶液。如果需要,将溶液加热至 80℃。用高锰酸钾标准溶液继续滴定至溶液刚出现粉红色,并保持 30 秒不褪色,记录消耗的高锰酸钾标准溶液的体积(V_2)。

3. 计算　高锰酸盐指数(I_{Mn})以每升样品消耗毫克氧数来表示(O_2,mg/L),按式实(5-1)计算

$$I_{Mn}(O_2,mg/L) = \frac{[(10+V_1)10/V_2-10] \times C \times 8 \times 1000}{100} \qquad 式实(5-1)$$

式中:I_{Mn}—高锰酸盐指数,mg/L;

　　　V_1—滴定(2)时,消耗的高锰酸钾标准溶液体积,ml;

　　　V_2—滴定(4)时,消耗的高锰酸钾标准溶液体积,ml;

　　　C—高锰酸钾标准溶液的浓度,0.0100mol/L。

如果样品经过稀释后测定,则采用式实(5-2)计算

$$I_{Mn}(O_2,mg/L) = \frac{\{[(10+V_1)10/V_2-10]-[(10+V_0)10/V_2-10]f\} \times C \times 8 \times 1000}{V_3} \qquad 式实(5-2)$$

式中:V_0—空白试验(3)时,消耗的高锰酸钾的体积,ml;

　　　V_1—滴定(2)时,消耗的高锰酸钾标准溶液体积,ml;

　　　V_2—滴定(4)时,消耗的高锰酸钾标准溶液体积,ml;

　　　V_3—测定时所取水样的体积,ml;

　　　f—稀释样品时,蒸馏水在 100ml 被测定的体积内所占的比例。例如:将 10ml 水样稀

释至 100ml,则

$$f = \frac{100-10}{100} = 0.90$$

(五)注意事项

1. 测定前须先处理锥形瓶。向 250ml 锥形瓶内加入 50ml 清水,再加入 1ml 硫酸(1+3)溶液及少量的高锰酸钾溶液,加热煮沸数分钟,溶液应保持微红色,将溶液倾出,并用少量蒸馏水将锥形瓶冲洗数次。

2. 滴定时温度如低于 60℃,反应速度缓慢。因此应加热至 80℃。

3. 沸水浴的水面要高于锥形瓶内的液面。

4. 样品量以加热氧化后残留的高锰酸钾为其加入量的 1/3~1/2 为宜。加热时,如溶液红色褪去,说明高锰酸钾量不够,须重新取样,稀释后测定。

5. 沸水浴温度为 98℃,如在高原地区,报出数据时,需注明水的沸点。

6. 高锰酸盐指数不能作为理论需氧量或总有机物含量的指标,因为在规定的条件下,许多有机物只能部分被氧化,易挥发的有机物也不包含在测定值之内。

四、水质化学需氧量的测定(快速消解分光光度法)

(一)原理

试样中加入已知量的重铬酸钾溶液,在强硫酸介质中,以硫酸银作为催化剂,经高温消解后,用分光光度法测定 COD 值。当试样中 COD 值为 100~1000mg/L 在 600nm±20nm 波长处测定重铬酸钾被还原产生的三价铬(Cr^{3+})的吸光度,试样中 COD 值与三价铬(Cr^{3+})的吸光度的增加值成正比例关系,将三价铬(Cr^{3+})的吸光度换算成试样的 COD 值。

当试样中 COD 值为 15~250mg/L,在 440nm±20nm 波长处测定重铬酸钾未被还原的六价铬(Cr^{6+})和被还原产生的三价铬(Cr^{3+})的两种铬离子的总吸光度;试样中 COD 值与六价铬(Cr^{6+})的吸光度减少值成正比例,与三价铬(Cr^{3+})的吸光度增加值成正比例,与总吸光度减少值成正比例,将总吸光度值换算成试样的 COD 值。

本方法适用于地表水、地下水、生活污水和工业废水中化学需氧量(COD)的测定。

本方法对未经稀释的水样,其 COD 测定下限为 15mg/L,测定上限为 1000mg/L,其氯离子质量浓度不应大于 1000mg/L。

本方法对于化学需氧量(COD)大于 1000mg/L 或氯离子含量大于 1000mg/L 的水样,可经适当稀释后进行测定。

(二)仪器

1. 消解管

（1）消解管应由耐酸玻璃制成,在 165℃ 温度下能承受 600kPa 的压力,管盖应耐热耐酸,使用前所有的消解管和管盖均应无任何破损或裂纹。

（2）首次使用的消解管,应按以下方法进行清洗:在消解管中加入适量的硫酸银-硫酸溶液和重铬酸钾溶液的混合液,也可用铬酸洗液代替混合液。

拧紧管盖,在 60~80℃ 水浴中加热管子,手执管盖,颠倒摇动管子,反复洗涤管内壁。室温冷却后,拧开盖子,倒出混合液,再用水冲洗净管盖和消解管内外壁。

（3）当消解管作为比色管进行光度测定时,应从一批消解管中随机选取 5~10 支,加入 5ml 水,在选定的波长处测定其吸光度值,吸光度值的差值应在 ±0.005 之内。

（4）消解管用于光度测定的部位不应有擦痕和粗糙;在放入光度计前应确保管子外壁非常洁净。

2. 加热器

（1）加热器应具有自动恒温加热、计时鸣叫等功能,有透明且通风的防消解液飞溅的防护盖。

（2）加热器加热时不会产生局部过热现象。加热孔的直径应能使消解管与加热壁紧密接触。为保证消解反应液在消解管内有充分的加热消解和冷却回流,加热孔深度一般不低于或高于消解管内消解反应液高度 5mm。

（3）加热器加热后应在 10 分钟内达到设定的 165±2℃ 温度。

3. 光度计　　光度测量范围不小于 0~2 吸光度范围,数字显示灵敏度为 0.001 吸光度值。

（三）试剂

1. 硫酸　　$\rho(H_2SO_4) = 1.84g/ml$。

2. 硫酸溶液　　将 100ml 硫酸沿烧杯壁慢慢加入到 900ml 水中,搅拌混匀,冷却备用。

3. 硫酸-硫酸银溶液　　$\rho(Ag_2SO_4) = 10g/L$。

将 5.0g 硫酸银加入到 500ml 硫酸中,静置 1~2 天,搅拌,使其溶解。

4. 硫酸汞溶液　　$\rho(HgSO_4) = 0.24g/ml$。将 48.0g 硫酸汞分次加入 200ml 硫酸溶液中,搅拌溶解,此溶液可稳定保存 6 个月。

5. 重铬酸钾（$K_2Cr_2O_7$）　　优级纯。

6. 重铬酸钾标准溶液

（1）重铬酸钾标准溶液:$C(1/6\ K_2Cr_2O_7) = 0.500mol/L$。将重铬酸钾在 120±2℃ 下干燥至恒重后,称取 24.5154g 重铬酸钾置于烧杯中,加入 600ml 水,搅拌下慢慢加入 100ml 硫酸,溶解冷却后,转移此溶液于 1000ml 容量瓶中,用水稀释至标线,摇匀。溶液可稳定保存 6 个月。

（2）重铬酸钾标准溶液:$C(1/6\ K_2Cr_2O_7) = 0.160mol/L$。将重铬酸钾在 120±2℃ 下干燥至恒重后,称取 7.8449g 重铬酸钾置于烧杯中,加入 600ml 水,搅拌下慢慢加入 100ml 硫酸,溶解冷却后,转移此溶液于 1000ml 容量瓶中,用水稀释至标线,摇匀。溶液可稳定保存 6 个月。

(3)重铬酸钾标准溶液:$C(1/6\ K_2Cr_2O_7) = 0.120mol/L$。将重铬酸钾在 $120\pm2℃$ 下干燥至恒重后,称取 5.8837g 重铬酸钾置于烧杯中,加入 600ml 水,搅拌下慢慢加入 100ml 硫酸,溶解冷却后,转移此溶液于 1000ml 容量瓶中,用水稀释至标线,摇匀。溶液可稳定保存 6 个月。

7. 邻苯二甲酸氢钾[$C_6H_4(COOH)(COOK)$] 基准级或优级纯。1mol 邻苯二甲酸氢钾 [$C_6H_4(COOH)(COOK)$]可以被 30mol 重铬酸钾($1/6\ K_2Cr_2O_7$)完全氧化,其化学需氧量相当 30mol 的氧($1/2\ O$)。

8. 邻苯二甲酸氢钾 COD 标准贮备液

(1)COD 标准贮备液:COD 值 5000mg/L。将邻苯二甲酸氢钾在 $105\sim110℃$ 下干燥至恒重后,称取 2.1274g 邻苯二甲酸氢钾溶于 250ml 水中,转移此溶液于 500ml 容量瓶中,用水稀释至标线,摇匀。此溶液在 $2\sim8℃$ 下贮存,或在定容前加入约 10ml 硫酸溶液,常温贮存,可稳定保存 1 个月。

(2)COD 标准贮备液:COD 值 625mg/L。量取 25.00ml COD 标准贮备液置于 200ml 容量瓶中,用水稀释至标线,摇匀。此溶液在 $2\sim8℃$ 下贮存,可稳定保存 1 个月。

9. 邻苯二甲酸氢钾 COD 标准系列使用液

(1)高量程(测定上限 1000mg/L)COD 标准系列使用液:COD 值分别为 100mg/L、200mg/L、400mg/L、600mg/L、800mg/L 和 1000mg/L。

分别量取 5.00ml、10.00ml、20.00ml、30.00ml、40.00ml 和 50.00ml 的 COD 标准贮备液,加入到相应的 250ml 容量瓶中,用水定容至标线,摇匀。此溶液在 $2\sim8℃$ 下贮存,可稳定保存 1 个月。

(2)低量程(测定上限 150mg/L)COD 标准系列使用溶液:COD 值分别为 25mg/L、50mg/L、75mg/L、100mg/L、125mg/L 和 150mg/L。

分别量取 10.00ml、20.00ml、30.00ml、40.00ml、50.00ml 和 60.00ml COD 标准贮备液加入到相应的 250ml 容量瓶中,用水稀释至标线,摇匀。此溶液在 $2\sim8℃$ 下贮存,可稳定保存 1 个月。

10. 硝酸银溶液 $C(AgNO_3) = 0.1mol/L$。将 17.1g 硝酸银溶于 1000ml 水。

11. 铬酸钾溶液 $\rho(K_2CrO_4) = 50g/L$。将 5.0g 铬酸钾溶解于少量水中,滴加硝酸银溶液至有红色沉淀生成,摇匀,静置 12 小时,过滤并用水将滤液稀释至 100ml。

12. 预装混合试剂

(1)在一支消解管中,按实表 5-1 的要求加入重铬酸钾溶液、硫酸汞溶液和硫酸银-硫酸溶液,拧紧盖子,轻轻摇匀,冷却至室温,避光保存。在使用前应将混合试剂摇匀。

(2)配制不含汞的预装混合试剂,用硫酸溶液代替硫酸汞溶液,按照上述方法进行。

实表 5-1　预装混合试剂及方法(试剂)标识

测定方法	测定范围/ (mg/L)	重铬酸钾 溶液用量/ml	硫酸汞溶液 用量/ml	硫酸银-硫酸 溶液用量/ml	消解管 规格/mm
比色池(皿) 分光光度法[1]	高量程 100~1000	1.00 (0.500mol/L)	0.50	6.00	φ20×120 φ16×150
	低量程 15~250 或 15~150	1.00 (0.160mol/L) 或 0.120mol/L)	0.50	6.00	φ20×120 φ16×150
比色管 分光光度法[2]	高量程 100~1000	1.00 重铬酸钾溶液(0.500mol/L)+硫酸汞溶液 [2+1]		4.00	φ16×120[3] φ16×100
	低量程 15~150	1.00 重铬酸钾溶液(0.120mol/L)+硫酸汞溶液 [2+1]		4.00	φ16×120[3] φ16×100

注:(1)比色池(皿)分光光度法的消解管可选用 φ20mm×120mm 或 φ16mm×150mm 规格的密封管,宜选 φ20mm×120mm 规格的密封管;而在非密封条件下消解时应使用 φ20mm×150mm 的消解管;

(2)比色管分光光度法的消解管可选用 φ16mm×120mm 或 φ16mm×100mm 规格的密封消解比色管,宜选 φ16mm×120mm 规格的密封消解比色管;而非密封条件下消解时,应使用 φ16mm×150mm 消解比色管;

(3)φ16mm×120mm 密封消解比色管冷却效果较好

(四)方法

1. **样品的保存**　水样采集不应少于 100ml,应保存在洁净的玻璃瓶中。采集好的水样应在 24 小时内测定,否则应加入硫酸调节水样 pH≤2。在 0~4℃保存,一般可保存 7 天。

2. **水样氯离子的浓度**　在试管中加入 200ml 试样,再加入 0.5ml 硝酸银溶液,充分混合,最后加入 2 滴铬酸钾溶液,摇匀,如果溶液变红,氯离子溶液低于 1000mg/L;如果仍为黄色,氯离子质量浓度高于 1000mg/L,需要检测水样中氯离子的质量浓度。

3. **水样的稀释**　应将水样在搅拌均匀时取样稀释,一般取被稀释水样不少于 1.0ml,稀释倍数小于 10 倍。水样应逐次稀释为试样。初步判定水样的 COD 质量浓度,选择对应量程的预装混合试剂,加入相应体积的试样,摇匀,在 165±2℃加热 5 分钟,检查管内溶液是否呈现绿色,如变绿应重新稀释后再进行测定。

4. **测定条件的选择**

(1)分析测定的条件见实表 5-1 和实表 5-2。宜选用比色管分光光度法测定水样中的 COD。

(2)比色池(皿)分光光度法选用 φ20mm×150mm 规格的消解管时,消解可在非密封条件下进行。

(3)比色管分光光度法选用 φ16mm×150mm 规格的消解比色管时,消解可在非密封条件下进行。

实表 5-2 分析测定条件

测定方法	测定范围/ （mg/L）	试样 用量/ml	比色池（皿） 或比色管规格/mm	测定 波长/nm	检出限/ （mg/L）
比色池（皿） 分光光度法	高量程 100~1000	3.00	20[1]	600±20	22
	低量程 15~250 或 15~150	3.00	10[1]	440±20	3.0
比色管 分光光度法	高量程 100~1000	2.00	φ16×120[2] φ16×100[2]	600±20	33
	低量程 15~150	2.00	φ16×120[2] φ16×100[2]	440±20	2.3

注：(1)长方形比色池（皿）；

(2)比色管为密封管,外径 φ16mm,壁厚 13mm,长 120mm 密封消解比色管消解时冷却效果较好

5. 测定步骤

(1)校准曲线的绘制:下面以比色池（皿）分光光度法、高量程测定范围 100~1000mg/L 为例:

第一步:打开加热器,预热到设定的 165±2℃。

第二步:根据实表 5-1 选择规格为 φ20×120mm 或 φ16×150mm 内含预装混合试剂（1.00ml 重铬酸钾溶液+0.5ml 硫酸汞溶液+6.00ml 硫酸银-硫酸溶液）的消解管,摇匀试剂后再拧开消解管管盖。

第三步:根据实表 5-2 量取 3ml COD 标准系列溶液（试样）沿管内壁慢慢倒入管中。拧紧消解管管盖,手执管盖颠倒摇匀消解管中溶液,用无毛纸擦净管外壁。

第四步:将消解管放入 165±2℃的加热器的加热孔中,加热器温度略有降低,待温度升到设定的 165±2℃时,计时加热 15 分钟。

第五步:从加热器中取出消解管,待消解管冷却至 60℃左右时,手执管盖颠倒摇动消解管几次,使管内溶液均匀,用无毛纸擦净管外壁,静置,冷却至室温。

第六步:根据实表 5-2 从消解管中取适量溶液于 20mm 比色皿中,在 600±20nm 波长处,以水为参比液,用光度计测定吸光度值。

第七步:高量程 COD 标准系列溶液的 COD 值对应其测定的吸光度值减去空白试验测定的吸光度值的差值,绘制校准曲线。（低量程 COD 标准系列溶液 COD 值对应空白试验测定的吸光度值减去其测定的吸光度值的差值,绘制校准曲线）

上述七个步骤适用于比色池（皿）分光光度法测定低量程及比色管分光光度法测高量程、低

量程,但需根据实表 5-1 和实表 5-2 确定消解管规格、比色皿(管)规格、试样用量、波长等。

(2)空白试验:用水代替试样,按照第一步到第六步的步骤测定其吸光度值,空白试验应与试样同时测定。

(3)试样的测定:按照实表 5-1 和实表 5-2 的方法的要求选定对应的预装混合试剂,将已稀释好的试样在搅拌均匀时,取相应体积的试样。按照上述第一步到第七步的步骤进行测定。

测定的 COD 值由相应的校准曲线查得,或由光度计自动计算得出。

6. 结果计算　在 600±20nm 波长处测定时,水样 COD 的计算:

$$\rho(COD) = n[k(A_s - A_b) + a]$$

在 440nm±20nm 波长处测定时,水样 COD 的计算:

$$\rho(COD) = n[k(A_b - A_s) + a]$$

式中:$\rho(COD)$—水样 COD 值,单位为 mg/L;

　　　　n—水样稀释倍数;

　　　　k—校准曲线灵敏度,单位为(mg/L);

　　　　A_s—试样测定的吸光度值,单位为 1;

　　　　A_b—空白试验测定的吸光度值,单位为 1;

　　　　a—校准曲线截距,单位为 mg/L。

注:COD 测定值一般保留三位有效数字。

7. 干扰及消除

(1)氯离子是主要的干扰成分,水样中含有氯离子会使测定结果偏高,加入适量硫酸汞与氯离子形成可溶性氯化汞配合物,可减少氯离子的干扰,选用低量程方法测定 COD,也可减少氯离子对测定结果的影响。

(2)在 600±20nm 处测试时,Mn(Ⅲ)、Mn(Ⅵ)或 Mn(Ⅶ)形成红色物质,会引起正偏差,其 500mg/L 的锰溶液(硫酸盐形式)引起正偏差 COD 值为 1083mg/L,其 50mg/L 的锰溶液(硫酸盐形式)引起正偏差 COD 值为 121mg/L;而在 440±20nm 处,则 500mg/L 的锰溶液(硫酸盐形式)的影响比较小,引起的偏差 COD 值为 7.5mg/L,50mg/L 的锰溶液(硫酸盐形式)的影响可忽略不计。

(3)在酸性重铬酸钾条件下,一些芳香烃类有机物、吡啶等化合物难以氧化,其氧化率较低。

(4)试样中的有机氮通常转化成铵离子,铵离子不被重铬酸钾氧化。

(董淑英　唐玄乐)

水样采集及水中"三氮"的测定

水样采集的目的是分析水样的物理和化学组成的浓度水平,以显示水体的质量,从而确定其对某种用途的适宜性,同时,便于有关部门对水质进行评价、控制以及对污染源进行鉴别、管理和采取有效处理措施。因此,水样采集是水质分析工作的第一步骤。

"三氮"是指水中的氨氮、亚硝酸盐氮、硝酸盐氮。当天然水被人畜粪便污染后,在水体微生物的作用下,逐渐生成氨,在有氧的条件下,水体的氨类在微生物作用下,形成亚硝酸盐,而硝酸盐氮是含氮有机物氧化分解的最终产物。当水中氨氮含量增高时,提示可能存在人畜粪便的污染,且污染时间不长。如亚硝酸盐含量高时,说明水中的有机物无机化尚未完成,污染危害仍然存在。如硝酸盐检出高,而氨氮,亚硝酸盐氮的浓度不高时,表明生活性污染已久,自净过程已完成,卫生学危害较小。因此,根据水体中氨氮、亚硝酸盐氮、硝酸盐氮含量的变化规律进行综合分析,可掌握有机污染的自净过程,判断水质的安全程度。

一、水样的采集

为了保证水样分析全过程中每一步骤的可靠性和科学性,故水样的采集是全部分析工作的基础。如果只重视分析操作而忽视了采样的科学性,所获得的测定数据是不准确的,不能反映水质的实际情况,因此,必须强调水样采集的质量。

采集的水样必须有代表性,对被监测的水体(如海域、河流、湖泊、水库及工业废水,生活污水等)的采样断面、位置、采样时间及样品数等需周密的调查和设计,使水样能真正反映水体的实际情况。

(一) 水样采样的准备工作

主要包括采样容器的准备,采样容器的洗涤,采样工具(采样器)的准备等。

1. 采样容器的准备 要求容器材质的化学稳定性好,保证水样的组分在储存期间不发生变化。抗破裂,抗极端温度性能好。容器口密封性能好,容易开启,便于清洗和反复使用。

2. 采样容器的洗涤 一般的洗涤方法是用清水和洗涤剂清洗,先除去容器上的灰尘和油垢,用自来水冲洗干净后再用稀硝酸浸泡数小时,最后再用自来水和蒸馏水冲洗 2~3 遍。

3. 采样工作的准备 采集表层水样最简单的采样工具就是水桶,其他有单层采水瓶、直立式采水器、手摇泵、电动采水泵及深层采水器等,也能用于深层水采样。

4. 水上交通工具的准备 对较大的河流、湖泊、水库采样,要准备水上交通工具,最好有专用的监测船或采样船。条件不允许的,也要备好一般的船只,但要考虑安全、灵活,可到达任一采样位置。

(二)水样采集

1. 样品的类型

(1)瞬时样品:已知水体的组成在较长的时间与较大的范围内是稳定的,可采取瞬时样品。

(2)混合样品:在同一采样点于不同时间采集的瞬时样品的混合样品,这种混合样品对观察平均浓度是很有用的。

(3)综合样品:把从不同采样点同时采集的各个瞬时水样混合起来所得到的样品。根据一定的目的,分析同时取自不同采样点的混合样品。

2. 水样的采集量 不同的测定项目对水样量也有不同的要求。应该适当增加20%~30%的过量,作为实际采样量。测定氨氮的水样用量为400ml;亚硝酸盐为50ml;硝酸盐为100ml。

3. 采集水样时现场测定项目及水文参数的测量 现场测定项目一般包括水温、pH、溶解氧、电导率、氧化还原电位等,水文测量的内容包括水位、流速、流量等。

4. 采样水样的注意事项

(1)做好采集记录:采样前印制好详细的记录表。采样的同时,要认真填写采样记录表。内容包括:水体(河流、湖泊、水库)名称,样点,编号,采样时间,天气,气温,水位,流速,现场监测项目,采样人姓名。

采样现场数据记录表

现场数据记录							采样者＿＿＿＿＿＿＿		
采样地点	样品编号	采样日期	时间		pH	温度	其他参数		
			采样开始	采样结束					

(2)按水样存储时间的要求,采样时要加入相应的保存剂。如测定氨氮、亚硝酸盐氮、硝酸盐氮的水样加硫酸将水样酸化至pH<2,可保存时间24小时。

(3)采样前,容器应先用混合均匀的水样洗涤2~3次,然后正式取样。

(4)在较浅的小河和靠近岸边的地方采集水样时,要注意避免搅动沉积物而使水样受污染。

此时采样应从下游向上游方向采样。

（5）采集表层水样时,应注意不能混入漂浮于水面上的物质。

（6）采集有代表性的地下水样品,须考虑地理、气象、地质、水文、生态、环境等综合性因素。

5. 水样的保存　按照科学的正确方法采集了所需的水样后,要使各种干扰因素的影响降低到最低程度,减少水样组分的变化。使水样具有代表性,应该缩短从采样到分析的间隔时间,及时分析,如果做不到现场分析,除尽量缩短水样的运送时间外,需采取相应的方法保存水样。测定"三氮"的水样用冷藏保存方法,即水样在4℃左右保存,最好放在暗处或冰箱中,从而抑制微生物的活动,减缓物理作用和化学作用的速度。这种保存方法对以后的分析测定没有影响。

6. 水样的管理和运送　为了使水样不受污染、损坏和丢失。必须在采样后做好管理和运送工作。

除在采样的同时填写采样记录外,样品加入保存剂后要填写样品标签。标签内容有:样品编号,采样时间,采样断面,采样点,加入保存剂种类及数量,监测项目,采样者。标签要与采样记录核对,然后须写样品登记表。样品登记表内容包括:样品名称、编号、采样断面及采样点,采样时间,加入保存剂种类及数量、监测项目,送样人员(签名),接受样品人员(签名)。

样品运送过程的注意点:

（1）根据采样记录和样品标签清点样品,以防混淆和遗失。

（2）样品容器要密封。

（3）做好样品包装工作,防止因运送过程中的震动、碰撞而导致样品损失或玷污。

（4）需冷藏的样品,应放在有制冷剂的隔热容器内。

采集的水样安全送达化验室后,接送样品人员要办理交接手续。

二、水中氨氮的测定

氨氮(NH_3-N)以游离氨(NH_3)或铵盐(NH_4^+)形式存在于水中,两者的组成比取决于水的pH。当pH偏高时,游离氨的比例较高。反之,则铵盐的比例较高。

检测水中氨氮方法通常有纳氏试剂比色法、气相分子吸收法、苯酚-次氯酸盐(水杨酸-次氯酸盐)比色法和电极法等,其中为国家或行业标准方法(或与标准方法等效)的有纳氏试剂比色法和苯酚-次氯酸盐比色法。纳氏试剂比色法有操作简便、灵敏等特点,水中钙、镁和铁等金属离子、硫化物、醛和酮类、颜色以及混浊等均会干扰测定,需作相应的预处理。苯酚-次氯酸盐比色法具灵敏、稳定等优点,干扰情况和消除方法同纳氏试剂比色法。

水样采集在聚乙烯瓶内,并应尽快分析,必要时可加硫酸将水样酸化至pH<2,于2~5℃下存

放。酸化样品应注意防止吸收空气中的氨而遭污染。

（一）水样的预处理

水样带色或浑浊以及含其他一些干扰物质,影响氨氮的测定。为此,在分析时需作适当的预处理。对较清洁的水,可采用絮凝沉淀法,对污染严重的水或工业废水,则用蒸馏法使之消除干扰。

1. 絮凝沉淀法　加适量的硫酸锌于水样中,并加氢氧化钠使之呈碱性,生成氢氧化锌沉淀,再经过滤除去颜色和浑浊等。

（1）仪器:100ml 具塞量筒或比色管。

（2）试剂

1）10%（m/v）硫酸锌溶液:称取 10g 硫酸锌溶于水,稀释至 100ml。

2）25%氢氧化钠溶液:称取 25g 氢氧化钠溶于水,稀释至 100ml,贮于聚乙烯瓶中。

3）硫酸:比重 = 1.84。

（3）步骤:取 100ml 水样于具塞量筒或比色管中,加入 1ml 10%硫酸锌溶液和 0.1~0.2ml 25%氢氧化钠溶液,调节 pH 至 10.5 左右,混匀。放置沉淀,用经过无氨水充分洗涤过的中速滤纸过滤,弃去初滤液 20ml。

2. 蒸馏法　调节水样的 pH 至 6.0~7.4 的范围,加入适量氧化镁使呈微碱性,蒸馏释出的氨,被吸收于硫酸或硼酸溶液中。采用纳氏比色法或酸滴定法时,以硼酸溶液为吸收液;采用水杨酸-次氯酸比色法时,则以硫酸溶液为吸收液。

（1）仪器:带氮球的定氮蒸馏装置:500ml 凯氏烧瓶、氮球、直形冷凝管和导管。

（2）试剂:水样稀释及试剂配制均用无氨水。

1）无氨水制备

蒸馏法:每升蒸馏水中加入 0.1ml 硫酸,在全玻璃蒸馏器中重蒸馏,弃去 50ml 初馏液,接取其余馏出液于具塞磨口的玻瓶中,密塞保存。

离子交换法:使蒸馏水通过强酸性阳离子交换树脂柱。

2）1mol/L 盐酸溶液。

3）1mol/L 氢氧化钠溶液。

4）轻质氧化镁（MgO）:将氧化镁在 500℃下加热,以除去碳酸盐。

5）0.05%溴百里酚蓝指示液（pH 6.0~7.6）。

6）防沫剂:如石蜡碎片。

7）吸收液

硼酸溶液:称取 20g 硼酸溶于水,稀释至 1L。

硫酸溶液:0.01mol/L。

（3）步骤

1）蒸馏装置的预处理：加250ml水于凯氏烧瓶中，加0.25g轻质氧化镁和数粒玻璃珠，加热蒸馏，至馏出液不含氨为止，弃去瓶内残液。

2）分取250ml水样（若氨氮含量较高，可分取适量并加水至250ml，使氨氮含量不超过2.5mg），移入凯氏烧瓶中，加数滴溴百里酚蓝指示液，用氢氧化钠溶液或盐酸溶液调节至pH 7左右。加入0.25g轻质氧化镁和数粒玻璃珠，立即连接氨球和冷凝管，导管下端插入吸收液液面下。加热蒸馏，至馏出液达200ml时，停止蒸馏。定容至250ml。

3）采用酸滴定法或纳氏比色法时，以50ml硼酸溶液为吸收液；采用水杨酸-次氯酸盐比色法时，改用50ml 0.01mol/L硫酸溶液为吸收液。

（4）注意事项

1）蒸馏时应避免发生暴沸，否则可造成馏出液温度升高，氨吸收不完全。

2）防止在蒸馏时产生泡沫，必要时可加少许石蜡碎片于凯氏烧瓶中。

3）水样如含余氯，则应加入适量0.35%硫代硫酸钠溶液，每0.5ml可除去0.25mg余氯。

（二）纳氏试剂光度法

1. 原理　碘化汞和碘化钾的碱性溶液与氨反应生成淡红棕色胶态化合物，此颜色在较宽的波长范围内具有强烈吸收。通常测量用波长在410～425nm范围。

2. 仪器

（1）分光光度计。

（2）pH计。

3. 试剂　配制试剂用水均应为无氨水

（1）纳氏试剂：可选择下列一种方法制备：

1）称取20g碘化钾溶于100ml水中，在分次少量的，边搅拌边加入二氯化汞（$HgCl_2$）结晶粉末（约10g），至出现朱红色沉淀不易溶解时，改为滴加饱和二氯化汞溶液，并充分搅拌，当出现微量朱红色沉淀不再溶解时，停止滴加氯化汞溶液。

另称取60g氢氧化钾溶于水，并稀释至250ml，冷却至室温后，将上述溶液在边搅拌下，缓缓注入氢氧化钾溶液中，用水稀释至400ml，混匀。静置过夜，将上清液移入聚乙烯瓶中，密闭保存。

2）称取16g氢氧化钠，溶于50ml水中，充分冷却至室温。

另称取7g碘化钾和10g碘化汞（HgI_2）溶于水，然后将此溶液在搅拌下缓缓注入氢氧化钠溶液中，用水稀释至100ml贮于聚乙烯瓶中，密闭保存。

（2）酒石酸钾钠溶液：称取50g酒石酸钾钠（$KNaC_4H_4O_6 \cdot 4H_2O$）溶于水中，加热煮沸以除去氨，置冷，定容至100ml。

（3）铵标准贮备溶液：称取3.819g经100℃干燥过的优级纯氯化铵（NH_4Cl）溶于水中，移入

1000ml 容量瓶中,稀释至标线。此溶液每毫升含 1.00mg 氨氮。

（4）铵标准使用溶液：移取 5.00ml 铵标准贮备液于 500ml 容量瓶中,用水稀释至标线。此溶液每毫升含 0.010mg 氨氮。

4. 步骤

（1）校准曲线的绘制：吸取 0、0.50、1.00、3.00、5.00、7.00 和 10.0ml 铵标准使用液于 50ml 比色管中,加水至标线,加 1.0ml 酒石酸钾钠溶液,混匀。加 1.5ml 纳氏试剂,混匀。放置 10 分钟后,在波长 420nm 处,用光程 20mm 比色皿,以水为参比,测量吸光度。

由测得的吸光度,减去零浓度空白管的吸光度后,得到校正吸光度,绘制氨氮含量（mg）对校正吸光度的校准曲线。

（2）水样的测定

1）分取适量经絮凝沉淀预处理后的水样（使氨氮含量不超过 0.1mg）,加入 50ml 比色管中,稀释至标线,加 1.0ml 酒石酸钾钠溶液。

2）分取适量经蒸馏预处理后的馏出液,加入 50ml 比色管中,加一定量 1mol/L 氢氧化钠溶液以中和硼酸,稀释至标线。加 1.5ml 纳氏试剂,混匀。放置 10 分钟后,同校准曲线步骤测量吸光度。

（3）空白试验：以无氨水代替水样,作全程序空白测定。

5. 计算 由水样测得的吸光度减去空白试验的吸光度,从校准曲线上查得氨氮含量（mg）。

$$氨氮(N, mg/L) = \frac{m}{V} \times 1000$$

式中：m—由校准曲线查得的氨氮含量（mg）；

V—水样体积（ml）。

6. 干扰及消除 脂肪胺、芳香胺、醛类、丙酮、醇类和有机氯胺类有机化合物,以及铁、锰、镁和硫等无机离子,因产生异色或浑浊而引起干扰,水中颜色和浑浊亦影响比色。为此,须经对絮凝沉淀过滤或蒸馏预处理,易挥发的还原性干扰物质,还可在酸性条件下加热以除去。对金属离子的干扰,可加入适量的掩蔽剂加以消除。

7. 适用范围 本法最低检出浓度为 0.025mg/L（比色法）,测定上限为 2mg/L。采用目视比色法,最低检出浓度为 0.02mg/L。水样作适当的预处理后,本法可适用于地面水、地下水、工业废水和生活污水.

8. 精密度和准确度 三个实验室分析含 1.14~1.16mg/L 氨氮的加标水样,单个实验室的相对标准偏差不超过 9.5%；加标回收率范围为 95%~104%。

四个实验室分析含 3.06mg/L 氨氮的 1.81℃加标水样,单个实验室的相对标准偏差不超过 4.4%；加标回收率范围为 94%~96%。

9. 注意事项

(1)纳氏试剂中碘化汞与碘化钾的比例,对显色反应的灵敏度有较大影响。静置后生成的沉淀应除去。

(2)滤纸中常含痕量铵盐,使用时注意用无氨水洗涤,所用玻璃器皿应避免实验室空气中氨的玷污。

(三) 水杨酸-次氯酸盐光度法

1. 原理   在亚硝基铁氰化钠存在下,铵与水杨酸盐和次氯酸离子反应生成蓝色化合物,在波长 697nm 具最大吸收。

2. 仪器   分光光度计。滴瓶(滴管流出液体,每毫升相当于 20±1 滴)。

3. 试剂   所有试剂配制均用无氨水。

(1)铵标准贮备液:见纳氏试剂光度法。

(2)铵标准中间液:吸取 10.00ml 铵标准贮备液移入 100ml 容量瓶中,稀释至标线。此溶液每毫升含 0.10mg 氨氮。

(3)铵标准使用液:吸取 10.00ml 铵标准中间液移入 1000ml 容量瓶中,稀释至标线。此溶液每毫升含 1.00μg 氨氮,临用时配制。

(4)显色液:称取 50g 水杨酸[$C_6H_4(OH)COOH$],加入约 100ml 水,再加入 160ml 2mol/L 氢氧化钠溶液,搅拌使之完全溶解。另称取 50g 酒石酸钾钠溶于水中,与上述溶液合并移入 1000ml 容量瓶中稀释至标线。存放于棕色玻璃瓶中,本试剂至少稳定一个月。

注:若水杨酸未能全部溶解,可再加入数毫升氢氧化钠溶液,直至完全溶解为止,最后溶液的 pH 为 6.0~6.5。

(5)次氯酸钠溶液:取市售或自行制备的次氯酸钠溶液,经标定后,用氢氧化钠溶液稀释成含有效氯浓度为 0.35%(m/v),游离碱浓度为 0.75mol/L(以 NaOH 计)的次氯酸钠溶液,存放于棕色滴瓶中,本试剂可稳定一周。

(6)亚硝基铁氰化钠溶液:称取 0.1g 亚硝基铁氰化钠[$Na_2Fe(CN)_6NO$]置于 10ml 具塞比色管中,溶于水,稀释至标线,此溶液临用前配制。

(7)清洗溶液:称取 100g 氢氧化钾溶于 100ml 水中,冷却后与 900ml 95%(V/V)乙醇混合,贮于聚乙烯瓶内。

4. 步骤

(1)校准曲线的绘制:吸取 0、1.00、2.00、4.00、6.00、8.00ml 铵标准使用液于 10ml 比色管中,用水稀释至 8ml,加入 1.00ml 显色液和 2 滴亚硝基铁氰化钠溶液,混匀。再滴加 2 滴次氯酸钠溶液,稀释至标线,充分混匀。放置 1 小时后,在波长 697nm 处,用光程为 10mm 的比色皿,以水为参比,测量吸光度。

由测得的吸光度,减去空白管的吸光度后,得到校正吸光度,绘制以氨氮含量(μg)对校正吸光度的标准曲线。

（2）水样的测定:分取适量经预处理的水样(使氨氮含量不超过 8μg)至 10ml 比色管中,加水稀释至 8ml,与校准曲线相同操作,进行显色和测量吸光度。

（3）空白试验:以无氨水代替水样,按样品测定相同步骤进行显色和测量。

5. 计算　由水测得的吸光度减去空白试验的吸光度后,从校准曲线上查得氨氮含量(μg)。

$$氨氮(N,mg/L) = \frac{m}{V} \times 1000$$

式中:m—由校准曲线查得的氨氮量(μg);

　　　　V—水样体积(ml)。

6. 干扰及消除　氯铵在此条件下均被定量地测定。钙、镁等阳离子的干扰,可加酒石酸钾钠掩蔽。

7. 适用范围　本法最低检出浓度为 0.01mg/L,测定上限为 1mg/L,适用于饮用水,生活污水和大部分工业废水中氨氮的测定。

8. 注意事项　水样采用蒸馏预处理时,应以硫酸溶液为吸收液,显色前加氢氧化钠溶液使其中和。

三、水中亚硝酸盐氮的测定［N-（1-萘基）-乙二胺光度法］

亚硝酸盐氮(NO_2^--N)是氮循环的中间产物,不稳定。根据水环境条件,可被氧化成硝酸盐,也可被还原成氨;在 pH 较低的酸性条件下,有利于亚硝胺类的形成。

水中亚硝酸盐测定方法通常有离子色谱法、气相分子吸收法和重氮-偶联反应,其中为国家或行业标准方法(或与标准方法等效)的是采用重氮-偶联反应,使生成红紫色染料。该方法灵敏、选择性强。所用重氮和偶联试剂种类较多,最常用的,前者为对氨基苯磺酰胺和对氨基苯磺酸,后者为 N-(1 萘基)-乙二胺和 α-萘胺。

亚硝酸盐在水中可受微生物等作用而很不稳定,在采集后应尽快进行分析,必要时以冷藏抑制微生物的影响。

（一）原理

在磷酸介质中,pH 为 1.8±0.3 时,亚硝酸盐与对氨基苯磺酰胺反应,生成重氮盐,再与 N-(1-萘基)-乙二胺偶联生成红色染料。在 540nm 波长处有最大吸收。

（二）干扰及消除

氯胺、氯、硫代硫酸盐、聚磷酸钠和高铁离子有明显干扰。水样呈碱性(pH≥11)时,可加酚酞溶液为指示剂,滴加磷酸溶液至红色消失。水样有颜色或悬浮物,可加氢氧化铝悬浮液并过滤。

（三）适用范围

本法适用于饮用水、地面水、地下水、生活污水和工业废水中亚硝酸盐的测定。最低检出浓度为 0.003mg/L；测定上限为 0.20mg/L 亚硝酸盐氮。

（四）仪器

分光光度计。

（五）试剂

实验用水均为不含亚硝酸盐的水。

1. 无亚硝酸盐的水　于蒸馏水中加入少许高锰酸钾晶体，使呈红色，再加氢氧化钡（或氢氧化钙）使呈碱性。置全玻璃蒸馏器中蒸馏，弃去 50ml 初馏液，收集中间约 70% 不含锰的馏出液。亦可于每升蒸馏水中加 1ml 浓硫酸和 0.2ml 硫酸锰溶液（每 100ml 水中含 36.4g $MnSO_4 \cdot H_2O$），加入 1~3ml 0.04% 高锰酸钾溶液至呈红色，重蒸馏。

2. 磷酸　比重为 1.70g/ml。

3. 显色剂　于 500ml 烧杯内，置于 250ml 水和 50ml 磷酸，加入 20.0g 对氨基苯磺酰胺。再将 1.00g N-(1-萘基)-乙二胺二盐酸盐溶于上述溶液中，转移至 500ml 容量瓶中，用水稀释至标线，混匀。此溶液贮于棕色瓶中，保存在 2~5℃，至少可稳定 1 个月。

注意：本试剂有毒性，避免与皮肤接触或吸入体内。

4. 硝酸盐氮标准贮备液　称取 1.232g 亚硝酸钠（$NaNO_2$），溶于 150ml 水中，转移至 1000ml 容量瓶中，用水稀释至标线。每毫升含约 0.25mg 亚硝酸盐氮。

本溶液贮于棕色瓶中，加入 1ml 三氯甲烷，保存在 2~5℃，至少稳定 1 个月。贮备液的标定如下：

(1) 在 300ml 具塞锥形瓶中，移入 50.00ml 0.050mol/L 高锰酸钾溶液，5ml 浓硫酸，用 50ml 无分度吸管，使下端插入高锰酸钾溶液液面下，加入 50.00ml 亚硝酸钠标准贮备液，轻轻摇匀，置于水浴上加热至 70~80℃，按每次 10.00ml 的量加入足够的草酸钠标准溶液，使红色褪去并过量，记录草酸钠标准溶液用量（V_2）。然后用高锰酸钾标准溶液滴定过量草酸钠至溶液呈微红色，记录高锰酸钾标准溶液总量（V_1）。

(2) 再以 50ml 水代替亚硝酸盐氮标准贮备液，如上操作，用草酸钠标准溶液标定高锰酸钾溶液的浓度（C_1）。按下式计算高锰酸钾标准溶液浓度：

$$C_1(1/5KMnO_4) = \frac{0.0500 \times V_4}{V_3}$$

按下式计算亚硝酸盐氮标准贮备液的浓度：

$$亚硝酸盐氮(N, mg/L) = \frac{(V_1C_1 - 0.0500 \times V_2) \times 7.00 \times 1000}{50.00} = 140V_1C_1 - 7.00 \times V_2$$

式中：C_1—经标定的高锰酸钾标准溶液浓度（mol/L）；

$\quad\quad$ V_1—滴定亚硝酸盐氮标准贮备液时，加入高锰酸钾标准溶液总量（ml）；

$\quad\quad$ V_2—滴定亚硝酸盐氮标准贮备液时，加入草酸钠标准溶液总量（ml）；

$\quad\quad$ V_3—滴定水时，加入高锰酸钾标准溶液总量（ml）；

$\quad\quad$ V_4—滴定空白时，加入草酸钠标准溶液总量（ml）；

$\quad\quad$ 7.00—亚硝酸盐氮（1/2N）的摩尔质量（g/mol）；

$\quad\quad$ 50.00—亚硝酸盐标准贮备液取用量（ml）；

$\quad\quad$ 0.0500—草酸钠标准溶液浓度（$1/2\ Na_2C_2O_4$，mol/L）。

5. 亚硝酸盐氮标准中间液 分取适量亚硝酸盐标准贮备液（使含 12.5mg 亚硝酸盐氮），置于 250ml 容量瓶中，用水稀释至标线。此溶液每毫升含 50.0μg 亚硝酸盐氮。

中间液贮于棕色瓶中，保存在 2~5℃，可稳定 1 周。

6. 亚硝酸盐氮标准使用液 取 10.00ml 亚硝酸盐标准中间液，置于 500ml 容量瓶中，用水稀释至标线。每毫升含 1.00μg 亚硝酸盐氮。

此溶液使用时，当天配制。

7. 氢氧化铝悬浮液 溶解 125g 硫酸铝钾［$KAl(SO_4)_2 \cdot 12H_2O$］或硫酸铝铵［$NH_4Al(SO_4)_2 \cdot 12H_2O$］于 1000ml 量筒内，加热至 60℃，在不断地搅拌下，缓缓加入 55ml 浓氨水，放置 1 小时后，移入 1000ml 量筒内，用水反复洗涤沉淀，最后至洗涤液中不含亚硝酸盐为止。澄清后，把上清液尽量全部倾出，只留稠的悬浮物，最后加入 100ml 水，使用前应振荡均匀。

8. 高锰酸钾标准溶液（1/5 $KMnO_4$，0.050mol/L） 溶解 1.6g 高锰酸钾于 1200ml 水中，煮沸 0.5~1 小时，使体积减少到 1000ml 左右，放置过夜。用 G-3 号玻璃砂芯滤器过滤后，滤液贮存于棕色试剂瓶中避光保存，按上述方法标定。

9. 草酸钠标准溶液（1/2 $Na_2C_2O_4$，0.0500mol/L） 溶解经 105℃烘干 2 小时的优级纯无水草酸钠 3.350g 于 750ml 水中，移入 1000ml 容量瓶中，稀释至标线。

（六）步骤

1. 校准曲线的绘制 在一组 6 支 50ml 比色管中，分别加入 0、1.00、3.00、5.00、7.00 和 10.00 亚硝酸盐标准使用液，用水稀释至标线。加入 1.0ml 显色剂，密塞，混匀。静置 20 分钟后，在 2 小时以内，于波长 540nm 处，用光程长 10mm 的比色皿，以水为参比，测量吸光度。从测得的吸光度，减去零浓度空白管的吸光度后，获得校正吸光度，绘制以氮含量（μg）对校正吸光度的校准曲线。

2. 水样的测定 当水样 pH≥11 时，可加入 1 滴酚酞指示液，边搅拌边逐滴加入（1∶9）磷酸溶液，至红色刚消失。

水样如有颜色和悬浮物，可向每 100ml 水中加入 2ml 氢氧化铝悬浮液，搅拌，静置，过滤，弃去 25ml 初滤液。

分取经预处理的水样于 50ml 比色管中（如含量较高，则分取适量，用水稀释至标线），加1.0ml 显色剂，然后按校准曲线绘制的相同步骤操作，测量吸光度。经空白校正后，从校准曲线上查得亚硝酸盐氮量。

3. 空白试验　用实验用水代替水样，按相同步骤进行全程测定。

（七）计算

$$亚硝酸盐氮(N, mg/L) = \frac{m}{V}$$

式中：m—由水样测得的校正吸光度，从校准曲线查得亚硝酸盐氮的含量（μg）；

　　　　V—水样的体积（ml）。

（八）精密度与准确度

三个实验室分析含 0.0257～0.0816mg/L 亚硝酸盐氮的加标水样。单个实验室的相对标准偏差不超过 9.3%，加标回收率为 90%～114%。

五个实验室分析含 0.083～0.18mg/L 亚硝酸盐氮加标水样，单个实验室的相对标准偏差不超过 2.8%，加标回收率为 96%～102%。

（九）注意事项

1. 如水样经预处理后，还有颜色时，则分取两份体积相同的经预处理的水样，一份加 1.0ml 显色剂，另一份改加 1ml（1：9）磷酸溶液。由加显色剂的水样测得的吸光度，减去空白试验测得的吸光度，再减去改加磷酸溶液的水样所测得的吸光度后，获得校正吸光度，以进行色度校正。

2. 显色试剂除以混合液加入外，亦可分别配制和依次加入，具体方法如下：

（1）对氨基苯磺酰胺溶液：称取 5g 对氨基苯磺酰胺，溶于 50ml 浓盐酸和约 350ml 水的混合液中，稀释至 500ml。此溶液稳定。

（2）N-(1-萘基)-乙二胺二盐酸盐溶液：称取 500mg N-(1-萘基)-乙二胺二盐酸盐溶于 500ml 水中，贮于棕色瓶中，置冰箱中保存。当色泽明显加深时，应重新配制，如有沉淀，则过滤。

于 50ml 水样（或标准管）中，加入 1.0ml 对氨基苯磺酰胺溶液，混匀。放置 2～8 分钟，加1.0ml N-(1-萘基)-乙二胺二盐酸盐溶液，混匀。放置 10 分钟后，在 543nm 波长，测量吸光度。

四、水中硝酸盐氮的测定（酚二磺酸光度法）

水中硝酸盐是在有氧环境下，各种形态的含氮化合物中最稳定的氮化合物，亦是含氮有机物经无机作用最终阶段的分解产物。亚硝酸盐可经氧化而生成硝酸盐，硝酸盐在无氧环境中，亦可受微生物的作用而还原为亚硝酸盐。

水中硝酸盐的测定方法颇多，常用的有酚二磺酸光度法、镉柱还原法、戴氏合金还原法，离子色谱法、紫外线法和电极法等。其中为国家或行业标准方法(或与标准方法等效)的是酚二磺酸光度法。

酚二磺酸法测量范围较宽,显色稳定。镉柱还原法适用于测定水中低含量的硝酸盐。戴氏合金还原法对严重污染并带深色的水样最为适用。离子色谱法需有专用仪器,但可同时和其他阴离子联合测定。紫外线法和电极法常作为筛选法。

水样采集后应及时进行测定。必要时,应加硫酸使 pH<2,保存在4℃以下,在24小时内进行测定。

(一) 原理

硝酸盐在无水情况下与酚二磺酸反应,生成硝基二磺酸酚,在碱性溶液中生成黄色化合物,进行定量测定。

(二) 仪器

1. 分光光度计

2. 瓷蒸发皿　75~100ml。

(三) 试剂

实验用水应为无硝酸盐水。

1. 酚二磺酸　称取25g苯酚(C_6H_5OH)置于500ml锥形瓶中,加150ml浓硫酸使之溶解,再加75ml发烟硫酸[含13%三氧化硫(SO_3)],充分混合。瓶口插一小漏斗,小心置瓶于沸水浴中加热2小时,得淡棕色稠液,贮于棕色瓶中,密闭保存。

注:(1)当苯酚色泽变深时,应进行蒸馏精制。

(2)无发烟硫酸时,亦可用浓硫酸代替,但应增加在沸水浴中加热的时间至6小时。制得的试剂尤应注意防止吸收空气中的水分,以免随着硫酸浓度的降低,影响硝基化反应的进行,使测定结果偏低。

2. 氨水

3. 硝酸盐标准贮备液　称取0.7218g经105~110℃干燥2小时的硝酸钾(KNO_3)溶于水,移入1000ml容量瓶中,稀释至标线,混匀。加2ml三氯甲烷作保存剂,至少可稳定6个月。每ml该标准贮备液含0.100mg硝酸盐氮。

4. 硝酸标准使用液　吸取50.0ml硝酸盐标准贮备液,置蒸发皿内,加0.1mol/L氢氧化钠溶液使调至pH为8,在水浴上蒸干。加2ml酚二磺酸,用玻棒研磨蒸发皿内壁,使残渣与试剂充分接触;放置片刻,重复研磨一次,放置10分钟,加入少量水,移入500ml容量瓶中,稀释至标线,混匀。贮于棕色瓶中,此溶液至少稳定6个月。每ml该标准时用液含0.010mg硝酸盐氮。

注:本标准溶液应同时制备两份,用以检查硝化完全与否。如发现浓度存在差异时,应重新吸取标准贮备液进行制备。

5. 硫酸银溶液　称取 4.397g 硫酸银（Ag_2SO_4）溶于水,移至 1000ml 容量瓶中,用水稀释至标线。1.00ml 此溶液可去除 1.00mg 氯离子（Cl^-）。

6. 氢氧化铝悬浮液　参见亚硝酸盐氮试剂 7。

7. 高锰酸钾溶液　称取 3.16g 高锰酸钾溶于水,稀释至 1L。

（四）步骤

1. 校准曲线的绘制　于一组 50ml 比色管中,用分度吸管加入硝酸盐氮标准使用液,加水至约 40ml,加 3ml 氨水使呈碱性,稀释至标线,混匀。在波长 410nm 处,按下表选比色皿,以水为参比,测量吸光度。

由测得的吸光度值减去零管的吸光度值,分别绘制不同比色皿光程长的吸光度对硝酸盐氮含量（mg）的校准曲线。

校准系列中所用标准使用液体积

标准溶液体积（ml）	硝酸盐氮含量（mg）	比色皿光程长（mm）
0	0	10 或 30
0.10	0.001	30
0.30	0.003	30
0.50	0.005	30
0.70	0.007	30
1.00	0.010	10 或 30
3.00	0.030	10
5.00	0.050	10
7.00	0.070	10
10.0	0.10	10

2. 水样的测定　水样浑浊带色时,可取 100ml 水样于具塞量筒中,加入 2ml 氢氧化铝悬浮液,密闭振摇,静置数分钟后,过滤,弃去 20ml 初滤液。

氯离子的去除:取 100ml 水样移入具塞量筒中,根据已测定的氯离子含量,加入相当量的硫酸银溶液,充分混合。在暗处放置 0.5 小时,使氯化银沉淀凝聚,然后用慢速滤纸过滤,弃去 20ml 初滤液。

注:(1)如不能获得澄清滤液,可将已加硫酸银溶液的试样,在近 80℃ 的水浴中加热,并用力振摇,使沉淀充分凝聚,冷却后再进行过滤。

(2)如同时需去除带色物质,则可再加入硫酸银溶液并混匀后,再加入 2ml 氢氧化铝悬浮液,充分振摇,放置片刻待沉淀后,过滤。

亚硝酸盐的干扰:当亚硝酸盐氮的含量超过 0.2mg/L 时,可取 100ml 水样,加 1ml 0.5mol/L

硫酸,混匀后,滴加高锰酸钾溶液至淡红色保持15分钟不褪色为止,使亚硝酸盐氧化为硝酸盐,最后从硝酸盐氮测定结果中减去亚硝酸盐氮量。

测定:取50.0ml经预处理的水样于蒸发皿中,用pH试纸检查,必要时用0.5mol/L硫酸或0.1mol/L氢氧化钠溶液调节至微碱性(pH=8),置水浴上蒸干,加1.0ml酚二磺酸,用玻璃棒研磨,使试剂与蒸发皿内残渣充分接触,放置片刻,再研磨一次,放置10分钟,加水约10ml。

再搅拌下加入3~4ml氨水,使溶液呈现最深的颜色。如有沉淀,则过滤。将溶液移入50ml比色皿中,稀释至标线,混匀。于波长410nm处,选用10mm或30mm比色皿,以水为参比,测量吸光度。

注:如吸光度值超出校准曲线范围,可将显色溶液用水进行定量稀释,然后再测量吸光度,计算时乘以稀释倍数。

3. 空白试验 以水代替水样,按相同步骤,进行全程序空白测定。

(五)计算

$$硝酸盐氮(N, mg/L) = \frac{m}{V} \times 1000$$

式中:m—从校准曲线上查得的硝酸盐氮量(mg);

V—分取水样体积(ml)。

经去除氯离子的水样,按下式计算:

$$硝酸盐氮(N, mg/L) = \frac{m}{V} \times 1000 \times \frac{V_1 + V_2}{V_1}$$

式中:V_1—水样体积量(ml);

V_2—硫酸银溶液加入量(ml)。

(六)干扰

水中含氯化物、亚硝酸盐、铵盐、有机物和碳酸盐时,可产生干扰。含此类物质时,应作适当的前处理。

(七)适用范围

本法适用于测定饮用水、地下水和清洁地面水中的硝酸盐氮。最低检出浓度为0.02mg/L;测定上限为2.0mg/L。

(八)精密度和准确度

五个实验室分析含1.20mg/L硝酸盐氮的统一分发标准样,实验室内相对标准偏差为5.4%;实验室间总相对标准偏差为9.4%;相对误差-6.7%。

（夏 涛 杨克敌）

生化需氧量的测定

生活污水与工业废水中含有大量的有机污染物。在水体中分解这些有机污染物时需要消耗大量溶解氧,从而破坏水体中氧的平衡,溶解氧下降使水质恶化,造成鱼类及其他水生生物的死亡。

水体中所含有的有机物成分复杂,难以一一测定其成分。实际工作中,人们通常利用水中有机物在一定条件下被分解所消耗的氧来间接反映水体中有机物的含量,生化需氧量即属于这类的指标之一。

检测水中有机物的生化需氧量有稀释接种法和微生物传感器快速测定法,上述两种方法分别与 GB 7488—87 或 HJ/T 86—2002 等效。

测定生化需氧量的水样,采集时应注意充满并封于瓶中,在 0~4℃下保存。一般应在 6 小时内进行分析。若需要进行长距离转运,在任何情况下,储存时间不应超过 24 小时。

一、稀释接种法

(一) 原理

生化需氧量(biochemical oxygen demand,BOD)作为水质有机污染综合指标之一,是指水中有机物在需氧微生物(主要是需氧及兼性厌氧细菌)的作用下,进行氧化分解过程中所消耗水中溶解氧的量(即水中需氧微生物的生长繁殖或呼吸作用所消耗的氧量);同时,也包括了如氧化硫、亚铁盐等还原性无机物所耗的氧量,这一部分通常仅占很小比例。生化需氧过程的发生需具备以下条件:需氧微生物的存在,有足够的溶解氧和具备适合微生物利用的营养物——有机物等。

在实际工作中,常以 20±1℃培养 5 日后,1L 水中溶解氧减少的量(mg/L)来表示,称五日 20℃生化需氧量,记为 BOD_5^{20}。它是一种间接表示有机物污染水体程度的指标。

取水样两份,一份测定当时的溶解氧量,另一份置于 20℃恒温箱内培养 5 日,再测定溶解氧含量,两者溶解氧的差值即 BOD_5^{20} 值。由于多数水样中含有较多的需氧物质,其需氧量往往超过水中可利用的溶解氧。因此,在培养前需对水样进行稀释,使其中含有足够的溶解氧,以满足五日生化需氧量的要求。

溶解氧的测定常用碘量法,其原理是:于水中加入硫酸锰溶液和碱性碘化钾溶液,生成氢氧化锰肉色沉淀,氢氧化锰极不稳定,迅速被水中溶解氧氧化为锰酸或锰酸锰。然后加入浓硫酸,使高价锰与碘化钾反应而析出碘。最后用硫代硫酸钠标准溶液滴定析出的碘,即可计算出溶解氧量。化学反应式如下:

(1)$MnSO_4+2NaOH \rightarrow Mn(OH)_2 \downarrow +Na_2SO_4$

(2)$2Mn(OH)_2+O_2 \rightarrow 2H_2MnO_3 \downarrow$(肉色沉淀)

(3)$H_2MnO_3+Mn(OH)_2 \rightarrow MnMnO_3+2H_2O$

(4)$MnMnO_3+3H_2SO_4+2KI \rightarrow 2MnSO_2+I_2+3H_2O+K_2SO_4$

(5)$I_2+2Na_2S_2O_3 \rightarrow 2NaI+Na_2S_4O_6$

(二) 仪器

1. 恒温箱($20 \pm 0 ℃$)

2. 250ml 溶解氧瓶

3. 250ml 碘量瓶

4. 1000ml 量筒

5. 搅拌器和虹吸管

6. 250ml 三角瓶

7. 50ml 酸式和碱式滴定管

8. 吸管(100ml 球形吸管和 10ml 直形吸管等)

9. 20L 大玻璃瓶

(三) 试剂

1. 硫酸锰溶液　称取 480g 分析纯 $MnSO_4 \cdot 4H_2O$(也可用 400g $MnSO_4 \cdot 2H_2O$ 或 $MnCl_2 \cdot 2H_2O$),溶于蒸馏水中,过滤后稀释至 1000ml。

2. 碱性碘化钾溶液　称取 500g 分析纯氢氧化钠,溶于 $300 \sim 400ml$ 水中;称取 150g 分析纯碘化钾(或 135g 碘化钠)溶于 200ml 蒸馏水中;将上述两种溶液合并,加蒸馏水稀释至 1000ml,搅匀,静置 24 小时,使碳酸钠下沉;倾出上层澄清液,盛于带橡皮塞的棕色瓶中。此液在稀释和酸化后,遇淀粉不应呈蓝色。

3. 分析纯浓硫酸　比重 1.84。

4. 0.5%淀粉溶液　称取 0.5g 可溶性淀粉,加 5ml 水调成糊状后,再加入 100ml 沸水和 0.02g 碘化汞(防腐剂),并煮沸 $2 \sim 3$ 分钟,至溶液透明,冷却。临用现配。

5. 0.0250mol/L 硫代硫酸钠标准溶液　称取 25g 硫代硫酸钠($Na_2S_2O_3 \cdot 5H_2O$),溶于 1L 蒸馏水中,加入 0.4g 氢氧化钠以防分解,贮于棕色瓶中,放置一周后进行标定。

标定方法:准确称取经 $105℃$ 干燥 2 小时的分析纯碘酸钾两份,每份约 0.1500g,分别放入

250ml 的碘量瓶中;于每瓶中各加入 100ml 蒸馏水,加热使碘酸钾溶解;再各加碘化钾 3g 和冰醋酸 10ml,置于暗处 5 分钟,用待标定的硫代硫酸钠滴定至溶液呈淡黄色时,加入 0.5% 淀粉溶液 1ml 继续滴定至蓝色刚褪去即为终点,记录用量;硫代硫酸钠溶液的当量浓度可按下式计算:

$$Na_2S_2O_3 \text{溶液的浓度(mol/L)} = \frac{m(KIO_3) \times 1000}{\text{硫代硫酸钠用量(ml)} \times 35.669}$$

式中:m—碘酸钾的质量;

　　　 35.669—碘酸钾的摩尔质量,即($KIO_31/6$)的量。

最后以两份的平均值表示结果。

将经标定过的 0.1000mol/L 硫代硫酸钠溶液用煮沸冷却后的蒸馏水稀释成 0.0250mol/L。

6. 接种水　取生活污水于 20℃放置 24~36 小时,用上层清液。

7. 稀释水　用 20L 大玻璃瓶装入蒸馏水(或河水),每升水中加入下列盐类溶液各 1ml,作为微生物的营养料:

(1)硫酸镁溶液:称取 22.5g 硫酸镁($MgSO_4 \cdot 7H_2O$),溶于 1L 蒸馏水中。

(2)三氯化铁溶液:称取 0.25g 三氯化铁($FeCl_3 \cdot 6H_2O$)溶于 1L 蒸馏水中。

(3)氯化钙溶液:称取 27.5g 氯化钙($CaCl_2$),溶于 1L 蒸馏水中。

(4)磷酸盐缓冲溶液:称取 8.5g 磷酸二氢钾、21.75g 磷酸氢二钾、33.4g 磷酸氢二钠(含 $7H_2O$)和 1.7g 氯化铵,溶于 1L 蒸馏水中。此溶液 pH 约为 7.2。

加入上述营养料后,蒸馏水曝气两天。曝气时可在进气路中安装一个活性碳装置,使导入的空气经过过滤。曝气后应加盖静置,使溶解氧稳定。稀释水的五日生化需氧量应在 0.2mg/L 以下。

8. 0.0050mol/L 草酸溶液　称取 6.3035g 分析纯草酸($H_2C_2O_4 \cdot 2H_2O$),用蒸馏水溶解并稀释至 1L,其浓度为 0.0500mol/L。再用蒸馏水稀释 10 倍,即为 0.0050mol/L 草酸溶液。

9. 0.0020mol/L 高锰酸钾溶液　称取 3.16g 分析纯高锰酸钾,溶于 1L 蒸馏水中,煮沸 10~15 分钟,静置 7~10 天(其浓度约为 0.0200mol/L)。临用时用 0.0500mol/L 草酸标定,然后稀释成 0.0020mol/L。

10. 1:3 硫酸溶液　向 3 份(容积)蒸馏水中徐徐加入比重为 1.84 的浓硫酸 1 份。

（四）方法

1. 稀释水样　较清洁的地面水,水样无需稀释,直接测定其五天前后的溶解氧含量即可。污染较重的水样应根据污染轻重给予不同程度的稀释。一般认为,恰当稀释后的水样,在 20℃ 培养 5 日后,剩余溶解氧至少有 1mg/L 或溶解氧减少 40%~60% 较为合适。为了达到这一要求,通常一份水样需同时做 2~3 个稀释度;同时,事先可用下法估计适宜的稀释倍数:

(1)取适量水样,放入 250ml 三角瓶中,加蒸馏水至 100ml。

（2）加 1：3 硫酸溶液 5ml。

（3）加 0.0020mol/L 高锰酸钾溶液 10ml（V_1）。

（4）加热煮沸 10 分钟，立即准确加入 0.0050mol/L 草酸溶液 10ml，再用 0.0020mol/L 高锰酸钾溶液滴定至微红色为终点，记录用量（V_2）。

（5）按下式计算耗氧量：

$$简略耗氧量（O_2mg/L）= \frac{[(V_1+V_2)-10] \times 0.08 \times 1000}{V}$$

式中：V—最初水样体积；

0.08—高锰酸钾溶液 1ml 相当于氧的毫克数。

如耗氧量为 10mg/L 时，水样可稀释 5、10 和 15 倍。若水样耗氧量较高，也可多稀释几个倍数。

确定稀释倍数后，即可按下法稀释水样，并装入溶解氧瓶内：用虹吸管将所需体积的稀释水移入 1L 量筒内（应将虹吸管插至量筒底部，然后徐徐放出稀释水，开始部分稀释水将溶解氧瓶稍洗一下，弃去，然后放出，随着水位上升，慢慢提起虹吸管，但管口始终在水下面）；将水样小心混匀（注意勿使其产生气泡），仿上述方法，用虹吸管将水样加至 1L 刻度处；用搅拌器（于玻棒一端套上一块比量筒口径略小、厚约 1mm 的圆形橡皮，或将玻璃棒的一端烧成盘香状）在水下面徐徐上下搅动 4~5 次，使充分混匀；用虹吸管将已稀释的水样移入已编号的两个溶解氧瓶内（装瓶时，虹吸管应先插至瓶底，边放水边往上提，直至装满后取出虹吸管，目的是尽量减少水样与空气接触）；然后轻击瓶壁，以驱除可能附在瓶壁上的气泡；最后塞紧瓶塞。此为第一个稀释倍数。

上述 1L 量筒内剩余的水，可供制备第二个稀释倍数使用。例如，4 倍稀释，可用虹吸管放去部分稀释水样，使量筒内保存 250ml；然后仿上法用虹吸管加稀释水至 1 刻度处，用搅拌器混匀后再装入两个溶解氧瓶内。如此连续稀释，即可得不同稀释倍数的样品。

2. 另取已编号的两个溶解氧瓶，用虹吸管装入稀释水，塞紧瓶塞，作为空白。

3. 检查各瓶编号，并从每个稀释倍数中各取 1 瓶（包括空白），用蒸馏水封口（防止空气进入瓶内），放入 20±0℃恒温箱中培养；其余各瓶分别测定其即时溶解氧。

溶解氧的测定方法：加 2ml 硫酸锰或氯化锰溶液于溶解氧瓶内（加试剂时应将吸管的尖端插入水面下）；再按同法加 2ml 碱性碘化钾溶液，盖紧瓶塞，将瓶颠倒数次，此时有棕黄色沉淀形成，放置 1 分钟，再将瓶颠倒数次，使充分混匀；然后加入浓硫酸 2ml（注意安全），盖紧瓶塞，颠倒混匀，放置 5 分钟，使沉淀完全溶解；用 100ml 球形吸管取 100ml 置于 250ml 碘量瓶内，一式两份，立即用 0.0250mol/L 硫代硫酸钠标准溶液滴定至溶液呈淡黄色，加入 0.5%淀粉溶液 1ml，继续滴定至蓝色刚褪去即为终点，记录用量 V_1（ml）；同法再滴定另一份，记录用量 V_2（ml）。按下式计算溶解氧量：

$$溶解氧量(O_2ml/L) = \frac{\left(\dfrac{V_1+V_2}{2}\right)\times 0.0250\times\dfrac{16}{2000}\times 1000\times 1000}{100} = V_1+V_2$$

4. 水样在 20±0℃恒温箱培养过程中,每天应添加封口用的蒸馏水(同时检查一下恒温箱的温度),至培养五天后,取出溶解氧瓶,测定溶解氧含量。

5. 计算

$$五日生化需氧量(O_2ml/L) = \frac{(D_1-D_2)-(B_1-B_2)\times f_1}{f_2}$$

式中:D_1—水样经稀释后即时的溶解氧;

$\qquad D_2$—培养五日末的溶解氧;

$\qquad B_1$—稀释水的即时溶解氧;

$\qquad B_2$—稀释水培养五日末的溶解氧;

$\qquad f_1$—水样中稀释水所占比例;

$\qquad f_2$—水样中样品所占比例。

(五) 注意事项

1. 当水中亚硝酸盐大于 0.1mg/L 时,会使溶解氧测定结果偏高:

$$2I^- + 2NO_2^- + 4H_2 \rightarrow 2H_2O + 2NO + I_2$$

为了清除上述干扰,需于每升稀释水中加入 0.2mol/L 叠氮化钠溶液 3ml:

$$2NaN_3 + H_2SO_4 \rightarrow 2HN_3 + Na_2SO_4$$

$$HNO_2 + HN_3 \rightarrow H_2O + N_2 + N_2O$$

2. 水中含游离酸和碱时,会抑制微生物生长,应先中和。

3. 水中含过量有毒物质,会抑制微生物生长,此时需用稀释水稀释;同时,所用稀释水事先应加接种水,以引入微生物。

4. 水中游离氯大于 0.1ml/L 时,应加硫代硫酸钠脱氯。其用量可按下法确定:取 100ml 水样于锥形瓶中,加入 1ml 浓硫酸和 1ml 10%碘化钾溶液,摇匀,以淀粉作指示剂,用硫代硫酸钠滴定至终点;滴定所消耗的用量即为每 100ml 水样中需加入硫代硫酸钠溶液量。

二、微生物传感器快速测定法

(一) 原理

测定水中 BOD 的微生物传感器是由氧化电极和微生物菌膜构成,其原理是当含有饱和溶解氧的水样进入流通池中与微生物传感器接触,水样中溶解性可生化降解的有机物受到微生物菌膜中菌种的作用,使扩散到氧化电极表面上氧的质量减少。当水样中可生化降解的有机物向菌膜扩散速度(质量)达到恒定时,此时扩散到氧电极表面上氧的质量也达到恒定,因此产生了一个恒定电流。由于恒定电流与水样中可生化降解的有机物浓度的差值与氧的减少量存在定量关系,据此可换算出水样中生物化学需氧量。

本方法适用于测定 BOD 浓度为 2~500mg/L 的水样,当 BOD 较高时可经适当稀释后测定。适用于测定地表水、生活污水、工业废水中的 BOD。

(二) 仪器

使用的玻璃仪器及塑料容器要认真清洗,不能有可生化降解的化合物,操作中应防止污染。

1. BOD 快速测定仪　　按说明书使用并选择测量条件。

2. 微生物菌膜　　微生物菌膜可在室温干燥条件下保存。

3. 微生物菌膜的活化与安装　　将微生物菌膜放入 0.005mol/L 缓冲溶液中活化 48 小时,然后将其安装在微生物传感器上[如果间断测量时间超过 7 天,则应重新更换新的菌膜,按操作步骤(3)中要求进行]。

4. 稀释容器　　容量瓶、吸管、比色管,其容积大小取决于稀释样品的体积。

5. 10L 聚乙烯塑料桶。

(三) 试剂

1. 磷酸盐缓冲溶液(0.5mol/L)　　将 68g 磷酸二氢钾和 71g 磷酸二氢钠溶于蒸馏水中,稀释至 1000ml,备用。

2. 磷酸盐缓冲溶液使用液　　0.005mol/L,用(1)稀释制得。

3. 盐酸(HCl)溶液　　0.5mol/L。

4. 氢氧化钠(NaOH)　　20g/L。

5. 亚硫酸钠(Na$_2$SO$_3$)溶液　　1.575g/L,此溶液不稳定,需当天配制。

6. 葡萄糖-谷氨酸(BOD)标准溶液　　称取在 103℃ 下干燥 1 小时并冷却至室温的无水葡萄糖(C$_6$H$_{12}$O$_6$)和谷氨酸(HOOC-CH$_2$-CH$_2$-CHNH$_2$-COOH)各 1.705g,溶于磷酸盐缓冲溶液(2)中,并用此溶液稀释至 1000ml,混合均匀,即得 2500mg/L 的 BOD 标准溶液。

(四) 步骤

1. 样品的贮存　　样品需充满并密封于瓶中,置于 2~5℃ 下保存,一般应在采样后 6 小时之内进行检验,若需远距离转运,在任何情况下贮存皆不得超过 24 小时。

2. 水样的处理

(1)水样的 pH 超出 5.5~9.0 范围时,可用盐酸或氢氧化钠溶液调节 pH 约为 7,但调节溶液的用量不要超过水样体积的 0.5%。若水样的酸度或碱度很高,可改用高浓度的碱或酸液进行中和。应注意操作中不要带入气泡。

(2)水样浑浊时,可将水样静置澄清 30 分钟,然后取上层非沉降部分进行测定。

（3）从水温较高的水域或废水排放口取得的水样，则应迅速使其冷却至20℃左右，并充分振摇，使与空气中氧分压接近平衡。

（4）从水温较低的水域或富营养化的湖泊中采集的水样，可遇到含有过饱和溶解氧，此时应将水样迅速升温至20℃左右。在水样瓶未充满的情况下，充分振摇，并经常开塞放气，以赶出过饱和的溶解氧。

（5）测定样品中含游离氯或结合氯时，向被测样品中加入相当质量的亚硫酸钠溶液使样品中游离氯或结合氯除去，注意避免亚硫酸钠加过量。

3. 测定

（1）每次测定前应将电极电位洗至相对稳定。

（2）用葡萄糖-谷氨酸（BOD）标准溶液配制成含 BOD 0mg/L、5mg/L、10mg/L 25mg/L、50mg/L 的标准系列，按由低到高的顺序依次进行测量，制备工作曲线（贮存在仪器中）。然后进行被测水样的测定。微处理器根据内存曲线、样品信号，可直接计算出测量结果。

（五）精密度和准确度

四个实验室分析 BOD 含量为 25.3mg/L 和 10.3mg/L 的统一标准溶液，其分析结果如下：

1. 重复性　实验室内相对标准偏差分别为 2.9%、2.6%。

2. 准确度　四个实验室测定浓度为 50.6mg/L 的统一已知 BOD 样品，相对误差为 0.4%。

（六）干扰及消除

1. 当水中的氰化物和亚硫酸根离子超过 20mg/L 和 1000mg/L 以上时，使测定结果产生较大误差。

2. 水样中含 Co^{2+}:10mg/L 以下；Mn^{2+}:5mg 以下；Zn^{2+}:100mg/L 以下；Fe^{2+}:5mg/L 以下；Cu^{2+}:2mg/L 以下；Hg^{2+}:5mg/L 以下；Pb:5mg/L 以下；Cd:5mg/L 以下对本方法测定结果不产生明显的干扰。

3. 对微生物膜内菌种有毒作用的高浓度杀菌剂、农药类、游离氯废水，用本方法测定会产生较大误差，可减少取样量或适当稀释试样以减少这类影响。

（七）注意事项

1. 进样时应避免输液管进入气泡。

2. 勿使其他溶液漏入电极内参比溶液中，以免造成污染。

3. 测量过程中的进样浓度应从低到高，以减少回复到空白电位所需的时间。

4. 关机后再开机至少间隔15秒，否则仪器不能正常工作。

（陈道俊　操基玉）

水中砷的测定

水砷测定常用的方法有二乙氨基二硫代甲酸银法、原子荧光法、氢化物-原子吸收分光光度法及冷原子吸收法等。其中二乙氨基二硫代甲酸银法和原子荧光法均是水质检测的标准方法，本实习指导将介绍这两种方法。

一、二乙氨基二硫代甲酸银比色法

本法最低检测量为 $0.5\mu g$ 砷，若取 50ml 水样，最低检测浓度为 0.01mg/L。

（一）原理

在碘化钾和氯化亚锡存在下，使五价砷还原为三价，三价砷与新生态氢生成砷化氢气体。经醋酸铅棉去除硫化氢干扰后，砷化氢与溶在三乙醇胺-氯仿中的二乙氨基二硫代甲酸银（AgDDC）作用，生成棕红色胶态银，比色定量。反应式为：

1. $H_3AsO_4 + 2KI + 2HCl \longrightarrow H_3AsO_3 + I_2 + 2KCl + H_2O$

   $I_2 + SnCl_2 + 2HCl \longrightarrow 2HI + SnCl_4$

2. $H_3AsO_3 + 3Zn + 6HCl \longrightarrow AsH_3 + 3ZnCl_2 + 3H_2O$

3. $AsH_3 + 6Ag(DDC) \longrightarrow AsAg_3 \cdot 3Ag(DDC) + 3H(DDC)$

   $AsAg_3 + 3Ag(DDC) + 3NR_3 + 3H(DDC) \longrightarrow A_3(DDC)_3 + 6Ag + 3(NR_3H)(DDC)$

式中 NR_3 为三乙醇胺的反应基团。

（二）仪器

1. 砷化氢发生装置。

2. 分光光度计。

3. 电热板。

（三）试剂

1. 1∶1 硫酸。

2. 15%碘化钾（临用时现配）。

3. 40%氯化亚锡　称取 20g 无砷氯化亚锡（$SnCl \cdot 2H_2O$），溶于 25ml 浓盐酸，加蒸馏水至

50ml,投入数粒金属锡粒,贮于棕色瓶中。

4. 无砷锌粒。

5. 醋酸铅棉花　将脱脂棉浸于10%醋酸铅溶液中,2小时后取出,使其自然干燥。

6. 二乙氨基二硫代甲酸银-三乙醇胺-氯仿溶液　称取0.25g二乙氨基二硫代甲酸银,研碎后用少量氯仿溶解,加入1.0ml三乙醇胺,再用氯仿稀释至100ml,用力振荡使其溶解。暗处静置24小时后,用定性滤纸过滤至棕色瓶中,冰箱4℃保存。

7. 砷标准溶液　将三氧化二砷在硅胶上预先干燥恒重,准确称取0.6600g三氧化二砷,溶于5ml 20%氢氧化钠溶液中,用酚酞作指示剂,以1mol/L硫酸溶液中和至中性后,再加入15ml 1mol/L硫酸,最后用蒸馏水稀释到500ml。此溶液为1.0mg/ml砷标准贮备液。临用时稀释1000倍,成为1.0μg/ml砷的标准溶液。

（四）方法

1. 洁净的水样可直接测定,污染严重的水样须按下列方法消解:取适量水样,使含砷量为1~20μg,置于长颈烧杯中。加入3ml浓盐酸及5ml浓硝酸,蒸沸消解至产生白色烟雾。如果此时溶液不清澈透明,再加5ml浓硝酸,继续加热至产生白色烟雾。冷却后,小心加入25ml蒸馏水,煮沸至产生大量白色烟雾为止。冷却后,加少量蒸馏水稀释,将烧瓶内溶液转移至50ml容量瓶中,用蒸馏水洗涤烧瓶,合并洗液于容量瓶中,加蒸馏水至刻度,摇匀供测定。

2. 取50ml澄清水样或经过消解的水样,置于150ml锥形瓶中(图实8-1)。

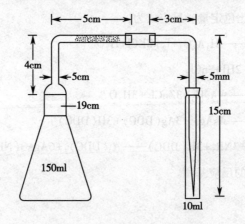

图实8-1　砷化氢发生瓶及吸收管

3. 另取150ml锥形瓶8个,分别加入1.00μg/ml砷标准溶液0.00,0.50,1.00,2.00,4.00,6.00,8.00,10.00ml,再各加蒸馏水至50ml。

4. 水样和标准溶液中,各加入1:1硫酸4ml,15%碘化钾2.5ml,混合,再加入40%氯化亚锡2ml混匀,放置15分钟。

5. 砷化氢发生装置的导气管中,塞入约2cm长的一段醋酸铅棉,松紧要适度。

6. 称取锌粒若干份,每份3g,分别包装,备用。

7. 在各吸收管中加入5.0ml二乙氨基二硫代甲酸银-三乙醇胺-氯仿溶液,插入导气管。迅速向各个150ml锥形瓶中倾入锌粒3g,立即塞紧瓶塞,勿使漏气。反应1小时,最后用氯仿将吸收液体积补充至5.0ml。在1小时内比色定量。

8. 用分光光度计,515nm波长,1cm比色杯,测定吸光度。

9. 绘制标准曲线,查出样品相当于标准的砷含量(μg)。

(五) 计算

1. 计算方法　砷的质量浓度$C(mg/L)$由下式计算:

$$C = \frac{M}{V}$$

式中:C—水样中砷(As)的质量浓度,mg/L;

　　　M—校准曲线查得的样品中砷含量,μg;

　　　V—水样体积,ml。

2. 结果表示

(1)取平行测定结果的算术平均值为测定结果。

(2)报告砷的含量。根据有效数字的规则,结果以二位或三位有效数字表示。

3. 精密度和准确度　7个实验室分析砷质量浓度为0.100mg/L的统一分发标准溶液结果如下:

(1)重现性:实验室内相对标准偏差为2%。

(2)再现性:实验室间相对标准偏差为3%。

(3)准确度:相对误差为±1%。

(六) 注意事项

1. 本法适用于测定生活饮用水、水源水及其废水中总砷的含量;用本方法测定的水样,推荐保存的方法为加硫酸调pH<2,可保存6个月。

2. 如样品中硫酸浓度过高,当加入氯化亚锡和碘化钾时,将生成朱红色磷片状锡的碘化物沉淀。遇此情况,可稍加水稀释,以降低酸浓度,待沉淀复溶后,再继续测定。

3. 砷测定时,水中其他离子的干扰,主要有两个方面:一是产生与砷化氢相似的还原性气体,如硫化氢、锑化氢等,它们可与银盐生成红色络合物,影响测定结果。因而,要求水中锑的质量浓度不得超过0.1mg/L;二是某些重金属离子妨碍砷化氢的正常发生,从而使结果偏低,例如钴、镍、汞、银、铂、铬、钼、铅。但一般情况下,水中这些离子含量较低,不会产生明显的干扰。

4. 本法最低检出限为0.01mg/L。含砷量低于0.01mg/L的水样,可按下述方法处理。

(1)水样1L,加3ml硝酸,滴加0.3%高锰酸钾溶液,并煮沸使保持红色不褪。

(2)滴加少量过氧化氢,使红色褪去以还原过量的高锰酸钾;加1.0ml 5%氯化亚铁(氯化亚铁

5g,1∶1 盐酸 10ml,加水到 100ml),保持溶液温度在 80℃左右,加数滴邻甲酚紫指示剂,再加入 1∶2 氨水并搅拌,使呈紫色。砷与氢氧化铁共沉淀(pH 9~10 为适宜条件)。

(3)用滤纸过滤,收集沉淀,用少量温热的 1∶2 盐酸溶解滤纸上的沉淀,用热水洗净滤纸。收集溶解液及洗液于 150ml 锥形瓶中。以后步骤同上。

二、原子荧光法

(一)原理

在酸性条件下,用还原剂将被测元素还原形成气态氢化物与样品分离,由惰性载气(通常为氩气)将气态氢化物载入石英原子化器受热分解为原子态砷,在特制砷空心阴极灯发射光的照射下,基态砷原子被激发至高能态,发射出特征波长的荧光,其荧光强度在一定浓度范围内与砷含量成正比,通过检测原子荧光强度分析样品含量。本法最低检出限为:0.0374ng/ml。

(二)试剂

本方法所用试剂纯度为优级纯,测定用水为去离子水。

1. KBH_4(2%)+KOH(0.2%)溶液   称 20g KBH_4、2g KOH 溶于纯水中,定容至 1000ml。

2. 载流   10%HCL 溶液:取 100ml 优级纯盐酸定容至 1000ml。

3. 硫脲+抗坏血酸溶液   硫脲研磨后,称取 5g 加热溶解,待冷却后,加入 5g 抗坏血酸,定容至 100ml,临用现配。

4. 砷标准储备溶液   国家标准物质研究中心的砷单元素标准溶液,标准值为 100μg/L。

5. 砷标准使用液   取 5ml 砷标准储备液,用纯水定容至 500ml,浓度为 1.0μg/L,再取 1.0μg/l 溶液 10ml 定容至 100ml,此溶液为砷标准使用液,浓度为 0.1μg/L。

(三)仪器

1. 原子荧光光度计。

2. 编码砷空心阴极灯,编程断续流动进样装置。

(四)分析步骤

1. 绘制标准曲线   按照下列步骤制备标准系列和绘制标准曲线。

管号	0	1	2	3	4	5	6
标准溶液(ml)	0	0.5	1.0	2.5	5.0	7.0	9.0
纯水(ml)	25	24.5	24.0	22.5	20.0	18.0	16.0
As 含量(μg)	0	0.05	0.1	0.25	0.5	0.7	0.9

2. 测定   取待测水样 25ml。分别向样品、空白及标准液管中加入 5.0ml 硫脲+抗坏血酸液,加入 5.0ml 浓盐酸混匀,上机测定。

3. 仪器条件* 标准曲线及样品测定条件见下表。

元素	灯电流	光电倍增管负高压	原子化器高度	原子化器温度	载气流量	屏蔽气流量
As	60mA	300V	8mm	200℃	400ml/min	800ml/min

*:依不同型号仪器可选择最佳条件

测量方式为标准曲线法;读数方式:峰面积;延迟时间 1 秒;读数时间 10 秒;标准或样品加入体积 0.5ml;断续流动程序:

STEP	TIME	PUMP1(rmp)	PUMP2(rmp)	READ
1	10	80	80	NO
2	16	100	100	YES

4. 测定　按设定好仪器的最佳条件,将炉温定在 200℃,稳定 30 分钟后开始测量,连续测定空白稳定后,确定空白值;然后测定系列,绘制标准曲线;最后测样品空白、样品,测定结束后,可将测定结果打印出来。

(五) 注意事项

1. 仪器条件对测定结果的影响

(1)光电倍增管负高压;随负高压的增大,信号强度增大,但噪音也相应增大,负高压过高、过低时信号强度都不稳定。

(2)灯电流:随灯电流的增加,荧光强度增大,灯电流低时,荧光强度值低且不稳定,灯电流过高则影响灯的寿命。

(3)炉高:随着原子化器高度的降低,荧光强度增大,但原子化器过低时,噪音过大,对测定结果影响较大,一般选 7~9mm 合适。

(4)载气、屏蔽气:载气、屏蔽气过大,相当于稀释测定液的浓度,使荧光强度减少,过小时,则氢氩焰不稳定。

2. 硼氢化钾浓度对测定结果的影响　硼氢化钾浓度过低时,还原能力不够,荧光强度低。随着硼氢化钾浓度值的增大,荧光强度逐渐增大;当硼氢化钾浓度在 1.5%~2.5%时,荧光强度基本恒定。

3. 不同种类的酸及酸度的影响　不同反应酸的种类与浓度对测定结果影响不大,其中盐酸的响应较好,且含砷量较少;载液的酸度对测量影响不明显,随着酸度的降低,荧光强度略有增大,为了与前处理酸度相一致,应选 10%的盐酸作介质。

4. 共存离子的干扰　在砷的测定中,其干扰情况是 6 倍的 Sb;20 倍的 Pb;30 倍的 Sn;200 倍的 Cu;200 倍的 Zn 对 As(Ⅲ)测定无干扰(±10%),为使砷预还原为三价,溶液中加入少量的硫脲和抗坏血酸;另外加入硫脲和 EDTA 也可消除砷锑之间以及大多数共存元素的干扰。

(黄　辉　崔留欣)

水中氟化物的测定(离子选择电极法)

水中氟化物的测定一般分为电极法和光度法两种。电极法操作简便快速、性能稳定、色度和浊度均不影响结果。锆盐-茜素法、对磺基苯偶氮变色酸锆法、硝酸镧-氟试剂法均属光度法,受试验条件影响较大已逐步淘汰。本实习采用离子选择电极法,其最低检测量为 $2\mu g$;若取 10ml 水样,则最低检测浓度为 0.2mg/L;测定上限可达 1900mg/L。

(一)原理

氟化镧单晶对氟化物离子有选择性,在氟化镧电极膜两侧的不同浓度氟溶液之间存在电位差,这种电位差通常称为膜电位。膜电位的大小与氟化物溶液的离子活度有关。氟电极与饱和甘汞电极组成一对原电池,利用电动势与离子活度负对数值的线性关系直接求出水样中氟离子浓度。

(二)仪器

1. 氟离子选择电极和饱和甘汞电极。

2. 离子活度计、毫伏计或精密酸度计。

3. 电磁搅拌器。

(三)试剂

1. 冰乙酸

2. 10mol/L 氢氧化钠溶液   称取 40g 氢氧化钠,溶于去离子水中并稀释至 100ml。

3. (1:1)盐酸溶液   将盐酸与去离子水等体积混合。

4. 离子强度缓冲液 I   称取 348.2g 柠檬酸三钠($Na_3C_6H_5O_7 \cdot 5H_2O$),溶于去离子水中。用 1:1 盐酸溶液调节 pH 为 6 后,用去离子水稀释至 1000ml。

5. 离子强度缓冲液 II   称取 58g 氯化钠(NaCl),3.48g 柠檬酸三钠($Na_3C_6H_5O_7 \cdot 5H_2O$),和 57ml 冰乙酸,溶于去离子水中,用 10mol/L 氢氧化钠溶液调节 pH 为 5.0~5.5 后,用去离子水稀释至 1000ml。

6. 50.000mmol/L 氟化物标准贮备液(950mg/L)   称取经 105℃ 干燥 2 小时后,置于干燥器内冷却的氟化钠(NaF)0.2100g,溶解于去离子水中,并稀释定容至 100ml,摇匀。贮存于聚乙烯瓶中。

7. 0.5000mmol/L 氟化物标准使用溶液（9.5mg/L）　吸取氟化物标准贮备液 5.00ml，于 500ml 容量瓶中用去离子水稀释到刻度，摇匀。

（四）方法

1. 标准曲线法

（1）吸取 10ml 水样于 25ml 容量瓶中。若水样总离子强度过高，应取适量水样稀释到 10ml。

（2）分别吸取氟化物标准应用液 0.20、0.40、0.60、1.00、2.00、3.00ml 于 25ml 容量瓶中，此系列浓度分别为 0.004000、0.008000、0.012000、0.02000、0.04000、0.06000mol/L（以 F^- 计），其标准系列 $-\lg C_F$- 分别为 2.40、2.10、1.92、1.70、1.40、1.22。

（3）以上样品和标准分别加入 10ml 离子强度缓冲液（水样中干扰物质较多时用离子强度缓冲液 I，较清洁水样用离子强度缓冲液 II，标准与水样相同），用去离子水稀释至刻度，混匀转入小烧杯中放入磁芯搅拌棒，插入氟离子电极与饱和甘汞电极，在搅拌下依次由低浓度至高浓度读取平衡电位值（指每分钟电位值改变小于 0.5mV，当氟化物浓度甚低时约需 5 分钟以上）。

（4）以电位值（mV）为纵坐标，$-\lg C_F$- 为横坐标，绘制标准曲线。在标准曲线上查得水样中氟化物的摩尔浓度。标准溶液系列与水样的测定温度应保持一致。

2. 标准加入法

（1）吸取 25ml 水样于 50ml 容量瓶中，加入 10ml 离子强度缓冲液（干扰物质较多的水样加缓冲液 I，洁净水样加离子强度缓冲液 II），用去离子水稀释至刻度。以下步骤同标准曲线法操作，读取平衡电位值（E_1,mV）。

（2）于水样中加入一小体积（小于 0.05ml）的氟化物标准贮备液，在搅拌下读取平衡电位值（E_2,mV），E_1 与 E_2 应相差 30~40mV。

3. 计算

（1）标准曲线法：氟化物浓度（F^-,mol/L）可直接在标准曲线上查得，再乘以 19 即为 mg/L。

（2）标准加入法

$$\rho(F^{-1}) = \frac{\dfrac{\rho_1 \times V_1}{V_2}}{\log^{-1}\left(\dfrac{E_2 - E_1}{k}\right) - 1}$$

式中：$\rho(F^-)$—水样中氟化物（F^-）的质量浓度，mg/L；

ρ_1—加入标准贮备溶液的质量浓度，mg/L；

V_1—加入标准贮备溶液的体积，ml；

V_2—水样体积，ml；

k—测定水样的温度 t℃时的斜率，其值为 0.1985（273+t℃）。

（五）注意事项

1. 本方法适用范围较宽,用于测定地面水、地下水和工业废水中的氟化物。水样有颜色,浑浊及干扰物质较多的水样均不影响测定。

2. 温度影响电极的电位和样品的离解,须使待测样品与标准溶液的温度相同,并注意调节仪器的温度补偿装置,使之与溶液的温度一致。每日要测定电极的实际斜率。

3. 本方法测定的是游离氟离子浓度,某些高价阳离子(例如三价铁、铝和四价硅)及氢离子能与氟离子络合而有干扰,所产生的干扰程度取决于络合离子的种类和浓度、氟化物的浓度及溶液的 pH 等。氟电极工作时氢氧根离子的浓度大于氟离子的浓度时,则产生明显干扰。故推荐测定的 pH 应为 5~6。

氟电极受氟硼酸盐离子影响,如果水样含有氟硼酸盐或者污染严重,则应先进行蒸馏。

通常,加入总离子强度调节剂以保持溶液中总离子强度及络合干扰离子,保持溶液适当的 pH,就可以直接测定。

4. 当氟电极与含氟试剂接触时,电池的电动势 E 随溶液中氟离子活度变化而改变(遵守 Nernst 方程),当溶液的总离子强度为定值且足够时服从关系式:

$$E = E_0 - \frac{2.303RT}{F} Log C_{F^-}{}^*$$

E 与 $Log C_{F^-}$ 成直线关系,2.303RT/F 为该直线的斜率,亦为电极的斜率。

工作电池可表示如下:

Ag｜AgCl,Cl⁻(0.3mol/L),F⁻(0.001mol/L)｜LaF₃‖试剂‖外参比电极。

* 待测氟离子浓度 $C_{F^-} < 10^{-2}$mol/L 时,活度系数为 1,可以用 C_{F^-} 代替其活度 aF^-。

5. 不得用手指触摸电极的膜表面,为了保护电极,试样中氟的测定浓度最好不要大于 40mg/L。

6. 不要使电极表面附着气泡,影响测定的准确度。

7. 搅拌速度应适中、稳定,不要形成涡流,测定过程中应连续搅拌。

8. 如果电极的膜表面被有机物等污染,必须先清洗干净后才能使用。清洗可用甲醇、丙酮等有机试剂,亦可用洗涤剂。例如,可先将电极浸入温热的稀洗涤剂(1 份洗涤剂加 9 份水),保持 3~5 分钟,必要时,可再放入另一份稀洗涤剂中。然后用水冲洗,再在 1:1 的盐酸中浸 30 秒,最后用水冲洗干净,用滤纸吸去水分。

9. 电极的保养非常重要,使用前氟电极在去离子水中活化 24 小时后使用最佳。饱和甘汞电极使用后去离子水清洗晾干后单独放置并套上保护套。

10. 电极的使用最好详细参照使用说明书。

（黄 辉 崔留欣）

漂白粉中有效氯含量、水中余氯量及需氯量的测定

一、漂白粉中有效氯含量的测定

漂白粉(bleaching powder)为白色或灰白色粉末或颗粒,有显著的氯臭味,很不稳定,吸湿性强,易受光、热、水和乙醇等作用而分解。漂白粉系一些成分复杂的化合物,主要成分为$Ca(OCl)Cl$、$CaCl_2$、$Ca(ClO_3)_2$、$Ca(ClO_2)_2$等,其有效成分$Ca(OCl)Cl$具有杀菌和氧化作用。当漂白粉与水接触后,即与水反应生成不稳定的$HClO$,后者分解为具有杀菌和氧化作用的氯。商品漂白粉含有效氯在25%~35%之间,商品漂粉精含有效氯在60%~70%之间。

有效氯(available chlorine)最初的意义是用来表示漂白粉的有效成分,指漂白粉与盐酸作用后所生成的氯量,用百分数表示。事实上有效氯常用来表示含氯化合物在水中所起氧化反应的强度。

漂白粉中有效氯的测定,一般可用碘量法,在要求不甚精确时可采用蓝墨水快速测定法。

(一)碘量法

1. 原理 漂白粉中有效氯在酸性溶液中与碘化钾反应而释放出相当量的碘,再以硫代硫酸钠标准溶液来滴定,根据硫代硫酸钠标准溶液的用量计算出漂白粉中有效氯的含量。

$$2KI+2CH_3COOH \rightarrow 2CH_3COOK+2HI$$

$$2HI+Ca(OCl)Cl \rightarrow CaCl_2+H_2O+I_2$$

$$I_2+2Na_2S_2O_3 \rightarrow 2NaI+Na_2S_4O_6$$

2. 仪器

(1)研钵。

(2)250ml 碘量瓶。

(3)150ml 烧杯。

(4)25ml 移液管。

(5)滴定管。

3. 试剂

(1)0.0500mol/L 硫代硫酸钠标准溶液:配制及标定方法见生化需氧量的测定。

(2)0.5% 淀粉溶液:见生化需氧量的测定。

(3)碘化钾。

(4)冰醋酸。

4. 方法

(1)将具有代表性的样品用研钵磨碎后,放入称量瓶内加盖,称取 0.71g,放入 150ml 烧杯内。

(2)加 5ml 左右蒸馏水,用玻璃棒搅拌成糊状。再加蒸馏水使成悬浮液,倾入 100ml 容量瓶内,用蒸馏水冲洗烧杯 3 次,将洗液全部倾入容量瓶,加蒸馏水至刻度。不断振荡容量瓶使之混合均匀。

(3)向 250ml 碘量瓶内加 0.75g(10%的 KI 溶液 7.5ml)左右碘化钾及 80ml 蒸馏水,使之溶解,再加入 2ml 冰醋酸。

(4)用吸管从容量瓶内取出样品悬浮液 25ml,放于 250ml 碘量瓶内。此时立刻产生棕色,振荡均匀后,静置 5 分钟。

(5)自滴定管加入 0.0500mol/L 硫代硫酸钠标准溶液,不断振荡碘量瓶,直至变成淡黄色。然后加入 1ml 淀粉溶液,继续滴定至蓝色刚褪去为止,记录用量。

5. 计算

$$有效氯(Cl_2\%)=\frac{V\times0.0500\times\dfrac{70.91}{2000}\times\dfrac{100}{25}\times100}{0.71}=V$$

式中:V—0.0500mol/L 硫代硫酸钠标准溶液用量(ml)

因此,滴定时用去的 0.0500mol/L 硫代硫酸钠的毫升数,即直接代表该种漂白粉所含有效氯的百分数。

6. 注意事项

(1)配制漂白粉悬浮液的烧杯应用蒸馏水充分洗涤,以保证漂白粉完全转移。

(2)硫代硫酸钠滴定到溶液变浅黄色时应减慢速度,以防滴过终点。

(二) 快速测定法

1. 原理　蓝墨水能为有效氯所漂白,所以可根据消耗蓝墨水的体积计算漂白粉中有效氯的含量。

2. 试剂　各种牌号的蓝墨水均可。

3. 方法　取 0.5g 漂白粉样品于玻璃瓶中,加 10ml 清洁水,连续摇动 1 分钟(约摇 200 次),放置 5 分钟,倾出上清液,摇匀,吸出 3~8 滴于白瓷皿中,洗净吸漂白粉溶液的吸管,再吸蓝墨水滴加于白瓷皿中，搅拌，直至出现稳定的蓝绿色为止，消耗蓝墨水的滴数即为该漂白粉中有效氯的百分数。

二、水中余氯的测定

采用氯化法对饮用水消毒时，应明确三个概念，即余氯、加氯量及需氯量。

余氯（residual chlorine）是指水经加氯消毒，接触一定时间后，余留在水中的氯。其作用是保证持续杀菌，也可防止水受到再污染。余氯有三种形式：

1. 总余氯（total residual chlorine）　包括 $HOCl$、OCl^-、NH_2Cl 和 $NHCl_2$ 等。

2. 化合性余氯（combined chlorine）　包括 NH_2Cl、$NHCl_2$ 及其他氯胺类化合物。

3. 游离性余氯（free chlorine）　包括 $HOCl$ 及 OCl^- 等。

我国《生活饮用水卫生标准》中规定集中式给水出厂水的游离性余氯含量不低于 0.3mg/L，管网末梢水不得低于 0.05mg/L。

加氯量（chlorine dose）是指实际加入水样中的氯量。需氯量（chlorine demand）= 加氯量−余氯量。

余氯与显色剂作用生成有色物质，显色物的吸光度在一定条件下与余氯浓度遵守比尔定律。

（一）N，N-二乙基-1，4-苯二胺（DPD）分光光度法

1. 原理　DPD 与水中游离余氯迅速反应而产生红色。在碘化物催化下，一氯胺也能与 DPD 反应显色。在加入 DPD 试剂前加入碘化物时，一部分三氯胺与游离余氯一起显色，通过变换试剂的加入顺序可测得三氯胺的浓度。

2. 仪器

（1）分光光度计。

（2）10ml 具塞比色管。

3. 试剂

（1）碘化钾晶体。

（2）碘化钾溶液（5g/L）：称取 0.50g 碘化钾（KI），溶于新煮沸放冷的纯水中，并稀释至 100ml，储存于棕色瓶中，在冰箱中保存，溶液变黄应弃去重配。

（3）磷酸盐缓冲溶液（pH=6.5）：称取 24g 无水磷酸氢二钠（Na_2HPO_4），46g 无水磷酸二氢钾（KH_2PO_4），0.8g 乙二胺四乙酸二钠（Na_2EDTA）和 0.02g 氯化汞（$HgCl_2$）。依次溶解于纯水中稀释至 1000ml。

（4）N，N-二乙基-1，4 苯二胺（DPD）溶液（1g/L）：称取 1.0g 盐酸 N，N-二乙基-1，4 苯二胺 $[H_2N \cdot C_6H_4 \cdot N(C_2H_5)_2 \cdot 2HCl]$，或 1.5g 硫酸 N，N-二乙基-1，4 苯二胺 $[H_2N \cdot C_6H_4 \cdot N$

$(C_2H_5)_2 \cdot H_2SO_4 \cdot 5H_2O]$,溶解于含 8ml 硫酸溶液(1+3)和 0.2gNa$_2$EDTA 的无氯纯水中,并稀释至 1000ml。储存于棕色瓶中,在冷暗处保存。

(5)亚砷酸钾溶液(5.0g/L):称取 5.0g 亚砷酸钾(KA_sO_2)溶于纯水中,并稀释至 1000ml。

(6)硫代乙酰胺溶液(2.5g/L):称取 0.25g 硫代乙酰胺(CH_2CSNH_2),溶于 100ml 纯水中。

(7)无需氯水:在无氯纯水中加入少量氯水或漂白粉精溶液,使水中总余氯浓度约为 0.5mg/L。加热煮沸除氯。冷却后备用。

(8)氯标准储备液[$\rho(Cl_2) = 1000\mu g/ml$]:称取 0.8910g 优级纯高锰酸钾($KMnO_4$),用纯水溶解并稀释至 1000ml。

(9)氯标准使用溶液[$\rho(Cl_2) = 1\mu g/ml$]:吸取 10.0ml 氯标准储备溶液,加纯水稀释至 100ml。混匀后取 1.00ml 再稀释至 100ml。

4. 方法

(1)标准曲线绘制:吸取 0,0.1,0.5,2.0,4.0 和 8.0ml 氯标准使用溶液,置于 6 支 10ml 具塞比色管中,用无需氯水稀释至刻度。各加入 0.5ml 磷酸盐缓冲溶液和 0.5ml DPD 溶液,混匀,立即于 515nm 波长,1cm 比色皿,以纯水为参比,测量吸光度,绘制标准曲线。

(2)吸取 10ml 水样置于 10ml 比色管中,加入 0.5ml 磷酸盐缓冲溶液,0.5mlDPD 溶液,混匀,立即于 515nm 波长,1cm 比色皿,以纯水为参比,测量吸光度,记录读数为 A,同时测量样品空白值,在读数中扣除。

(3)继续向上述试管中加入一小粒碘化钾晶体(约 0.1mg),混匀后,再测量吸光度,记录读数为 B。

(4)再向上述试管中加入碘化钾晶体(约 0.1g),混匀,2 分钟后,测量吸光度,记录读数为 C。

(5)另取两支 10ml 比色管,取 10ml 水样于其中一支比色管中,然后加入一小粒碘化钾晶体(约 0.1mg),混匀,于第二支比色管中加入 0.5ml 缓冲溶液和 0.5ml DPD 溶液,然后将此混合液倒入第一管中,混匀,测量吸光度,记录读数为 N。

(6)计算

表实 10-1　游离余氯和各种氯胺,根据存在情况计算

读数	不含三氯胺的水样	含三氯胺的水样
A	游离余氯	游离余氯
B-A	一氯胺	一氯胺
C-B	二氯胺	二氯胺+50%三氯胺
N	—	游离余氯+50%三氯胺
2(N-A)	—	三氯胺
C-N	—	二氯胺

根据表实(10-1)中读数从标准曲线查出水样中游离余氯和各种化合余氯的含量

$$\rho(Cl_2) = \frac{m}{V}$$

式中:$\rho(Cl_2)$—水样中余氯的质量浓度(mg/L);

m—从标准曲线上查得余氯的质量(μg);

V—水样体积(ml)。

5. 注意事项

(1)$HgCl_2$可防止真菌生长,并可消除试剂中微量碘化物对游离余氯测定造成的干扰。$HgCl_2$剧毒,使用时切勿入口或接触皮肤和手指。

(2)DPD溶液不稳定,一次配制不宜过多,储存中如溶液颜色变深或褪色,应重新配制。

(3)硫代乙酰胺是可疑致癌物,切勿接触皮肤或吸入。

(二)3,3',5,5'—四甲基联苯胺比色法

1. 原理   在 pH 小于 2 的酸性溶液中,余氯与 3,3',5,5'-四甲基联苯胺(以下简称四甲基联苯胺)反应,生成黄色的醌式化合物,用目视比色法定量。本方法可用重铬酸钾溶液配制永久性余氯标准色列。

2. 仪器

(1)恒温水浴箱。

(2)50ml 具塞比色管。

3. 试剂

(1)碘化钾-盐酸缓冲液(pH 2.2)   称取 3.7g 经 100~110℃ 干燥至恒重的氯化钾,用纯水溶解,再加 0.56ml 盐酸($\rho_{20}=1.19g/ml$),并用纯水稀释至 1000ml。

(2)盐酸溶液(1+4)。

(3)3,3',5,5'-四甲基联苯胺溶液(0.3g/L)   称取 0.03g 3,3',5,5'-四甲基联苯胺($C_{16}H_{20}N_2$),用 100ml 盐酸溶液[$c(HCl)=0.1mol/L$]分批加入并搅拌使试剂溶解(必需时可加温助溶),混匀,此溶液应无色透明,储存于棕色瓶中,在常温下可使用 6 个月。

(4)重铬酸钾-铬酸钾溶液   称取 0.1550g 经 120℃ 干燥至恒重的重铬酸钾($K_2Cr_2O_7$)及 0.4650g 经 120℃ 干燥至恒重的铬酸钾(K_2CrO_4),溶解于氯化钾-盐酸缓冲溶液,并稀释至 1000ml。此溶液生成的颜色相当于 1mg/L 余氯与四甲基联苯胺反应生成的颜色。

(5)Na_2EDTA(20g/L)。

4. 方法

(1)永久性余氯标准比色管(0.005~1.0mg/L)的配制   按下表所列用量分别吸取重铬酸钾-铬酸钾溶液注入 50ml 具塞比色管中,用氯化钾-盐酸缓冲液稀释至 50ml 刻度,在冷暗处保存可使

用 6 个月（表实 10-2）。

表实 10-2   永久性余氯标准比色溶液的配制

余氯 （mg/L）	重铬酸钾- 铬酸钾溶液（ml）	余氯 （mg/L）	重铬酸钾 铬酸钾溶液（ml）
0.005	0.25	0.40	20.0
0.01	0.50	0.50	25.0
0.03	1.50	0.60	30.0
0.05	2.50	0.70	35.0
0.10	5.00	0.80	40.0
0.20	10.0	0.90	45.0
0.30	15.0	1.00	50.0

注：若水样余氯大于 1mg/L 时，可将重铬酸钾-铬酸钾溶液的浓度提高 10 倍，配成相当于 10mg/L 余氯的标准色，配制成 1.0~10mg/L 的永久性余氯标准色列

（2）于 50ml 具塞比色管中，先加入 2.5ml 四甲基联苯胺溶液，加入澄清水样至 50ml 刻度，混合后立即比色，所得结果为游离余氯；放置 10 分钟，比色所得结果为总余氯，总余氯减去游离余氯即为化合余氯。

5. 注意事项

（1）pH 大于 7 的水样可先用盐酸溶液调节 pH 为 4 再行测定。

（2）水样中铁离子大于 0.12mg/L 时，可在每 50ml 水样中加 1~2 滴 Na$_2$EDTA 溶液，以消除干扰。

（3）水温低于 20℃时，可先温热水样至 25~30℃，以加快反应速度。

（4）测试时，如显浅蓝色，表明显色液酸度偏低，可多加 1ml 试剂，就出现正常颜色。又如加试剂后出现橘色，表示余氯含量过高，可改用余氯 1~10mg/L 的标准系列，并多加 1ml 试剂。

（三）碘量法

1. 原理   水中的氯在酸性溶液中与碘化钾作用，释出一定量的碘，用硫代硫酸钠标准溶液滴定，根据硫代硫酸钠的用量计算水中余氯的量。

$$2KI+2CH_3COOH \rightarrow 2CH_3COOK+2HI$$

$$2HI+HOCl \rightarrow I_2+HCl+H_2O$$

$$I_2+2Na_2S_2O_3 \rightarrow 2NaI+Na_2S_4O_6$$

2. 仪器

（1）250ml 碘量瓶。

（2）100ml 移液管。

3. 试剂

（1）分析纯碘化钾（要求不含游离碘及碘酸钾）。

（2）0.10mol/L 硫代硫酸钠标准溶液：配制及标定方法见生化需氧量的测定。

（3）0.01mol/L 硫代硫酸钠标准滴定溶液：将已标定的 0.10mol/L 硫代硫酸钠标准溶液用煮沸放冷的蒸馏水稀释 10 倍。

（4）0.5% 淀粉溶液：配制方法见生化需氧量测定。

（5）乙酸盐缓冲溶液：称取 146g 无水乙酸钠溶于蒸馏水中，加入 457ml 乙酸，用蒸馏水稀释到 1000ml。

4. 方法

（1）用移液管吸取 100ml 水样于 250ml 碘量瓶中，加入 0.5g 碘化钾和 5ml 乙酸盐缓冲液。

（2）自滴定管中加入 0.01mol/L 硫代硫酸钠标准溶液，同时，不断振荡碘量瓶并滴至变成淡黄色，加入 1ml 淀粉溶液，继续滴定至蓝色刚褪去为止，记录其用量 V_1。

（3）计算

$$总余氯质量浓度（Cl_2,mg/L）= \frac{V_1 \times 0.01 \times \frac{70.91}{2000} \times 1000 \times 1000}{V}$$

式中：V_1——0.01mol/L $Na_2S_2O_3$ 标准溶液的用量（ml）；

　　　V——水样体积（ml）。

5. 注意事项

（1）水样中加入 5ml 乙酸盐缓冲溶液后，pH 应为 3.5~4.3，如 pH 大于此值，应将 pH 调至 4，然后再进行测定。

（2）若水样中余氯含量低于 1mg/L 时，可用 0.005mol/L $Na_2S_2O_3$ 滴定。

三、水中需氯量的测定

需氯量是指在一定的条件（如温度、pH、接触时间）下因杀灭细菌、氧化有机物以及某些氯化反应所消耗的氯量，水中加氯量除满足需氯量的要求外，尚需留有一定的余氯。在实际工作中，需氯量由加氯量减去余氯量而得。

（一）碘量法

1. 原理　在水中加入不同量的氯，经一定接触时间后，用碘量法测定剩余氯，根据加氯量与余氯量之差，求出水中的最低需氯量。

2. 仪器

（1）250ml 碘量瓶。

（2）100ml 移液管。

3. 试剂

（1）1%左右有效氯标准溶液：称取适量已知有效氯的漂白粉，加少量蒸馏水调成糊状，加蒸馏水稀释至 200ml，迅速过滤一次，然后测定其有效氯含量。

（2）0.10%有效氯标准溶液：根据计算结果吸取适量 1%左右有效氯溶液，用需氯量为零的蒸馏水稀释至 100ml，配成标准的 0.10%有效氯标准溶液，因此液易分解必须临用时配制。

（3）需氯量为零的蒸馏水：若实验室的蒸馏水不含氨及亚硝酸盐，取蒸馏水煮沸 5 分钟，放冷后即可使用。或取蒸馏水 3L 置于 5L 蒸馏瓶中，加入 0.20～0.30ml 1%有效氯溶液，盖紧玻璃塞，用力振荡，放置过夜。第二日将蒸馏水曝于日光下照射，以破坏水中余氯或用活性炭脱氯。

4. 方法

（1）取三个 250ml 碘量瓶，分别加入 200ml 水样（一般称作三杯试验），然后用滴管加入 0.10%有效氯标准溶液 0.10、0.25、0.50ml（或根据水样情况酌定），搅拌均匀，接触 30 分钟，测余氯（方法见碘量法测余氯）。

（2）选择余氯在 0.3~0.5mg/L 之间的那一杯来计算加氯量及需氯量。

（3）计算

$$加氯量（Cl_2，mg/L）=\frac{V_1 \times 1 \times 1000}{V}$$

式中：V_1—0.10%有效氯标准溶液的体积（ml）；

　　　V—水样体积（ml）；

　　　1—指 0.10%有效氯标准溶液浓度是 1mg/ml。

$$需氯量（Cl_2，mg/L）=加氯量（Cl_2，mg/L）-余氯量（Cl_2，mg/L）$$

（二）邻联甲苯胺比色法

1. 原理　在水中加入不同量的氯，经一定接触时间后，用邻联甲苯胺法比色测定剩余氯，根据需氯量曲线求出最低需氯量。

2. 仪器

（1）250ml 碘量瓶。

（2）50ml 具塞比色管。

（3）恒温水浴箱。

3. 试剂与标准色列制备

（1）邻联甲苯胺溶液及永久性余氯标准比色溶液：见余氯测定第二法。

（2）0.1%有效氯标准液：配制方法见碘量法测需氯量。

4. 方法

(1)取10个250ml具塞锥形瓶,编好号数,分别加入200ml水样,然后用滴定管分别加入0.00、0.25、0.50、0.75、1.00、1.50、2.00、3.00、4.00、5.00ml 0.1%有效氯标准液,盖好瓶塞,摇匀,置于暗处。记录水温和时间(加氯溶液时,每瓶相隔2~3分钟,以便有充分的时间测定余氯)。

(2)经过预定的接触时间(如30分钟或60分钟)后,从每瓶中取出50ml水样,放于预先加有2.5ml邻联甲苯胺溶液的50ml比色管中混匀,置于暗处10分钟后比色测定总余氯。

(3)以余氯值为纵坐标,加氯量为横坐标绘制需氯量曲线,根据预期氯化结果所需的余氯量,从需氯量曲线中查得加氯量。

(4)计算

$$需氯量(Cl_2,mg/L) = 加氯量(Cl_2,mg/L) - 余氯量(Cl_2,mg/L)$$

5. 注意事项

(1)结果报告中应注明水温和接触时间。研究饮水消毒时应在不同的接触时间与温度下比较各种加氯量所产生的结果,同时必须配合细菌检验才能得到可靠结果。

(2)水样中还原性无机物、氨、氰化物以及许多能与氯反应的有机物对测定有干扰。

(梁瑞峰　张志红)

水的细菌学检验

一、菌落总数（平板法）

菌落总数指的是在一定条件下（如需氧情况、营养条件、pH、培养温度和时间等）每克（每毫升）样品所生长出来的细菌菌落总数。水的细菌总数是指 1ml 水在普通营养琼脂培养基上 37℃ 培养 24 小时所生长的细菌菌落总数。

（一）原理

每种细菌都具有一定的生理特性，只有在合适的营养条件和培养条件（如温度、培养时间、pH、需氧性质）下才能生长繁殖。实际工作中，一般根据要求，测定水样中能在合适的温度下于营养琼脂培养基上生成的细菌集落数，该测定结果仅包括在此条件下生长的细菌菌落总数。

（二）仪器

1. 高压蒸汽灭菌器。

2. 干热灭菌箱。

3. 恒温培养箱。

4. 冰箱。

5. 放大镜。

3. 试管、平皿（直径 9cm）、刻度吸管等，置于干热灭菌箱中 160℃ 灭菌 2 小时。

（三）营养琼脂培养基

1. 成分　蛋白胨 10g、牛肉浸膏 3g、氯化钠 5g、琼脂 10~20g、蒸馏水 1000ml。

2. 制法　混合上述成分，加热溶解，用 1mol/LNaOH 溶液将 pH 调整为 7.4~7.6，分装于三角烧瓶中，经 121℃ 灭菌 20 分钟，贮存于冷暗处备用。

（四）步骤

1. 生活饮用水

（1）在超净工作台上，或在无菌间，以无菌操作方法用灭菌吸管吸取 1ml 混匀的水样，注入灭菌平皿中，倾倒约 15ml 已融化并冷却到 45℃ 左右的营养琼脂培养基，立即旋摇平皿，使水样与培养基充分混匀。每份水样均做平行样,并另用一个平皿只倾注营养琼脂培养基作为空白对照。

(2)待琼脂凝固后,翻转平皿,置于37℃恒温箱内培养24小时,计数每个平皿的菌落数,取平行样的菌落平均值表示该水样1ml中的细菌总数。

2. 水源水

(1)以无菌操作方法吸取1ml充分混匀的水样注入事先装有9ml灭菌水的试管中,混匀成1:10稀释液。

(2)准确吸取1:10的稀释液1ml注入盛有9ml灭菌水的试管中,混匀成1:100稀释液。按同法依次稀释成1:1000、1:10 000稀释液等备用。吸取不同浓度的稀释液时须更换吸管。

(3)用灭菌吸管取2~3个适宜浓度的稀释液1ml,分别注入灭菌平皿内,设平行样及空白对照。检验方法同生活饮用水。

(五)菌落计数及报告方法

菌落计数可直接肉眼观察,也可借助放大镜检查。常用的方式是用记号笔"点击"平皿底面记数,记录各平皿的菌落数,计算出同稀释度的平均菌落数。计算同稀释度平均菌落数时,若遇其中一个平皿有较大片状菌落生长情况,则不宜采用,而应以无片状菌落的平皿作为该稀释度的平均菌落数;若片状菌落未占平皿一半,应以另一半分布均匀的菌落计数乘2代表全平皿菌落数,再求该稀释度的平均菌落数。

各种不同情况的计算方法:

1. 首选平均菌落数在30~300之间的平皿进行计算,当只有一个稀释度的平均菌落数在此范围时,即以该平均菌落数乘这个平皿的稀释度报告最后结果(表实11-1例1)。

2. 若有2个稀释度的平均菌落数均在30~300范围,则应按两者菌落总数之比值来决定,若比值小于或等于2,应报告两者的平均数;若大于2则报告其中较小稀释度的菌落总数(表实11-1例2、例3)。

3. 若所有稀释度的平均菌落数均大于300,则应以最高稀释度的平均菌落数乘以相应稀释度报告(表实11-1例4)。

4. 若所有稀释度的平均菌落数均小于30,则应以最低稀释度的平均菌落数乘以其稀释度报告(表实11-1例5)。

5. 若所有稀释度的平均菌落数均不在30~300之间,则以最接近300或30的平均菌落数乘以其稀释度报告之(表实11-1例6)。菌落计数的报告:菌落数在100以内按实数报告;大于100时采用二位有效数字,其后数值按四舍五入计算,数字后的零数也可用10的指数表示(见表实11-1)。菌落数需以"无法计数"报告时,应注明水样的稀释倍数。

表实 11-1　稀释度选择及菌落数报告方式

例次	不同稀释度的平均菌落数			两个稀释度菌落数之比	菌落总数（CFU/ml）	报告方式（CFU/ml）
	10^{-1}	10^{-2}	10^{-3}			
1	1365	164	20	–	16 400	16 000 或 $1.6×10^4$
2	2760	295	46	1.6	37 750	38 000 或 $3.8×10^4$
3	2890	271	60	2.2	27 100	27 000 或 $2.7×10^4$
4	无法计数	4650	513	–	513 000	510 000 或 $5.1×10^5$
5	27	11	5	–	270	270 或 $2.7×10^2$
6	无法计数	305	12	–	30 500	31 000 或 $3.1×10^4$

（六）操作要点及注意事项

1. 水样的采集、送检、检验等全过程均应无菌操作。

2. 自来水、源水、深井水或泉水中菌落数较少，取 1ml 原液作细菌总数测定即可；源水若是未经处理的江水、河水且含活菌数较多时需做 10~300 倍稀释后，选择适当稀释度进行细菌总数的测定。

3. 采集自来水水样前，应先消毒水龙头并放水 3 分钟。盛装自来水样的 500ml 玻璃瓶内应先加入 1ml 的 3% $Na_2S_2O_3 \cdot 5H_2O$ 中和水中余氯，阻止其继续灭菌。

4. 水样的稀释要准确，吸管取水样时，不可触及另一管内的稀释液。稀释后的水样应混合均匀。

5. 融化后的琼脂可存放于 44~45℃水浴中备用。市售粉末培养基透明度好，加热溶解后不必过滤。

二、总大肠菌群的测定

多管发酵法（MPN 法）

总大肠菌群系指一群需氧及兼性厌氧的、在 37℃生长时能使乳糖发酵、在 24 小时内产酸产气的革兰氏阴性无芽胞杆菌。总大肠菌群数指每升水样中所含有的总大肠菌群的数目。

（一）原理

根据总大肠菌群应具有的生物特性，即革兰氏阴性无芽胞杆菌，在 37℃、24 小时内能发酵乳糖并产酸产气，能在选择性培养基上产生典型菌群。

（二）仪器

1. 显微镜。

2. 革兰染色用器材。

3. 其他参见"菌落总数"节仪器部分。

（三）培养基

1. 乳糖蛋白胨培养基

（1）成分：蛋白胨 10g、牛肉浸膏 3g、乳糖 5g、氯化钠 5g、1.6%溴甲酚紫乙醇溶液 1ml、蒸馏水 1000ml。

（2）制法：将蛋白胨、牛肉浸膏及氯化钠置于 1000ml 蒸馏水加热溶解，调整 pH 为 7.2~7.4，再加入 1ml 1.6%溴甲酚紫乙醇溶液，充分混匀，分装于装有导管的试管中（导管口向下），置高压蒸气灭菌器中，以 115℃ 灭菌 20 分钟，贮存于冷暗处保存备用。

2. 3 倍浓缩乳糖蛋白胨培养液　按上述乳糖蛋白胨培养液浓缩 3 倍配制。

3. 品红亚硫酸钠培养基（远腾氏培养基）

（1）成分：蛋白胨 10g、乳糖 5g、磷酸氢二钾 3.5g、琼脂 10~30g、蒸馏水 1000ml、无水亚硫酸钠 5g、5%碱性品红乙醇溶液 20ml。

（2）储备培养基的制备：先将琼脂加至 900ml 蒸馏水中，加热溶解，然后加入磷酸氢二钾及蛋白胨，混匀使之溶解，再用蒸馏水补足至 1000ml，调整 pH 为 7.2~7.4，再加入乳糖，混匀后定量分装于烧瓶内，置高压蒸气灭菌器中，以 115℃ 灭菌 20 分钟，贮存于冷暗处备用。

（3）平皿培养基的配制：将上述储备培养基加热融化，依瓶内培养基的容量，用灭菌吸管按比例吸取一定量已灭菌的 5%碱性品红乙醇溶液于灭菌空试管中，再按比例称取所需的无水亚硫酸钠置于另一灭菌空试管内，加少许灭菌水使之溶解，置于沸水浴灭菌 10 分钟。用灭菌吸管取已灭菌的亚硫酸钠溶液，缓慢加于碱性品红乙醇溶液中，当深红色变成淡粉红色时停止。将此混合液全部加入已融化的储备培养基内，充分混匀，避免产生气泡，迅速将此培养基倾入已灭菌的空平皿内，待其冷却凝固后反转置冰箱内保存备用。制作好的培养基保存期限不宜超过二周，若其颜色由淡红色变成深红色将不能再用。

4. 伊红美蓝培养基

（1）成分：蛋白胨 10g、乳糖 10g、磷酸氢二钾 2g、琼脂 20~30g、蒸馏水 1000ml、2%伊红水溶液 20ml、0.5%美蓝水溶液 13ml。

（2）储备培养基的配制：同品红亚硫酸钠储备培养基的制法。

（3）平皿培养基的配制：将储备培养基加热融化，依瓶内培养基的容量，用灭菌吸管按比例分别吸取一定量已灭菌的 2%伊红水溶液及一定量已灭菌的 5%美蓝水溶液，加入已融化的储备培养基内，充分混匀，避免产生气泡，立即将此培养基适量倾入已灭菌的空平皿内，冷却凝固后反转置冰箱内保存备用。

（四）步骤

1. 生活饮用水

（1）初发酵试验：在 2 个各装有已灭菌 50ml 3 倍浓缩乳糖蛋白胨培养液的大试管或烧瓶（内

有倒管,管口向下)中,以无菌操作各加入水样 100ml,另取 10 支装有灭菌 5ml 3 倍浓缩乳糖蛋白胨培养液的试管(内有倒管),各加入水样 10ml,混匀后置 37℃ 恒温箱培养 24 小时。

（2）平板分离:经培养 24 小时后,将产酸产气和只产酸的发酵管分别接种于品红亚硫酸钠培养基或伊红美蓝培养基上,于 37℃ 恒温培养 18～24 小时后,挑选符合下列特征的菌落,取少许涂片、进行革兰染色、显微镜下观察。品红亚硫酸钠培养基上的菌落:①紫红色,有金属光泽;②深红色,不带或略带金属光泽;③浅红色,中心色较深。伊红美蓝培养基上的菌落:①深紫黑色,具有金属光泽;②紫黑色,不带或略带金属光泽;③浅紫红色,中心色较深。

（3）复发酵试验:将镜检为革兰氏阴性无芽胞杆菌的菌落的另一部分再接种于普通浓度乳糖蛋白胨培养液中(内有倒管),每管可接种分离自同一初发酵管的最典型的菌落 1～3 个,置37℃ 恒温箱中培养 24 小时,有产酸产气者(不论倒管内气体多少皆视为产气),即证实有总大肠菌群存在。根据证实有总大肠菌存在的阳性管(瓶)数,查表实 11-2 报告每升水样中的总大肠菌群数。

2. 水源水　将水样作 1:10、1:100 稀释(必要时可进一步稀释),于各装有 5ml 3 倍浓缩乳糖蛋白胨培养液的 5 个试管中(内有倒管),各加入水样 10ml;于各装有 10ml 乳糖培养液的 5 个试管中(内有倒管),各加入 1:10 稀释的水样 10ml;于各装有 10ml 乳糖蛋白胨培养液的 5 个试管中(内有倒管),各加入 1:10 稀释的水样 1ml,共计 15 管,3 个稀释度。后面的检验步骤同生活饮用水的检验方法。根据证实有总大肠菌群存在的阳性管数查表实 11-3 报告每升水样中的总大肠菌群数。

表实 11-2　总大肠菌群数检索表
（接种水样总量 300ml,其中 100ml 2 份,10ml 10 份)

10ml 水量的阳性管数	100ml 水量的阳性管(瓶)数　（单位:每 L 水样中大肠菌群数)		
	0	1	2
0	<3	4	11
1	3	8	18
2	7	13	27
3	11	18	38
4	14	24	52
5	18	30	70
6	22	36	92
7	27	43	120
8	31	51	161
9	36	60	230
10	40	69	>230

表实 11-3 总大肠菌群最大可能数（MPN）检索表
（接种水样总量 55.5ml，其中 5 份 10ml 水样，5 份 1ml 水样，5 份 0.1ml 水样）

出现阳性管数			每 100ml 水样中总大肠菌群可能数	出现阳性管数			每 100ml 水样中总大肠菌群可能数
10ml	1ml	0.1ml		10ml	1ml	0.1ml	
0	0	0	< 2	1	4	0	11
0	0	1	2	1	4	1	13
0	0	2	4	1	4	2	15
0	0	3	5	1	4	3	17
0	0	4	7	1	4	4	19
0	0	5	9	1	4	5	22
0	1	0	2	1	5	0	13
0	1	1	4	1	5	1	15
0	1	2	6	1	5	2	17
0	1	3	7	1	5	3	19
0	1	4	9	1	5	4	22
0	1	5	11	1	5	5	24
0	2	0	4	2	0	0	5
0	2	1	6	2	0	1	7
0	2	2	7	2	0	2	9
0	2	3	9	2	0	3	12
0	2	4	11	2	0	4	14
0	2	5	13	2	0	5	16
0	3	0	6	2	1	0	7
0	3	1	7	2	1	1	9
0	3	2	9	2	1	2	12
0	3	3	11	2	1	3	14
0	3	4	13	2	1	4	17
0	3	5	15	2	1	5	19
0	4	0	8	2	2	0	9
0	4	1	9	2	2	1	12
0	4	2	11	2	2	2	14
0	4	3	13	2	2	3	17
0	4	4	15	2	2	4	19
0	4	5	17	2	2	5	22
0	5	0	9	2	3	0	12

续表

出现阳性管数			每100ml水样中总大肠菌群可能数	出现阳性管数			每100ml水样中总大肠菌群可能数
10ml	1ml	0.1ml		10ml	1ml	0.1ml	
0	5	1	11	2	3	1	14
0	5	2	13	2	3	2	17
0	5	3	15	2	3	3	20
0	5	4	17	2	3	4	22
0	5	5	19	2	3	5	25
1	0	0	2	2	4	0	15
1	0	1	4	2	4	1	17
1	0	2	6	2	4	2	20
1	0	3	8	2	4	3	23
1	0	4	10	2	4	4	25
1	0	5	12	2	4	5	28
1	1	0	4	2	5	0	17
1	1	1	6	2	5	1	20
1	1	2	8	2	5	2	23
1	1	3	10	2	5	3	26
1	1	4	12	2	5	4	29
1	1	5	14	2	5	5	32
1	2	0	6	3	0	0	8
1	2	1	8	3	0	1	11
1	2	2	10	3	0	2	13
1	2	3	12	3	0	3	16
1	2	4	15	3	0	4	20
1	2	5	17	3	0	5	23
1	3	0	8	3	1	0	11
1	3	1	10	3	1	1	14
1	3	2	12	3	1	2	17
1	3	3	15	3	1	3	20
1	3	4	17	3	1	4	23
1	3	5	19	3	1	5	27
3	2	0	14	5	0	0	23
3	2	1	17	5	0	1	31

续表

出现阳性管数			每 100ml 水样中总大肠菌群可能数	出现阳性管数			每 100ml 水样中总大肠菌群可能数
10ml	1ml	0.1ml		10ml	1ml	0.1ml	
3	2	2	20	5	0	2	43
3	2	3	24	5	0	3	58
3	2	4	27	5	0	4	76
3	2	5	31	5	0	5	95
3	3	0	17	5	1	0	33
3	3	1	21	5	1	1	46
3	3	2	24	5	1	2	63
3	3	3	28	5	1	3	84
3	3	4	32	5	1	4	110
3	3	5	36	5	1	5	130
3	4	0	21	5	2	0	49
3	4	1	24	5	2	1	70
3	4	2	28	5	2	2	94
3	4	3	32	5	2	3	120
3	4	4	36	5	2	4	150
3	4	5	40	5	2	5	180
3	5	0	25	5	3	0	79
3	5	1	29	5	3	1	110
3	5	2	32	5	3	2	140
3	5	3	37	5	3	3	180
3	5	4	41	5	3	4	210
3	5	5	45	5	3	5	250
4	0	0	13	5	4	0	130
4	0	1	17	5	4	1	170
4	0	2	21	5	4	2	220
4	0	3	25	5	4	3	280
4	0	4	30	5	4	4	350
4	0	5	36	5	4	5	430
4	1	0	17	5	5	0	240
4	1	1	21	5	5	1	350
4	1	2	26	5	5	2	540

续表

出现阳性管数			每100ml 水样中总 大肠菌群可能数	出现阳性管数			每100ml 水样中总 大肠菌群可能数
10ml	1ml	0.1ml		10ml	1ml	0.1ml	
4	1	3	31	5	5	3	920
4	1	4	36	5	5	4	1600
4	1	5	42	5	5	5	>1600
4	2	0	22				
4	2	1	26				
4	2	2	32				
4	2	3	38				
4	2	4	44				
4	2	5	50				
4	3	0	27				
4	3	1	33				
4	3	2	39				
4	3	3	45				
4	3	4	52				
4	3	5	59				
4	4	0	34				
4	4	1	40				
4	4	2	47				
4	4	3	54				
4	4	4	62				
4	4	5	69				
4	5	0	41				
4	5	1	48				
4	5	2	56				
4	5	3	64				
4	5	4	72				
4	5	5	81				

（张遵真）

发汞、尿汞的测定

一、头发中总汞的测定

（一）酸消解—冷原子吸收光谱法

1. 原理　汞蒸气对波长 253.7nm 的紫外线有强烈的吸收作用,试样经过酸消解使汞转化为离子状态,在强酸性介质中用氯化亚锡将汞离子还原成元素汞,用载气将元素汞带入测汞仪进行测定。在一定浓度范围内吸收值与汞含量成正比,外标法定量。

2. 仪器和设备

（1）测汞仪（附气体循环泵、气体干燥装置、汞蒸气发生装置及汞蒸气吸收瓶）或全自动测汞仪。

（2）控温电热板。

（3）天平:感量 0.1mg 和 1mg。

3. 试剂　所用试剂无特殊说明均为优级纯,实验用水为去离子水。

（1）浓硝酸。

（2）浓硫酸。

（3）50g/L 高锰酸钾溶液:称取 5.0g 高锰酸钾,用适量去离子水溶解后,定容 100ml,棕色瓶中保存。

（4）100g/L 氯化亚锡:称取 10g 氯化亚锡（$SnCl_2 \cdot 2H_2O$）溶于 20ml 盐酸溶液中,90℃ 水浴加热,轻微振荡,待氯化亚锡溶解成透明状后,冷却,去离子水稀释定容至 100ml,加入几粒金属锡,置阴凉、避光处保存。

（5）0.5g/L 重铬酸钾-硝酸溶液:称取 0.5g 重铬酸钾（光谱纯）,溶于 1000ml 含 5% 硝酸的溶液中。

（6）汞标准贮备液（1.00mg/ml）:准确称取 0.1354g 干燥后的二氯化汞,用 0.5g/L 重铬酸钾-硝酸溶液溶解并转移至 100ml 容量瓶中定容,此溶液浓度为 1.00mg/ml。于 4℃ 冰箱避光保存,可保存两年。或购买经国家认证并授予标准物质证书的汞标准溶液。

（7）汞标准中间液（10μg/ml）：吸取 1.00ml 汞标准贮备液置于100ml 容量瓶中，用 0.5g/L 重铬酸钾-硝酸溶液稀释至标线并混匀，此溶液浓度为 10μg/ml。于 4℃ 冰箱避光保存，可保存两年。

（8）汞标准使用液（100ng/ml）：吸取 1.00ml 汞标准中间液于100ml 容量瓶中，用 3% 硫酸溶液稀释至标线并混匀，此溶液浓度为 100ng/ml，临用时现配。

4. 方法

（1）发样的预处理：将发样用 50℃ 中性洗涤剂水溶液洗 15 分钟，蒸馏水冲洗干净，置于表面皿中自然风干或于 50℃ 恒温箱中干燥 2 小时。干燥后剪成 1～3mm 长备用。

（2）发样的酸消解：准确称取 0.1000～0.5000g 洗净的干燥发样置于带有冷凝管的 50ml 锥形瓶中，加入 5ml 浓硝酸和 1ml 硫酸，使发样完全被酸液浸泡。将锥形瓶放置在控温电热板上缓慢加热，若加热过程中溶液变为棕色，可将锥形瓶冷却后再加 5ml 硝酸，继续加热至溶液呈淡黄或无色。放冷后加 10ml 去离子水，继续加热 10 分钟。放冷后，用适量去离子水冲洗冷凝管及锥形瓶，冲洗液转移至 25ml 容量瓶中，加水至刻度，混匀。同时做空白实验。

（3）样品的测定：将测汞仪调整到最佳工作状态，分别吸取消化后的样液和空白液 5.0ml，置于测汞仪的汞蒸气发生器的还原瓶中，连接抽气装置，沿壁迅速加入 3.0ml 还原剂氯化亚锡（100g/L），迅速盖紧瓶塞，通过流速为 1.0L/min 的氮气或经活性炭处理的空气，读取仪器的最大吸收值。然后，打开吸收瓶上的三通阀将产生的汞蒸气用高锰酸钾溶液（50g/L）吸收，待测汞仪上的读数达到零点时进行下一次测定。将所测得的吸光度值带入标准曲线中求得待测溶液中的汞含量。

（4）汞标准系列溶液的配制及测定：分别吸取 0.00、0.50、1.00、2.00、3.00、4.00、5.00ml 汞标准使用液（100ng/ml），置于测汞仪的汞蒸气发生器的还原瓶中，用 3% 硫酸溶液稀释至 5ml，配制后的标准系列浓度为 0.00、10.0、20.0、40.0、60.0、80.0、100.0ng/ml 汞。按上述测定步骤进行，最后以扣除空白（零标准溶液）后的标准系列各点吸收值为纵坐标，以相应浓度为横坐标，绘制标准曲线。

（5）计算

$$发汞质量浓度（ng/g）= \frac{(C-C_0) \times V}{m}$$

式中：C—从标准曲线上查得样液的汞浓度，ng/ml；

C_0—从标准曲线上查得空白液的汞浓度，ng/ml；

V—消化液的定容体积，ml；

m—样品重量，g。

5. 注意事项

(1)样品消化时温度不宜过高,以免发生炭化现象。如果时间允许,可在加入酸液后放置过夜。

(2)氯化亚锡溶液出现浑浊、变黄时不能继续使用,应重新配制。

(3)样品测定时,各连接部位应密闭,不能漏气,而且要尽量缩短连接管,以避免吸附影响。

(4)进行样品和标准曲线测定时,应同时测定空白值。

(二) 微波消解—原子荧光光谱法

1. 原理 发样经酸加热消解后,在酸性介质中,发样中的汞被硼氢化钾或硼氢化钠还原成原子态汞,由载气(氩气)带入原子化器中,在汞空心阴极灯照射下,基态汞原子被激发至高能态,在由高能态回到基态时,发射出特征波长的荧光,其荧光强度与汞含量成正比。与标准系列溶液比较定量。

2. 仪器和设备

(1)原子荧光光谱仪。

(2)微波消解系统(微波消解仪及相关配置)。

(3)控温电热板或超声水浴箱。

(4)天平:感量为 0.1mg 和 1mg。

3. 试剂 所用试剂无特殊说明均为优级纯,实验用水为去离子水。

(1)5g/L 氢氧化钾溶液:称取 5.0g 氢氧化钾,用水溶解并定容 1000ml,混匀。

(2)5g/L 硼氢化钾溶液:称取 5.0g 硼氢化钾,用 5g/L 氢氧化钾溶液溶解并定容 1000ml,混匀。此溶液临用时现配。

(3)5%(v/v)硝酸。

(4)5%(v/v)盐酸。

(5)0.5g/L 重铬酸钾-硝酸溶液:称取 0.5g 重铬酸钾(光谱纯),溶于 1000ml 含 5%硝酸的溶液中,混匀。

(6)汞标准贮备液(1.00mg/ml):准确称取 0.1354g 干燥后的二氯化汞,用 0.5g/L 重铬酸钾-硝酸溶液溶解并转移至 100ml 容量瓶中定容,此溶液浓度为 1.00mg/ml。于 4℃冰箱避光保存,可保存两年。或购买经国家认证并授予标准物质证书的汞标准溶液。

(7)汞标准中间液(10μg/ml):吸取 1.00ml 汞标准贮备液置于 100ml 容量瓶中,用 0.5g/L 重铬酸钾-硝酸溶液稀释至标线并混匀,此溶液浓度为 10μg/ml。于 4℃冰箱避光保存,可保存两年。

(8)汞标准使用液(100ng/ml):吸取 1.00ml 汞标准中间液于 100ml 容量瓶中,用 5%硝酸溶液稀释至标线并混匀,此溶液浓度为 100ng/ml,临用时现配。

4. 方法

(1)样品的预处理:将发样用50℃中性洗涤剂水溶液洗15分钟,蒸馏水冲洗干净,置于表面皿中自然风干或于50℃恒温箱中干燥2小时。干燥后剪成1~3mm长备用。

(2)样品的微波消解:准确称取0.2g左右(精确至0.0001g)发样于干燥的聚四氟乙烯消解罐中,加入4ml硝酸,放置3分钟,再加入3ml水和1ml过氧化氢,然后旋紧罐盖,按照微波消解仪的标准操作程序进行消解。冷却取出后,缓慢打开罐盖排气,将消解罐置于控温电热板上或超声水浴箱中,80℃加热或超声2~5分钟,赶去棕色气体。取出消解内管,消化液转移至10ml容量瓶中,用少量水冲洗内盖和内罐,洗涤液合并于容量瓶中并定容至刻度,混匀备用,同时作空白试验。

(3)汞标准系列溶液的制备:分别取0.00、0.50、1.00、2.00、3.00、4.00、5.00ml汞标准使用液(100ng/ml),置于50ml容量瓶中,用5%硝酸溶液稀释定容,配制后的汞标准系列浓度为0.00、1.0、2.0、4.0、6.0、8.0、10.0ng/ml。

(4)试样及标准溶液的测定:设定好仪器最佳条件,连续用5% HCl进样,待读数稳定后,进行标准溶液系列的测量,绘制标准曲线。转入样品测量,先用5% HCl进样,使读数基本回零,再分别测定试样空白及试样消化液。

仪器参考条件:光电倍增管负高压:270V;汞空心阴极灯电流:30mA;原子化器温度300℃;载气流量500ml/min;屏蔽气流量1000ml/min。

(5)计算

$$发汞质量浓度(ng/g) = \frac{(C - C_0) \times V}{m}$$

式中:C—从标准曲线上查得样液的汞浓度,ng/ml;

$\quad\quad C_0$—从标准曲线上查得空白液的汞浓度,ng/ml;

$\quad\quad V$—消化液的定容体积,ml;

$\quad\quad m$—样品重量,g。

5. 注意事项

(1)所用玻璃器材及聚四氟乙烯消解内罐均需用10%硝酸浸泡24小时,使用前用去离子水反复冲洗干净。

(2)每个样品应重复测定2次,取其平均值。

(三) 加氧燃烧—冷原子吸收法

1. 原理   汞蒸气对波长253.7nm的紫外光具有强烈的吸收作用。试样经高温加氧燃烧处理后,各种形态的汞转化为元素汞,被高锰酸钾溶液吸收变为汞离子,再加入氯化亚锡溶液将汞离子还原成元素汞,用测汞仪进行测定。在一定浓度范围内汞含量与吸收值成正比。

2. 仪器和设备

(1)测汞仪(附带翻泡瓶)。

(2)管式电炉。

(3)石英管。

(4)抽气泵。

(5)石英舟或瓷舟。

3. 试剂

(1)0.5%高锰酸钾溶液:称取 0.5g 高锰酸钾,用适量去离子水溶解后,定容 100ml,棕色瓶中保存。

(2)10%(v/v)硫酸溶液:量取 10ml 浓硫酸于 80ml 左右的去离子水中,再用去离子水定容至 100ml。

(3)吸收液:用上述两种试剂 1:1 混合而成,临用现配。

(4)30%氯化亚锡溶液:称取 30g 氯化亚锡($SnCl_2 \cdot 2H_2O$)溶于 10%硫酸溶液中,并定容至 100ml。

(5)汞标准贮备溶液:称取 0.1354g 分析纯二氯化汞,用 0.5mol/L 硫酸溶解并稀释至 100ml,此溶液每 1ml 含汞 1mg。

(6)汞标准使用溶液:取汞标准贮备溶液 1.0ml,于 100ml 容量瓶中,用 0.5mol/L 硫酸稀释到刻度,此为中间液。再取中间液 1.0ml 于 100ml 容量瓶中,用 0.5mol/L 硫酸稀释到刻度,此为汞标准使用溶液,每 1ml 含汞 0.1μg。

4. 方法

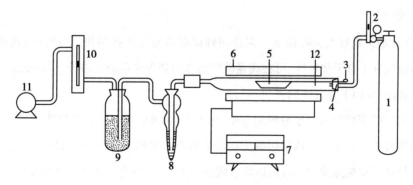

图实 12-1　燃烧装置图

1. 氧气瓶;2. 氧气表;3. 舟钩;4. 胶塞;5. 石英舟;6. 管式炉;

7. 控温仪;8. 吸收管;9. 吸酸瓶;10. 流量计;11. 抽气泵;12. 石英管

(1)将采集的发样放于烧杯中,用中性洗涤剂搅洗,然后用自来水冲洗至无泡沫出现,再用蒸馏水、去离子水各冲洗三遍,自然风干或于 50℃以下温箱中干燥。发样干燥后剪成 1~3mm 长备用。

（2）准确称取处理好的发样 0.1000~0.2000g 置于石英舟上，上面盖一小条滤纸，后端滴一滴去离子水，滤纸前端应为斜面，以便石英舟推入石英管后前端立即引燃。

（3）在石英管后端接上装有 15ml 吸收液的气泡吸收管。将石英舟推入石英管中，样口塞紧，通入氧气，流量为 1.75L/min。同时在吸收管后用抽气泵抽气，流量为 2L/min。在炉温 750±50℃的条件下，分三段燃烧。即在舟末端进入炉内 1 分钟，推进约一个舟的长度 1 分钟，最后在炉体中央部位 3 分钟，共 5 分钟。此时样品充分燃烧，汞富集于吸收液中（图实 12-1）。

（4）取上述吸收液 5ml 于翻泡瓶中（测汞仪配套的翻泡瓶），与已调试好的测汞仪相连接。向翻泡瓶中加入 2ml 30%的氯化亚锡溶液，立即将瓶塞盖严，读取最大吸收值。测定结束后，打开吸收通路，用高锰酸钾溶液洗气，待吸光度为 0 后，准备测定下一样品。

（5）标准曲线的绘制：分别吸取 0.00、0.50、1.00、2.00、3.00、4.00、5.00ml 汞标准使用液于汞翻泡瓶中，用 0.5mol/L 硫酸稀释至 5ml，配制后的标准系列浓度为 0.00、0.010、0.020、0.040、0.060、0.080、0.100μg/ml 汞。按上述测定步骤进行，最后以扣除空白（零标准溶液）后的标准系列各点吸收值为纵坐标，以相应浓度为横坐标，绘制标准曲线。

（6）计算

$$发汞质量浓度(\mu g/g) = \frac{C \times V}{m}$$

式中：C—从标准曲线上查得汞质量浓度，μg/ml；

　　　V—吸收液体积，ml；

　　　m—样品重量，g。

5. 注意事项

（1）选用优级纯高锰酸钾和硫酸。因这两种试剂都易含干扰物质，影响其纯度而致空白值增高。如高锰酸钾中有干扰物质，可在高锰酸钾溶液中加少许草酸钠溶液，以降低空白值。如硫酸中有干扰物质，可用下述方法除去。

将配好的 10%硫酸溶液放于分液漏斗中，加入 0.002%的双硫腙氯仿溶液，振荡提取数次，至双硫腙氯仿溶液不变色为止。然后用氯仿提取硫酸溶液中的双硫腙，至氯仿层无色。最后将硫酸溶液置于烧杯中加热煮沸 10 分钟，以除去残存的氯仿，用去离子水补足至原体积。

（2）方法中的高锰酸钾浓度可随取样量的增减而增减，以吸收样品后吸收液保持高锰酸钾的紫红色为准。如高锰酸钾溶液浓度过大，将影响氯化亚锡对汞的还原能力。

（3）氯化亚锡溶液变黄时不能继续使用。

（4）样品燃烧后和测定时，各连接部位应密闭，不能漏气，而且要尽量缩短连接管，以避免吸附影响。

(5)样品后端滴一滴去离子水和分段燃烧是为了减缓燃烧速度,防止炭化。

(6)样品测定时,应同时测定空白值。

二、尿中总汞的测定

(一)微波消解—原子荧光光谱法

1. 原理　尿样经酸加热消解后,在酸性介质中,样品中的汞被硼氢化钾或硼氢化钠还原成原子态汞,由载气(氩气)带入原子化器中,在汞空心阴极灯照射下,基态汞原子被激发至高能态,在由高能态回到基态时,发射出特征波长的荧光,其荧光强度与汞含量成正比。

2. 仪器和设备

(1)原子荧光光谱仪。

(2)微波消解系统(微波消解仪及相关配置)。

(3)控温电热板或超声水浴箱。

(4)天平:感量为 0.1mg 和 1mg。

(5)具塞聚乙烯塑料瓶

3. 试剂　所用试剂无特殊说明均为优级纯,实验用水为去离子水。

(1)5g/L 氢氧化钾溶液:称取 5.0g 氢氧化钾,用水溶解并定容至 1000ml,混匀。

(2)5g/L 硼氢化钾溶液:称取 5.0g 硼氢化钾,用 5g/L 氢氧化钾溶液溶解并定容 1000ml,混匀。此溶液临用时现配。

(3)5%(v/v)硝酸。

(4)5%(v/v)盐酸。

(5)0.5g/L 重铬酸钾-硝酸溶液:称取 0.5g 重铬酸钾(光谱纯),溶于 1000ml 含 5%硝酸的溶液中。

(6)汞标准贮备液(1.00mg/ml):准确称取 0.1354g 干燥后的二氯化汞,用 0.5g/L 重铬酸钾-硝酸溶液溶解并转移至 100ml 容量瓶中定容,此溶液浓度为 1.00mg/ml。于 4℃冰箱避光保存,可保存两年。或购买经国家认证并授予标准物质证书的汞标准溶液。

(7)汞标准中间液(10μg/ml):吸取 1.00ml 汞标准贮备液置于 100ml 容量瓶中,用 0.5g/L 重铬酸钾-硝酸溶液稀释至标线并混匀,此溶液浓度为 10μg/ml。于 4℃冰箱避光保存,可保存两年。

(8)汞标准使用液(100ng/ml):吸取 1.00ml 汞标准中间液于 100ml 容量瓶中,用 5%硝酸溶液稀释至标线并混匀,此溶液浓度为 100ng/ml,临用时现配。

4. 方法

(1)尿样的采集及保存:用经酸处理的具塞聚乙烯塑料瓶收集一次尿样,置于 4℃冰箱内保存。

(2)尿样的微波消解:吸取 2.00ml 尿样于干燥的聚四氟乙烯消解罐中,加入 5ml 硝酸和 3ml 水,放置 30 分钟,然后旋紧罐盖,按照微波消解仪的标准操作进行消解。后续步骤参见发汞的微波消解—原子荧光光谱法。同时做空白试验。

(3)汞标准系列溶液的制备:分别取 0.00、0.50、1.00、2.00、3.00、4.00、5.00ml 汞标准使用液(100ng/ml),置于 50ml 容量瓶中,用 5% 硝酸溶液稀释定容,配制后的标准系列浓度为 0.00、1.0、2.0、4.0、6.0、8.0、10.0ng/ml 汞。

(4)试样及标准溶液的测定:设定好仪器最佳条件,连续用 5% HCl 进样,待读数稳定后,进行标准溶液系列的测量,绘制标准曲线。转入样品测量,先用 5% HCl 进样,使读数基本回零,再分别测定试样空白及试样消化液。

仪器参考条件:光电倍增管负高压:270 V;汞空心阴极灯电流:30mA;原子化器温度 300℃;载气流量 500ml/min;屏蔽气流量 1000ml/min。

(5)计算

$$尿汞量浓度(ng/ml) = (C - C_0) \times \frac{V_0}{V}$$

式中:C—从标准曲线上查出样液的汞质量浓度,ng/ml;

$\quad\quad$ C_0—从标准曲线上查出空白液的汞质量浓度,ng/ml;

$\quad\quad$ V_0—制备试样时定容体积,ml;

$\quad\quad$ V—制备试样时采用尿样体积,ml。

5. 注意事项

(1)所用玻璃器材及聚四氟乙烯消解内罐均需用 10% 硝酸浸泡 24 小时,使用前用去离子水反复冲洗干净。

(2)每个样品应重复测定 2 次,取其平均值。

（二）直接测定——冷原子吸收法

1. 原理 汞蒸气对波长 253.7nm 的紫外线有强烈的吸收作用,汞浓度与吸光度成正比。在碱性溶液中镉离子的催化下,尿中各种形态的汞能迅速被氯化亚锡还原为元素汞。用测汞仪测定最大吸光度。

2. 仪器 测汞仪(附带翻泡瓶)。

3. 试剂

(1)30%(v/v)氢氧化钠溶液。

(2)氯化亚锡-硫酸镉试剂:取 10g 分析纯氯化亚锡溶于 0.5mol/L 硫酸溶液中,并加至 20ml。加分析纯硫酸镉 1.6g,溶解后使用,此试剂临用前配。

(3)抗泡剂:磷酸三丁酯或灭泡剂或正辛醇。

（4）2% L-半胱氨酸溶液。

（5）汞标准使用溶液：汞标准贮备溶液：称取 0.1354g 分析纯二氯化汞,用 0.5mol/L 硫酸溶解并稀释至 100ml,此溶液每 1ml 含汞 1mg。取汞标准贮备溶液 1.0ml,于 100ml 容量瓶中用 0.5mol/L 硫酸稀释到刻度,此为中间液。取中间液 1.0ml 于 100ml 容量瓶中,用 0.5mol/L 硫酸稀释到刻度,此溶液每 1ml 含汞 0.100μg。

4. 方法

（1）吸取尿样 5~10ml,用去离子水定容至 10ml。于翻泡瓶中,加入 30% 氢氧化钠 2ml,2% L-半胱氨酸 0.25ml,抗泡剂 1~2 滴,氯化亚锡-硫酸镉试剂 1ml。立即塞紧瓶塞,于测汞仪上读取最大吸收值。

（2）取汞标准使用溶液 0.0,0.3,0.5,1.0,1.5ml 于翻泡瓶中,用去离子水定容至 10ml,配制后汞的标准系列为 0.000,0.003,0.005,0.010,0.015μg/ml。按上述测定步骤进行。最后以扣除空白（零标准）后的标准系列各点吸收值或峰高为纵坐标,以相应浓度为横坐标,绘制标准曲线。

（3）计算

$$尿汞量浓度（\mu g/ml）= C \times \frac{V_0}{V}$$

式中：C —从标准曲线上查出尿汞质量浓度,μg/ml;

　　　V_0 —制备试样时定容体积,ml;

　　　V —制备试样时采用尿样体积,ml。

5. 注意事项

（1）氯化亚锡-硫酸镉易水解变黄,如变黄则应重新配制。

（2）灭泡剂要尽量少加,加入量过多易产生干扰。

（3）仪器调试按仪器使用说明书进行。

（4）由于汞蒸气的发生受外界因素的影响,每次测定均应绘制标准曲线。

（三）恒温消解——冷原子吸收法

1. 原理　尿样经消解、还原处理后,将汞的化合物转变为元素汞。以载气带入测汞仪,测定最大吸收值。

2. 仪器和设备

（1）25ml 具塞比色管。

（2）测汞仪（附带翻泡瓶）。

（3）恒温箱。

3. 试剂

（1）浓硫酸（优级纯）。

（2）6%高锰酸钾溶液。

（3）10%盐酸羟胺溶液：称取 10g 分析纯盐酸羟胺溶于去离子水并稀释至 100ml。以 2.5L/min 的流量通氮气 3 分钟。

（4）10%氯化亚锡溶液：称取 10g 氯化亚锡（$SnCl_2 \cdot 2H_2O$），溶于 10%硫酸溶液中并稀释至 100ml。

（5）汞标准贮备溶液：称取 0.1354g 分析纯二氯化汞，用 0.5mol/L 硫酸溶解并稀释至 100ml。此溶液每 1ml 含汞 1mg。

（6）汞标准使用溶液：取汞标准贮备溶液 10.0ml，于 100ml 容量瓶中用 0.5mol/L 硫酸稀释至刻度，此为中间液。取中间液 1.0ml 于 100ml 容量瓶中，用 0.5mol/L 硫酸稀释到刻度。此溶液每 1ml 含汞 1.0μg。

4. 方法

（1）取 10ml 尿样于 25ml 比色管中。

（2）另取 25ml 比色管 7 支，各加入汞标准使用溶液 0.00，0.75，1.50，3.00，4.50，6.00，7.50ml，各加去离子水至 10ml。配制后汞的标准系列为 0.000，0.075，0.150，0.300，0.450，0.600，0.750μg/ml。

（3）向样品管及各标准管加浓硫酸 1ml，6%高锰酸钾 3ml，加塞混匀后，于 37℃恒温箱中放置 24 小时。

（4）取出比色管，滴加 10%盐酸羟胺溶液，使高锰酸钾褪色，剧烈振荡后打开瓶塞，静置 30 分钟。

（5）调好仪器，将样品及标准管分别取 5ml 于翻泡瓶中，加入 2ml10%氯化亚锡溶液，迅速盖上瓶塞，以 2L/min 的流速通气，读取最大吸收值或峰值。待指针回零后再测定下一个样品。最后以扣除空白（零标准）后的标准系列各点吸收值或峰高为纵坐标，以相应浓度为横坐标，绘制标准曲线。

（6）计算

$$尿汞量浓度（μg/ml）= C \times \frac{V_0}{V}$$

式中：C—从标准曲线上查出尿汞质量浓度，μg/ml；

　　　V_0—制备试样时定容体积，ml；

　　　V—制备试样时采用尿样体积，ml。

5. 注意事项

（1）本实验所用试剂均为优级纯或分析纯。

（2）样品消解后，应保持有高锰酸钾的紫红色，如溶液无紫红色则证明样品消解不彻底，应补加高锰酸钾溶液后继续消解。

（3）加盐酸羟胺还原后产生氯气，氯气可吸收 253.7nm 的紫外光，造成空白值增高。所以还原后应充分振荡，放置 30 分钟后测定。

三、尿中不同形态汞的分别测定

选择性还原-冷原子吸收法

1. 原理　尿中总汞（有机汞和无机汞）在镉离子存在下，于强碱（pH＝14）条件下，用高浓度的氯化亚锡还原成元素汞，汞蒸气由空气送入测汞仪的检测管内，测量吸光度定量。在不加镉离子和氯化亚锡浓度较低的条件下只有无机汞被还原成元素汞，而有机汞不被还原，从而测定无机汞的含量。从总汞中减去无机汞即为有机汞含量。

2. 仪器和设备

（1）测汞仪（附带翻泡瓶）。

（2）汞蒸气发生瓶或大型气泡吸收管。

（3）具塞试管，25ml。

（4）聚乙烯塑料瓶，采尿样用。

（5）尿比重计。

（6）玻璃仪器和塑料器皿均用 1∶1 硝酸（HNO_3）浸泡过夜，冲洗干净，晾干后备用。

3. 试剂　本方法所用试剂除另有说明者外，均为分析纯试剂。

（1）实验用水：为去离子水或用全玻璃蒸馏器重蒸的水。

（2）盐酸：$\rho_{20}＝1.19g/L$，优级纯。

（3）硝酸：$\rho_{20}＝1.42g/L$，优级纯。

（4）氢氧化钠：优级纯。

（5）磷酸三丁酯（抗泡剂）。

（6）氢氧化钠溶液，500g/L。

（7）10g/L DL-半胱氨酸溶液：称取 1gDL-半胱氨酸，加 5ml 水，1ml 盐酸，溶解后用水稀释至 100ml。

（8）氯化亚锡-硫酸镉试剂

1）甲液：溶解 50g 氯化亚锡（$SnCl_2 \cdot 2H_2O$）于 15ml 盐酸中（加热助溶），用水稀释至 50ml，加入数粒锡粒，4℃冰箱中保存。

2）乙液：溶解 5g 硫酸镉于 50ml 水中。

3）临用前将甲、乙两液等体积混合。

（9）50g/L 氯化亚锡溶液：溶解 5g 氯化亚锡（$SnCl_2 \cdot 2H_2O$）于 8.3ml 盐酸中，用水稀释至

100ml,加数粒锡粒,4℃冰箱中保存。

(10)汞保存液:称取 0.5g 重铬酸钾溶解于 50ml 硝酸中,用水稀释至 1000ml。

(11)氯化汞标准溶液:称取 0.1354g 氯化汞($HgCl_2$),溶于汞保存液中,在容量瓶中稀释至 1000ml,此溶液 1ml=100μgHg^{2+}。临用前用汞保存液稀释成 1ml=0.5μgHg^{2+} 的标准应用液。

(12)氯化甲基汞标准溶液:称取 0.1252g 氯化甲基汞(CH_3HgCl),用煮沸后放冷的去离子水溶解,在容量瓶中稀释至 1000ml,此溶液 1ml=100μgHg^{2+}。临用前用煮沸后放冷的去离子水稀释成 1ml=0.5μgHg^{2+} 的标准应用液。

(13)基体尿液:用两个正常人尿样(浓、稀)调节成比重为 1.015±0.002。

(14)质控样:用标准尿样、加标的模拟尿、接触者混合尿或加标的正常人混合尿作质控样。

4. 采样、运输和保存 用聚乙烯塑料瓶收集一次尿样,尽快测定比重后,加入氢氧化钠,使其浓度达 40g/L 尿样。在 4℃下可保存两周。

5. 分析步骤

(1)仪器操作条件:检查测汞仪电源并检查其与汞蒸气发生瓶衔接部位是否漏气,按仪器说明书要求调整好测汞仪。

(2)样品处理:分别吸取 5.0ml 尿样于 A、B 两支具塞试管中,加入 5ml 水,2ml 氢氧化钠溶液,0.5ml DL-半胱氨酸溶液,混匀。A 管测定总汞,B 管测定无机汞。

(3)标准曲线的制备

1)总汞标准曲线的制备:取 7 支具塞试管,按实表 12-1 配制标准管。①将配制好的标准管顺次倒入汞蒸气发生瓶内,加 1 滴磷酸三丁酯,1ml 氯化亚锡-硫酸镉试剂,立刻盖紧发生瓶瓶盖,接通抽气路,读取最大吸光度值。待指针回零后再测定下一个样品。②从 2~6 号管吸光度值中减去 1 号管吸光度值,以汞含量为横坐标,吸光度为纵坐标,绘制标准曲线。

实表 12-1 总汞标准管的配制

管号	0	1	2	3	4	5	6
氯化汞标准应用液,ml	0	0	0.05	0.10	0.15	0.20	0.25
氯化甲基汞标准应用液,ml	0	0	0.05	0.10	0.15	0.20	0.25
基体尿液,ml	0	5.0	5.0	5.0	5.0	5.0	5.0
水,ml	10	5.0	4.9	4.8	4.7	4.6	4.5
氢氧化钠溶液,ml	2	2	2	2	2	2	2
DL-半胱氨酸溶液,ml	0.5	0.5	0.5	0.5	0.5	0.5	0.5
汞含量,μg	0	0	0.05	0.10	0.15	0.20	0.25

2)无机汞标准曲线的制备:取 7 支具塞试管,按实表 12-2 配制标准管。①将配制好的标准管顺次倒入汞蒸气发生瓶中,加 1 滴磷酸三丁酯,1ml 氯化亚锡溶液,立刻盖紧发生瓶瓶盖,接通

抽气路,读取最大吸光度值。待指针回零后再测定下一个样品。②绘制标准曲线。按总汞标准曲线的制备②操作。

实表 12-2　无机汞标准管的配制

管号	0	1	2	3	4	5	6
氯化汞标准应用液,ml	0	0	0.10	0.20	0.30	0.40	0.50
基体尿液,ml	0	5.0	5.0	5.0	5.0	5.0	5.0
水,ml	10	5.0	4.9	4.8	4.7	4.6	4.5
氢氧化钠溶液,ml	2	2	2	2	2	2	2
DL-半胱氨酸溶液,ml	0.5	0.5	0.5	0.5	0.5	0.5	0.5
汞含量,μg	0	0	0.05	0.10	0.15	0.20	0.25

(4)样品测定:处理后样品的 A 样品管按总汞标准曲线的制备步骤①操作,B 样品管按无机汞标准曲线的制备步骤①操作,分别测量吸光度。从所得的吸光度中减去各自的 0 号管的吸光度值,由各自的标准曲线上查得样品中总汞和无机汞的含量。在测定前后以及每测定 10 个样品后,测定一次质控样。

6. 计算

(1)按式实(12-1)计算尿样换算成标准比重(1.020)下的浓度校正系数 k。

$$k = \frac{1.020 - 1.000}{\text{实测比重} - 1.000} \qquad \text{式实}(12\text{-}1)$$

(2)按式实(12-2)、式实(12-3)和式实(12-4)分别计算尿中总汞、无机汞和有机汞的浓度。

$$X_1 = \frac{m_1 \times 1000}{V_1} \times k \qquad \text{式实}(12\text{-}2)$$

$$X_2 = \frac{m_2 \times 1000}{V_2} \times k \qquad \text{式实}(12\text{-}3)$$

$$X_3 = X_1 - X_2 \qquad \text{式实}(12\text{-}4)$$

式中:X_1、X_2、X_3—分别为尿中总汞、无机汞和有机汞的浓度,μg/L;

　　　m_1、m_2—分别为从标准曲线上查得的尿样中总汞和无机汞的含量,μg;

　　　V_1、V_2—分析时所取尿样体积,ml。

7. 注意事项

(1)本法的最低检测浓度:总汞为 0.5μg/L,无机汞为 0.3μg/L,有机汞为 0.2μg/L。线性范围均为 0~0.25μg。

(2)接触者尿样采集时间:接触者尿样采集时间不限,采尿样时需脱离现场环境,换下工作服,洗手,以防污染。

（3）配制标准管：尿中大量的有机物质与在反应时形成的氢氧化物形成共沉淀，使反应溶液变稠，影响了汞蒸气的析出速度。因此，必须用基体尿液代替水来配制标准管。

（4）温度的影响：温度对冷原子吸收光谱法测汞有明显的影响，当被测溶液的温度由 15℃升高至 40℃时，测定结果增加一倍。所以，标准与样品必须控制在同一温度下进行测定。

（5）样品处理时加入半胱氨酸的作用：主要起稳定剂的作用：一是稳定无机汞不致因吸附或挥发而损失；二是稳定有机汞不致分解而降低。

（6）质控样：如使用标准尿样或加标的模拟尿时可考察准确度或精密度。如使用接触者尿或加标正常尿时可考察精密度。但人尿不易久存。模拟尿只含人尿中的大量成分。

（那晓琳　唐玄乐）

唾液中溶菌酶的测定

溶菌酶广泛地存在于人和动物体内许多组织和体液中,尤以肺、肾、单核细胞,成熟粒细胞中含量较多,血清、唾液、鼻腔分泌物、眼泪、淋巴液、痰液等中均有一定含量。

溶菌酶能水解细胞膜上的某些黏多糖,从而破坏胞膜溶解细菌体,是一种具有溶解细菌作用的碱性低分子蛋白。它能溶解多种革兰阳性细菌及某些革兰阴性细菌,构成机体非特异性免疫功能之一。溶菌酶虽不是一项特异指标,但也能在一定程度上反映机体的免疫水平,因此,不失为一项较灵敏的亚临床指标。溶菌酶的测定方法简便,能用于实验室和现场调查,有一定的实用价值。目前国内外还没有一个统一的标准测定方法,也尚未明确规定人体各种体液中溶菌酶的正常值。因此,在现场调查测定时,除观察组外,必须同时设立对照组,对比两组测定的结果,方能作出正确的评价。

一、琼脂板法

(一)原理

将微球菌(micrococcus lysodeikticus)混悬于琼脂溶液中制成带菌的琼脂板,在板上打若干小孔,分别向孔内加入标准溶菌酶和被测样品。经一定时间后,由于琼脂内的细菌被溶解,在孔的周围形成透明的溶菌圈。溶菌圈的直径与溶菌酶浓度的对数值呈正相关,因此可推算出样品中溶菌酶的含量。

(二)仪器设备

1. 721 型分光光度计。

2. 恒温箱。

3. 水平尺。

4. 玻璃板。

5. 打孔器。

6. 微量注射器。

7. 烧杯、量筒、小试管等玻璃仪器。

（三）试剂与操作

1. 磷酸缓冲液（pH 6.2~6.4） 称取 $NaH_2PO_4 \cdot 2H_2O$ 11.7g、$Na_2HPO_4 \cdot 12H_2O$ 7.86g、EDTA-2Na 0.372g 共溶于 1L 蒸馏水中。

2. 菌种 微球菌（中国科学院微生物研究所，菌号 1634）系由空气中分离出来的革兰阴性球菌，对人不致病，是对溶菌酶作用最为敏感的菌种，菌落呈黄色，于普通营养琼脂培养基上生长良好，可保存在培养基斜面上，一个月传代一次。

3. 菌悬液的配制 将微球菌接种在普通营养琼脂培养基上，于 25~28℃ 温箱内培养 18 小时，用磷酸缓冲液冲洗菌落，倒在烧杯中，并用磷酸缓冲液稀释为透光率 50% 的混悬液（用 721 型分光光度计，波长为 640nm）。

4. 琼脂平板的制备 配制 2.2% 普通琼脂磷酸缓冲液，分装于三角瓶中，高压灭菌后冰箱内保存，用时加热溶解，在 55~60℃ 时每 100ml 中加入上述透光率的微球菌混悬液 50ml 混匀。趁热取 12ml，倒在已灭菌且放置水平的 10cm×6cm 的洁净玻璃片上，使其摊平不得流出板外。待琼脂凝固后，在上面打两排直径为 4mm 的小孔，孔间间距为 10mm，并清除孔内琼脂。

5. 溶菌酶标准液的配制 准确称取 100.00mg 标准溶菌酶（中国科学院生化所制剂厂或上海禽蛋二厂产），溶于 100ml 磷酸缓冲液中，此为 1mg/ml 的溶菌酶贮备液，冰箱中保存。

（四）标准曲线的制作

临用时用磷酸缓冲液将溶菌酶贮备液稀释成 0.2、0.1、0.05、0.025、0.0125、0.00625μg/μl 的不同浓度。各取 10μl，依次加入上述琼脂板的上排小孔中，下排小孔装样品，平装于带盖的长方盒内（例如饭盒）。放入 37℃ 温箱中，24 小时后取出测量其溶菌圈直径。根据溶菌酶标准液浓度的对数值和溶菌圈直径绘出标准曲线。

（五）唾液样品的采集和测定

用维生素 C 半片，置于受试者的舌前部，将舌尖抬高顶至上腭，口微张，下唇放松稍向前突，其酸味刺激使唾液自然流出口腔。用小烧杯收集。取唾液 0.2ml，移入盛有 0.8ml 磷酸缓冲液的小试管内混匀，此时唾液被稀释 10 倍。测定时取 10μl 稀释样品，加到琼脂板的下排小孔中，每孔一个样品。随标准系列同时放在温箱培养后，量取溶菌圈直径，根据标准曲线得出相应溶菌酶的浓度，再乘以稀释倍数即为唾液中溶菌酶的含量（μg/μl 或 μg/ml）。

（六）注意事项

1. 本法亦可进行血、尿中溶菌酶的测定。

2. 琼脂板上孔间距离不可太小，否则溶菌圈会相互干扰。

3. 点样后培养时，盒内湿度要适合，太干培养后琼脂板干缩；太湿则竖起看溶菌圈时，琼脂会下滑影响测量，可垫上两层浸水后轻轻拧干的纱布为宜。

4. 制板时尽量将玻璃板置于水平，这样可使琼脂摊得均匀而且不易流出板外。

5. 看溶菌圈时面对亮处,使光线斜射在琼脂板上,调整一定角度才能看得更清楚。可用直尺或圆规从反面测量溶菌圈直径的大小,如溶菌圈不圆,可求其直径的平均值。

二、比浊法

(一)原理

溶菌酶作用的最佳 pH 为 6.2~6.4,遇强碱即能很快失去活性。故可在严格控制的统一实验条件下,在定量菌悬液中,加入一定量的溶菌酶,经过统一的作用时间,快速以强碱终止其反应,该菌悬液作用前后透光率的增高值的对数与溶菌酶的含量呈正相关。

(二)试剂

1. 磷酸缓冲液与菌种 同琼脂板法。

2. 菌悬液的配制 将菌种接种于普通营养琼脂培养基上,培养、冲洗菌落,使成悬液(同琼脂板法),用 4~5 层纱布过滤一次以除杂质,将滤液用磷酸缓冲液稀释至透光率达 30%~40% 即为测定用的菌悬液。当室内温度较低时,可用水浴将菌悬液保持在 25℃,临用前配制,每次可使用 24 小时,次日用时需重新配制。

3. 溶菌酶标准液的配制 同琼脂板法。

4. 5mol/L KOH。

(三)唾液样品的采集和测定

同琼脂板法采集唾液样品。准确吸取 0.2ml 唾液加入盛有 0.8ml 缓冲液的小试管内混匀,此时唾液样品被稀释 5 倍待测。

(四)样品测定

准确吸取 0.2ml 经稀释的唾液样品于 1 支小试管内,置于 37℃ 水浴中,向内快速加入 4ml 菌悬液,及时混匀并准确计时,2 分钟后立即将其自水浴中取出,快速加入 3 滴 5mol/L KOH 以终止反应,尽快用 721 型分光光度计测定其吸光度(波长 640nm、1cm 比色杯)。

(五)标准曲线制作

取溶菌酶贮备液用磷酸缓冲液稀释为 50、40、30、25、20、15、10、5、2.5、0μg/ml 的不同浓度,并各取 0.2ml 分别置于小试管中,然后按样品测定步骤进行操作,于 640nm 波长处,以"O"管校零后,测其各管的吸光度。以吸光度 A 表示数值为纵坐标,以每毫升酶含量为横坐标绘制标准曲线。

(六)结果计算

依据唾液样品的吸光度(A)从标准曲线上查出相应的酶含量 C,再乘以 5 即为每毫升唾液溶菌酶的微克数。

$$唾液中溶菌酶质量浓度 \ \mu g/ml = C \times 5$$

（七）注意事项

1. 作用时间应严格控制。

2. 每次吸取菌悬液时必须摇匀,否则影响测定结果。测定样品和制作该样品所用的标准曲线应使用同一菌悬液。

3. 小试管口径要一致,直径以 1.2~1.5cm,高度在 8~10cm 为宜,这样便于操作。

4. 采集唾液样品时,要防止维生素 C 溶解在唾液中以免影响溶菌酶活性。亦可使用其他酸味固体食物诱导唾液分泌。

（温天佑　郭新彪）

血中碳氧血红蛋白的测定

（一）原理

微量血样溶于一定体积的稀氨水溶液中,混匀后分为两份。一份通入氧气,使其所有的碳氧血红蛋白(HbCO)均转化为氧合血红蛋白(HbO_2)。在对 HbO_2 敏感的光谱范围内,以氨水溶液作参比测其吸光度值;在对 HbCO 较敏感的光谱范围内,测另一份待测血样溶液与上述氧饱和血样溶液的吸收光值差,根据公式计算出待测血样中 HbCO 的相对含量。

（二）仪器、试剂

1. 采血用具　采血针、血色素吸管、消毒棉球。

2. 10ml 带磨口塞的小试管或 10ml 比重瓶。

3. O_2　纯度 99.5%。

4. CO　纯度 99.5%。

5. 流量计　可调至 40ml/min。

6. 小包氏吸收管。

7. 751 分光光度计　带盖 1cm 比色杯。

8. 玻璃珠。

9. 0.04% 稀氨水溶液。

（三）血样的采集

取中指血样 10μl 后,把吸管插入已装好 10ml 0.04% 氨水溶液、内有一玻璃珠的磨口小试管的下部,小心地挤出管内血样,再轻轻洗 2~3 次,尽量避免产生气泡。摇动试管,使血液全部溶解,待下一步分析。如不能立即分析可贮于 4℃ 冰箱待用。

（四）血样分析

再次摇动装有血样的试管,使管内溶液均匀后将其分为两份。一份倒入 1cm 比色杯内,立即加盖,杯内不能有气泡,待测。另一份倒入小包氏管内,以 40ml/min 的速度通入氧气 20 分钟,使所有的血红蛋白均被氧所饱和,再将此溶液倒入另一比色杯中,加盖,以 0.04% 的氨水溶液做参比,测其在 577nm、561nm 波长处的吸光度值(A_{577} 和 A_{561})。A_{577} 和 A_{561} 分别是 HbO_2 在本实验室的 751 分光光度计

上的最大和最小吸收波长,不同仪器该波长有所不同,需各实验室自行调试。两者之差为 d 值:

$$d = A_{577} - A_{561}$$

再以上述氧饱和溶液作参比,测未通氧条件下样品溶液在波长为 415nm、421nm 和 427nm 处的吸光度值,HbCO 较敏感吸收光谱范围是 415~427nm,而 421nm 是其峰值波长(本实验室实验数据)。根据公式计算 h 值:

$$h = A_{421} - \frac{A_{415} + A_{427}}{2}$$

血样的碳氧血红蛋白相对含量依下式求出:

$$HbCO\% = \frac{h \times d_0}{h_0 \times d} \times 100\%$$

d_0 和 h_0 值在校准分光光度计时求得。

(五)分光光度计的校准

取新鲜血样 10μl 放入已装好 10ml 0.04%氨水溶液的小试管中,盖好磨口塞,摇匀后将其分为两份。一份通入纯氧气(方法同血样分析),以氨水溶液作参比,测其波长在 540~590nm 范围内的吸光度值。得出其最大和最小吸收波长及该两波长下的吸光度差值,此值经再通氧后应无变化,则为 d_0 值。另一份溶液以 40ml/min 的速度通入 CO 2 分钟,以上述的氧饱和溶液作参比,测其波长在 400~440nm 范围内的吸光度值,得到峰值波长(一般在 421nm 附近)及较敏感的光谱范围(一般在 415nm 和 427nm 附近),求出上述三个波长下的吸光度值,依公式求出 h 值,重复通 CO 后此值保持不变,即为 h_0 值。

重复以上的操作,测定 10~30 份不同 HbCO 浓度的血样,得到 10~30 对不同的 d_s 和 h_s 值、分别求出其算术平均值即为该仪器的 d_0 值和 h_0 值。

由于各仪器灵敏度不同,同一台仪器在各种不同条件下灵敏度也会变化,仪器的校准要经常进行。据文献报告,d_0 值一般在 0.05~0.075 之间。样品测定时 d 值应保持在上述范围内,否则 h 值和 HbCO 浓度之间的线性关系将受到破坏。

(六)注意事项

1. 采样时,血样放入小试管后应立即加盖摇至血液全部溶解,如有凝血会影响结果。

2. 采样后应及时测定分析,冰箱内 4℃保存,时间不应超过 72 小时。

3. 测定前要校正比色杯。

4. 溶液放入比色杯后,应立即加盖,防止大气中 CO 的影响。

5. 通气速度不宜太快,以免溶液蒸发过多,影响结果。

6. 测定前血样要充分摇匀。

(潘小川　郭新彪)

室内空气中甲醛浓度的测定

一、乙酰丙酮分光光度法

（一）原理

在过量铵盐存在的情况下，甲醛与乙酰丙酮作用，生成黄色的3,5-二乙酰基-1,4-二氢卢剔啶，根据颜色深浅，采用分光光度法，比色定量。

检出限为0.25mg/5ml，当采样体积为30L时，最低检出浓度为0.008mg/m³。

（二）仪器

1. 10ml大型气泡吸收管。

2. 大气采样器（流量范围0~1L/min）。

3. 10ml具塞比色管。

4. 分光光度计。

（三）试剂

1. 吸收液　不含有机物的重蒸馏水。

2. 4%（m/V）氢氧化钠溶液。

3. 0.05mol/L重铬酸钾标准溶液　准确称取经105~110℃烘干2小时的基准重铬酸钾2.4516g于烧杯中，用水溶解后移入1000ml容量瓶中，稀释至刻度，摇匀。

4. （1+5）硫酸溶液，（3+97）硫酸溶液。

5. 0.05mol/L碘标准溶液　称取20g碘化钾，溶于少量蒸馏水，加入6.35g碘，待溶解后，稀释至1000ml。

6. 1%（m/V）淀粉溶液。

7. 0.05mol/L硫代硫酸钠溶液　称取12.5g硫代硫酸钠溶于煮沸并放冷的水中，稀释至1000ml，加入0.2g碳酸钠，贮于棕色瓶内，静置过夜。

硫代硫酸钠的标定方法如下：于250ml碘量瓶中，加入约1g碘化钾及50ml水，加入0.05mol/L重铬酸钾标准溶液20.00ml，（1+5）硫酸溶液5ml，混匀，于暗处放置5分钟，用硫代硫酸钠溶液滴定,待滴定至溶液呈淡黄色时,加入淀粉溶液 1ml,继续滴定至蓝色恰好褪去,记录用量,并按下式计算硫代硫酸钠的浓度:

$$M_1 = M_2 \cdot V_2 / V_1$$

式中:M_1—硫代硫酸钠标准溶液浓度(mol/L);

　　　M_2—重铬酸钾标准溶液浓度(mol/L);

　　　V_1—滴定时消耗的硫代硫酸钠标准溶液体积(ml);

　　　V_2—滴定时消耗的重铬酸钾标准溶液体积(ml)。

8. 乙酰丙酮溶液　称取 25.0g 乙酸铵,加少量水溶解,加 3.0ml 冰乙酸及 0.25ml 新蒸馏的乙酰丙酮,混匀,加水稀释至 100ml。此溶液放置冰箱内可稳定一个月。

9. 甲醛标准贮备溶液　量取 10ml 36%~38% 甲醛,用水稀释至 500ml。

标定方法:吸取 5.00ml 甲醛溶液于 250ml 碘量瓶中,加入 0.1mol/L 碘溶液 40.00ml,立即逐滴加 30% 氢氧化钠溶液,至颜色褪至淡黄色为止;放置 10 分钟。用 5.0ml(1:5)盐酸溶液酸化(空白需多加 2ml 酸),置暗处放 10 分钟,加 100~150ml 水,用 0.1mol/L 硫代硫酸钠标准溶液滴定至淡黄色,加 1.0ml 新配制的 0.5% 淀粉指示剂,继续滴定至蓝色刚刚褪去即为终点。记录硫代硫酸钠标准溶液用量 V_1(ml)。另取 5ml 水进行空白滴定,操作同上。记录硫代硫酸钠标准溶液用量 V_0(ml)。

按下式计算甲醛溶液浓度:

$$甲醛溶液浓度(mg/ml) = (V_0 - V_1) \times C \times 15 / 5.00$$

式中:V_0—滴定空白溶液所消耗硫代硫酸钠标准溶液体积(ml);

　　　V_1—滴定甲醛溶液所消耗硫代硫酸钠标准溶液体积(ml);

　　　C—硫代硫酸钠标准溶液浓度(mol/L);

　　　15—甲醛的当量。

临用时,用水稀释配制每 ml 含 5.0μg 的甲醛的标准溶液。

10. 甲醛标准使用液　用水将一定量的甲醛标准贮备液逐级稀释成 5.00μg/ml 的标准使用液。临用时现配。

（四）方法

1. 空气样品的采集　取 1 支大型气泡吸收管,内装 5.0ml 水及 1.0ml 乙酰丙酮溶液,连接大气采样器,以 0.5L/min 的速度,采气 5~30L。在室温下(20~25℃)放置 2 小时后测定。

2. 标准曲线的绘制　取 8 支 10ml 具塞比色管,编号,分别加甲醛标准使用液 0,0.10,0.20,0.40,0.60,1.00,2.00,3.00ml;再依次加蒸馏水 5.00,4.90,4.80,4.60,4.40,4.00,3.00,2.00ml;各管加乙酰丙酮溶液 1.00ml,混匀。沸水浴加热 10 分钟,取出冷却,于波长 414nm 处,用 1cm 比色皿,以纯水为参比,测定标准系列和样品的吸光度。以吸光度与甲醛含量(μg)

绘制标准曲线。

3. 样品测定　采样后,将吸收液全部倒入比色管中。沸水浴加热 10 分钟后,取出冷却,进行比色。

4. 计算

$$甲醛(mg/m^3) = W/V_n$$

式中:W—样品中甲醛含量(μg);

　　　V_n—换算成标准状态下采样体积(L)。

(五)注意事项

1. 微量甲醛的水溶液极不稳定。标准溶液配制后,应立即做标准曲线,采样后应在 4 小时内尽快分析。

2. 沸水浴加热 3 分钟才能显色完全,并可稳定 12 小时以上。如果在室温下,反应缓慢,显色随时间逐渐加深,2 小时后才趋于稳定。

3. 采样效率　串联两个大型气泡吸收管,前管吸收效率达 100%;用小型气泡吸收管,前管吸收效率平均为 95%。

4. 本反应保持溶液 pH 为 6 时,显色稳定,因此溶液中需加入醋酸铵-醋酸缓冲溶液。

5. 乙酰内酮试剂配制前,需新蒸馏。因为试剂的纯度对空白吸光度影响较大。

6. 甲醛易聚合,制备标准贮备液时,应取加硫酸蒸馏后的甲醛溶液稀释,再标定其含量。

7. 干扰物　酚含量在 15mg,乙醛在 3mg 以下不干扰,甲醛的回收率在 95% 以上。

二、酚试剂比色法

(一)原理

甲醛与酚试剂反应生成嗪,嗪在酸性溶液中被高价铁离子氧化形成蓝绿色化合物,根据颜色深浅,采用分光光度法,进行比色定量。

检出限为 0.1μg/5ml,当采样体积为 10L 时,最低检出浓度为 0.01mg/m³。

(二)仪器

1. 10ml 大型气泡吸收管。

2. 空气采样器(流量范围 0~2L/min)。

3. 10ml 具塞比色管。

4. 分光光度计。

(三)试剂

1. 吸收液　称取 0.10g 酚试剂(3-甲基-苯并噻唑腙,简称 NBTH)溶于水中,稀释至 100ml 即为吸收原液,储存于棕色瓶中,在冰箱内可以稳定 3 天。采样时取 5.0ml 加入 95ml 水中,即为吸收液。采样时临时现配。

2. 1%硫酸铁铵溶液　称取 1.0g 硫酸铁铵,用 0.10mol/L 盐酸溶液溶解,并稀释至 100ml。

3. 0.1N 硫代硫酸钠溶液　配制与浓度标定同二氧化硫盐酸副玫瑰苯胺比色法。

4. 甲醛标准溶液　量取 10ml 36%~38%甲醛,用水稀释至 500ml,用碘量法标定甲醛溶液浓度。使用时,先用水稀释成每 ml 含 10.0μg 的甲醛溶液。然后立即吸取 10.0ml 此稀释溶液于 100ml 容量瓶中,加 5.0ml 吸收原液,再用水稀释至标线。此溶液每 ml 含 1.0μg 甲醛。放置 30 分钟后,用此溶液配制标准色列,此标准溶液可稳定 24 小时。标定同乙酰丙酮分光光度法。

（四）方法

1. 采样　取一个 10ml 的大型气泡吸收管,装入 5.0ml 吸收液,并以 0.5L/min 的速度,采取 10L 空气。

2. 配制标准系列　取 8 支 10ml 具塞比色管,编号,分别加入甲醛标准溶液 0ml,0.10ml,0.20ml,0.40ml,0.60ml,0.80ml,1.00ml,1.50ml,再依次分别加入吸收液 5.00ml,4.90ml,4.80ml,4.60ml,4.40ml,4.20ml,4.00ml,3.50ml,摇匀后,各管加入 0.40ml 1%硫酸铁铵溶液,充分摇匀,在室温下显色 20 分钟。

3. 样品测定　采样后,将样品溶液全部移入比色管中,用少量吸收液洗涤吸收管,洗涤液并入比色管,使总体积为 5.0ml,室温下放置 80 分钟。

4. 比色　在波长 630nm 处,用 1cm 比色皿,以纯水为参比,测定标准系列和样品的吸光度。以吸光度与甲醛含量(μg)绘制标准曲线。

5. 计算

$$甲醛(mg/m^3) = W/V_n$$

式中:W—样品中甲醛含量(μg);

V_n—换算成标准状态下采样体积(L)。

（五）注意事项

1. 配制甲醛标准时,在摇动下逐滴加入氢氧化钠溶液,至颜色明显减退,再摇片刻,放置后应褪至无色。

2. 二氧化硫共存时,会使结果偏低。二氧化硫产生的干扰,可以在采样时,使气体先通过装有硫酸锰滤纸的过滤器,即可排除干扰。

3. 与酚试剂缩合生成嗪,适宜 pH 范围 3~7,当 pH 4~5 最好。

4. 室温低于 15℃时反应慢,显色不完全。25~35℃时 15 分钟显色达最完全,放置时间 4 小时稳定不变。

5. 本法氧化剂选用硫酸铁铵,但硫酸铁铵水溶液易水解而形成 $Fe(OH)_3$ 乳浊现象,影响比色,故改用酸性溶剂配制。但酸度也不宜过大,否则原色太深。经试验选用 0.1 N HCl 作溶剂为宜。有人提出用 1% 三氯化铁与 1.6% 氨基磺酸的混合液作氧化剂,并可防止氮氧化物的干扰。但因试剂原色太深影响比色。本反应加入硫酸铁铵的量不宜过多,否则空白管光密度值高,影响比色,以加 1% 硫酸铁铵 0.4ml 为好。

（金永堂）

公共场所空气中细菌的测定

空气微生物亦称气挟微生物,大多附着于固体或液体的颗粒物上而悬浮于空气中,常以微生物气溶胶形式存在。由于颗粒小、质量轻,在空气中可滞留较长时间,故对健康影响大。被微生物污染的空气是呼吸道疾病的主要传播途径,因而对空气进行细菌学检测,可了解气溶胶扩散的范围;确定不同场合中空气微生物的种类、分布、数量以及滞留时间;气雾免疫的实验研究;空气消毒剂的研究及消毒效果评价等。

空气中微生物定量监测在技术上仍有较多困难,尤其是病原微生物监测。在公共场所常以空气中细菌总数表征示其清洁程度。在开展公共场所卫生监督管理过程中,为贯彻执行《公共场所卫生管理条例》《室内空气质量标准》(GB/T 18883—2002)、《公共场所卫生标准》(GB 16153—1996)以及各类公共场所卫生标准(包括 GB 9663～9673—1996),我国制定了《公共场所空气微生物检验方法—细菌总数测定》(GB/T 18204.1—2000)作为相配套的监测检验方法。其中,规定的空气微生物检测标准方法包括撞击法和自然沉降法两种。

空气微生物监测时应注意:一是标准所列的两种监测方法的数值不能相互换算和取代,只能在相同采样方法基础上方可进行比较;二是细菌总数的表示方法,上述两种方法均系含菌颗粒在培养基上生成的菌落,因此不应用"个"/m³ 或"个"/皿表示,而以"菌落"或"菌落形成单位"(CFU)表示更为确切。三是对结果的判定,在实施监测时要依据卫生标准判断其是否合格。

一、撞击法

(一)原理

撞击法(impacting method)是采用撞击式空气微生物采样器采样,通过抽气动力作用,使空气通过狭缝或小孔而产生高速气流,从而使悬浮在空气中的带菌粒子撞击到营养琼脂平板上,经37℃、48 小时培养后,计算每立方米空气中所含的细菌菌落数的采样测定方法。

在操作过程中,利用特制的空气微生物采样器,采用惯性撞击原理,抽吸定量的空气快速撞击在一个或数个、转动或不转动、玻璃或塑料的平皿培养基表面,使悬浮在空气中的微生物粒子随同抽入的空气冲击并附着于瓶壁的营养琼脂培养基上,经37℃恒温培养48 小时后计数生长的菌落数。

本法采样装置由4部分组成:抽气泵、采样器、微气压计和气流调节器。在抽气泵的吸引下,将一定量(20~25L/min)的含有微生物粒子的空气强迫通过一狭缝式喷嘴,在喷嘴出口处形成一高速喷射气流,空气中的微生物也随之获得高速运动,当接近采集面时,由于受阻,空气沿采集面拐弯而去,微生物粒子则因其惯性而继续前进,直至与采集面(营养琼脂或其他介质)相撞而被采集在介质表面(图实16-1)。

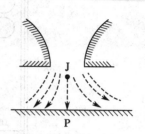

图实 16-1　惯性撞击法微生物采样器工作原理

J.喷嘴(狭缝或圆孔);

P. 采集面

由于狭缝喷嘴的位置是固定的,为了使采集的微生物粒子能均匀地分布在整个平皿的采样介质上,而不致总是撞击在狭缝相对应的一条线上,因此,在采样的同时,平皿必须不断旋转。

(二)仪器与设备

1. 高压蒸汽灭菌器。

2. 干热灭菌器。

3. 恒温培养箱。

4. 电冰箱。

5. 一次性消毒平皿,或玻璃平皿(直径9cm,置干热灭菌箱中160℃灭菌2小时)。

6. 制备培养基的一般设备　量筒、三角烧瓶、pH计或精密pH试纸等。

7. 撞击式空气微生物采样器选择的基本要求包括　对空气中细菌捕获率达95%;操作简单,携带方便,性能稳定,便于消毒。有多种形式结构,如单层裂隙采样器(有Casella型和Reynier型)、多层筛板式采样器(Anderson采样器)、大流量固体撞击式采样器等。国产的有JWL-Ⅰ型和JWL-Ⅱ型空气微生物采样器、JWL-2C新型固体撞击式多功能空气微生物监测仪等(图实16-2)。

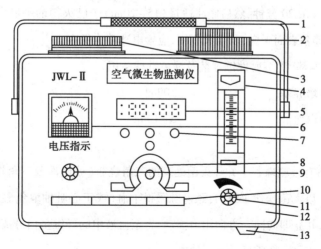

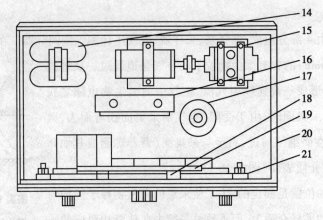

图实 16-2   惯性撞击法微生物采样器(JWL-I 型)结构图

1. 提手；2. 采样装置；3. 消毒器；4. 玻璃转子流量计；5. 显示板；6. 直流电压表；7. 小型按钮；8. 波段开关；9. 电位器；10. 按钮电源开关；11.线绕电位器；12. 面板；13. 橡胶垫脚；14. 变压器；15. 刮板泵；16. 散热片；17. 消声器；18. 垫脚；19. 线路板；20. 机箱；21. 垫脚

(三)试剂与材料

1. 营养琼脂培养基(测细菌总数用)

成分：蛋白胨   20g

牛肉浸膏   3g

氯化钠   5g

琼脂   15~20g

蒸馏水   1000ml

制法：将上述成分混合后，加热溶解。调节 pH 为 7.4。过滤分装于三角烧瓶中，经 121℃ (103kPa)高压蒸汽灭菌 20 分钟，然后倾注适量(15~20ml)于已灭菌的平皿内,制成营养琼脂平板备用。应保持培养基表面干燥；若当天不用，应置电冰箱内保存。

2. 血液琼脂培养基(测溶血性链球菌及绿色链球菌用)

成分：营养琼脂培养基   100ml

脱纤维蛋白血液   5~10ml

制法：

(1)准备一内盛有玻璃珠若干并经灭菌处理的三角烧瓶(玻璃珠及三角烧瓶内壁均应干燥，以避免引起溶血)。以无菌操作手续，自颈静脉采得羊血(或于心脏抽取兔血)后，立即将血液注入灭菌三角烧瓶内，并立即向同一方向用力摇动，直至血液中的纤维蛋白分离出并附着于玻璃珠表面、血液不凝固为止。一般需摇动 5 分钟左右。

（2）将盛于三角烧瓶内已灭菌的营养琼脂培养基加热融化，待冷却至 50~55℃ 时，以无菌操作加入脱纤维蛋白血液，并混匀（避免因振荡而产生泡沫），随即倾注适量（15~20ml）于已灭菌的平皿中，制成血液琼脂平板备用。应保持培养基表面干燥；若当天不用，亦应置于冰箱内保存。

3. 其他培养基　测定细菌总数时，还可用含龙胆紫（1∶50 000~1∶500 000）血琼脂培养基；测定肠道细菌时可加用伊红美蓝琼脂。测定真菌数时可用马铃薯葡萄糖琼脂（含氯霉素 100μg/ml）或孟加拉红培养基。

（四）方法

1. 采样点选择　根据现场面积的大小及环境状况，选择有代表性的位置设置采样点，一般场所每次设 5 个采样点，即室内墙角对角线交叉处为一采样点，该交点与四墙角连线的中点为另外 4 个采样点。采样点应远离墙壁 1m 以上。避开空调、门窗等空气流通处。各采样点距采样高度距地面 1.2~1.5m。每个测定点采 2 个平行样品。

2. 仪器外表的处理　采样前根据采样点的洁净要求，需对仪器表面进行不同程度的清洁或消毒处理。如在洁净病室或局部净化区使用，进入工作区之前，除用蒸馏水湿纱布将仪器表面擦拭干净外，还须用 75% 酒精棉球对整个仪器表面进行消毒；在作悬挂采样时，连接采样装置的橡皮管也应作相同的处理；如为一般环境，则将仪器擦拭干净后即可使用。

3. 采样装置的清洁灭菌　取下采样装置进气口上的盖子和端盖，置于采样装置燃烧盆的三叉支架上用酒精棉球火焰灭菌约 1 分钟，然后两手各持一挤干酒精的棉球（以免烫手）将其移回采样装置上，待冷却。

4. 采样仪器的设定　按仪器说明书操作，将采样时间的选择旋钮调到选定的采样时间挡上。按下直流或交流电源选择开关，打开电源开关，此时若需定时采样则用快/慢键进行定时或对表。

5. 采样平皿的安装　将采样的平皿盖略松开，打开已冷却的端盖，把采样平皿置于采样装置基体的三爪形平皿托架上；把端盖旋紧于基体的橡皮垫圈上。

6. 空气采样　按下计时开关，仪器便开始采样和计时，用流量调节的针阀调节流量到正确刻度上（一般为 25L/min）。到选定的采样时间后，仪器自动关机，该次采样结束。旋开端盖，将平皿盖立即盖回平皿上，将平皿倒转置于贮存盒内；然后按上述各步骤进行下一次采样。一般在同一点应重复采样三次。

7. 培养　将采过样的平皿倒转置于 36±1℃ 培养 48 小时。

8. 结果观察　计数培养后每皿的培养基表面上所生长的菌落数，并求出同一点重复采样的平均菌落数。

（五）空气中细菌数的计算

根据采样器的流量和采样时间,可用下面的公式换算成每立方米空气中的菌落数,以 CFU/m³ 报告结果:

$$空气中菌落数(CFU/m^3) = \frac{每皿平均菌落数}{采样流量(L/min) \times 采样时间(min)} \times 1000$$

（六）附注

1. 撞击式空气微生物采样器由于采样效率高,方法简便,使用范围广,是目前国际上应用最广泛的一种采样方法。

2. 由于平皿中营养琼脂的厚度,将影响采集面与喷嘴出口面之间的撞击距离,从而影响采样的效率和采样时平皿能否顺利旋转。因此,倾注平皿时,需要注意以下两点:第一,必须正确定量,每个平皿加入已经全部融化并冷却至45℃左右的营养琼脂4.5ml,注意不要有气泡;第二,平皿应放在经水平仪校正的平台,以免平皿各处的琼脂厚度不一致,也会影响撞击距离和旋转。

3. 采样时间的选择视采样点空气含菌量的大致估计情况而定。一般室内 1~3 分钟,室外 2~3 分钟;有过滤通风处或空气过滤后则为 10~15 分钟。超过 15 分钟,琼脂表面已比较干燥,不宜继续采样,应另换一琼脂平皿再继续进行采样。空气中含菌量特别高者,可选择 30 秒采样时间。

4. 培养温度控制,如欲准确计数霉菌菌落,培养后再于 22℃ 左右室温下放置 48 小时。

5. 若测定空气中的溶血性链球菌及绿色链球菌,则用血琼脂平板,其他操作及计算方法与细菌总数测定方法相同。

6. 选择采样点时,应注意选择避风、空气扰动较小的位置;应尽量避开空调、门窗等气流变化较大之处;测定点要距离墙壁 1m 以外,并根据测定的目的,选择不同的高度。整个采样过程中,应动作轻缓,避免扬起灰尘,并要注意无菌操作。

二、沉降法

沉降法(又称平皿暴露法)是利用空气中含菌粒子自然沉降于琼脂表面而达到采样目的。该法简便易行,多年来被广泛应用于室内、外各种场所空气中微生物数量的测定。我国公共场所卫生标准中规定在无微生物采样器的条件下,可用沉降法进行测定。

（一）原理

自然沉降法(natural sinking method)是指直径 9cm 的营养琼脂平板在采样点暴露 5 分钟,经 37℃、48 小时培养后,计数生长的细菌菌落数的采样测定方法。因为空气中附着在尘埃或飞沫小滴上的细菌,经过一段时间,可自然沉降于培养基的表面,经培养后计数其生长的菌落数,再按公式推算出每立方米空气中的细菌总数。

由于空气中悬浮颗粒物的沉降速度,与颗粒的粒径、密度、空气粘度和重力加速度等因素有关,粒径越小,其沉降速度越慢,在一定暴露时间内不可能将平皿上方空气中的含细菌的悬浮颗粒物完全沉降于平皿内。同时在公共场所由于热对流、通风产生的平流和人为活动形成的紊流使在平皿上方的空气被搅动,即便是较大的颗粒也不会完全降落于平皿内。用公式换算结果和实际存在于空气中细菌数有较大出入。但此法简便,在不能普及微生物采样器的条件下,可相对地表示空气中微生物污染的程度,适用于相同条件下进行比较。

(二)仪器与设备

除裂隙式采样器外,其余均同"撞击法"。

(三)试剂与材料

营养琼脂培养基或血液琼脂培养基,制备方法同"撞击法"。

(四)方法

1. 采样点的选择同"沉降法"。

2. 采样　将营养琼脂平板置于各采样点距地面1.2~1.5的高度,打开皿盖,使平皿内营养琼脂培养基表面暴露于空气中5分钟。盖上皿盖,翻转平板,置于36±1℃恒温培养箱中培养48小时。

3. 计数每块平板上生长的菌落数,如为血液琼脂平板,则可记数溶血性链球菌和绿色链球菌数,求出全部采样点的平均菌落数。

(五)计算

以每平皿菌落数(CFU/皿)报告结果,可用下式计算每立方米空气中的细菌数。

因此,可用下式计算每立方米空气中的细菌数:

$$每立方米菌落数(CFU/m^3) = 1000 \div \left(\frac{A}{100} \times t \times \frac{10}{5} \right) \times N = \frac{50000N}{At}$$

式中:N—平板直接计数的平均菌落数;

$\quad\quad A$—平皿的底面积(cm^2);

$\quad\quad t$—暴露于空气的时间(min)。

(六)附注

1. 用沉降法测定空气中的细菌数是比较粗糙的方法,但较简易,适用于对比测定空气中的细菌数。其公式换算方法虽不甚合理,但仍可粗略估算。

2. 平皿底面积直径不宜小于9cm。

3. 采样中打开皿盖时,应将皿盖向下,切忌皿盖向上而暴露于空气中,影响采样结果。暴露5分钟后,应按打开皿盖的先后顺序,盖上皿盖,带回实验室置培养箱37℃,48小时培养后计数菌落。

4. 有报道分别采用撞击法和沉降法采样测定空气中的微生物含量,结果有较好的相关性。其中,撞击法测定不同清洁程度的公共场所,有较高的准确性,方法的稳定性较高,能较客观的反映空气中细菌总数的实际含量。沉降法具有简便、经济的优点,但其易受空气中含菌尘粒的大小及微小气候的影响。

5. 其他注意事项参见"撞击法"。

（曾晓雯　董光辉）

看 图 法

一、目的意义

(一)意义

在环境卫生工作中,开展卫生审查,如审查公共场所以及新建、改建、扩建的公共场所的选址和设计,及审核"卫生许可证申请";预防性监督办公场所和住宅的卫生学设计;审核城乡规划设计等,或开展环境质量评价,会常接触到各种地形图和工程设计图纸。因此,卫生医师有必要掌握有关地形图和各种工程图纸(特别是建筑工程图纸)的基本知识和看图技能。

(二)目的要求

1. 了解看图法在环境卫生工作中的作用与意义。

2. 了解地形图和各种工程设计图纸的绘制原理。

3. 熟悉各类型图纸及绘图常用图例的基本知识。

4. 掌握看图的要点及进行卫生学评价的方法。

二、原理和方法

(一)常见图纸类型

1. 按图纸表现内容分类

(1)地形图:表示某地区地面上的山川、湖泊、道路、桥梁、农田、居民点和各种建筑物等的位置与地面的高低起伏,根据实地测量绘制而成。

测绘人员应用各种仪器和方法,把地面上各点的位置和各点之间的高度加以测量,然后按一定的比例尺和图例绘制成地形图。它常用作研究和规划各种基本建设的依据,例如在某地规划一个城市或一个居民点时,或在某地计划建设一个工厂、学校、医院、住宅等建筑物时,均需参考当地的地形图才能进行设计。在卫生工作中,当审查这些基本建设的规划设计是否符合卫生要求,或当进行某项卫生调查时,也需取得相应的地形图资料。

（2）城市和农村规划图：这种图是根据总体规划并考虑多方面（其中包括卫生方面）的要求而编制的。按表示的内容和范围可分为许多张，成一整套。例如在城市规划中可分为城市总体规划图、城市某一居住小区规划图、城市中心规划图、某居民小区总体规划图、某住宅街坊规划图、城市给排水工程规划图、城市绿化系统规划图等；在农村规划中可分为村镇总体规划图、某一乡村居民点规划图等。

（3）环境质量评价图：对一个区域开展环境质量现状评价，可将评价结果绘成各种环境质量评价图，包括大气质量评价图、地面水质量评价图、地下水质量评价图、土壤质量评价图以及总环境质量评价（或环境质量综合评价）图等。还应绘制污染源分布图，把排放废气、废水、废渣等污染物的种类和数量、污染物排放高度或废水排出口位置等标绘于地形图上。环境质量评价图通常把评价区域划分成一定大小的方格，算出每个方格的各种环境质量指数后，用不同图例或颜色表示各方格的环境质量。也可将经系统监测获得的数据经统计处理后标注在具有监测点位置的地形图上，然后绘制出各种浓度的等值线图。

在环境影响评价中，可将预测某建设项目投产后对周围地区在环境质量现状基础上形成的各种环境质量绘成环境质量预测图，可看出建设项目对周围环境质量影响的范围和程度。

（4）建筑设计图纸：表示某一工程项目（工业建筑或民用建筑）的设计。为了全面表示出全部设计的各个方面（例如建筑物的内外上下、水电、暖气通风、材料设备等），必须分许多张图纸从不同方面来表现。表示某一基建单位的用地上，既有的与拟建的建筑物位置、室外道路和绿化布置计划等的图纸，则称该建设单位的总平面（布置）图。

（5）有关构筑物与设备的设计图：表示环境卫生方面的有关构筑物（例如给水净化构筑物、污水净化构筑物等）和设备（例如集中空调通风系统、防止大气污染采用的各种除尘设备和气体净化设备等）的设计图。

2. 按图纸表现方式分类

（1）平面图：表示某一建筑物或设备的平面构造、尺寸等。如系房屋建筑平面图，则图中表示的是房间的长宽尺寸、墙的厚度、门窗位置、地面材料和地面标高、家具和设备的种类及位置、水电暖通设备的布置等。如将这些内容都标注在同一张图上，则图纸会过于庞杂，不易辨认。因此，通常把土建、给排水、暖通、电气设备安装等分绘几张平面图。多层建筑物应按层分别绘制平面图，并在图上注明是第几层。

有的平面图还标出了风玫瑰图和指北针等。最常见的风玫瑰图是一个圆，圆上引出16条放射线，它们代表16个不同的方向，每条直线的长度与这个方向的风的频度成正比。在风向玫瑰图中，频率最高的方位，表示该风向出现次数最多。静风的频度放在中间。有些风玫瑰图上还指示出了各风向的风速范围。指北针用于指示方向，应用于方向判读，城市道路地图阅读等。它指示北方方位,配合地图寻求相对位置明确图中设施的位置。

(2)立面(或立视)图:表示某一建筑物或设备的外观的形式、尺寸、艺术造型、使用材料等情况。一般应分别用前后立面图和左右立面图表示出前后左右的外观,在对称时,可减少一个或两个立面图。左右的立面图有时也称侧面(侧视)图。

(3)剖面图:为了表示某一建筑物或设备内部构造和尺寸等情况,可用剖面图。有纵剖面、横剖面和其他角度的剖面等,从何处剖开及从何方向入视,必须在平面图上用符号(剖面线和箭头)注明,剖面图的多少和具体剖开部位,由表现的需要而定。

以上平面图、立面图和剖面图三种图纸一般常根据直角投影的原理绘制。

(4)透视图:上述三种图纸有时还不能使看图者一目了然地想象出图纸所表示的建筑物或设备的形状,这就需要用透视图来辅助。在人与建筑物之间设立一个透明的铅垂面 K 作为投影面,人的视线(投射线)透过投影面而与投影面相交所得的图形,称为透视图,或称为透视投影,简称透视。透视图常根据中心投影的原理绘制。

(二)图纸的绘制原理

1. 投影

(1)平行投影:在空间悬挂一个物体,在该物体后方一定距离处放一张白纸,在该物体前方用平行光照向该物体,白纸上就会出现该物体的影子,这个影子就叫做该物体在平面上的投影。平行光垂直照射在投影面(白纸平面)上时,物体的投影称为直角投影,属于平行投影的一种。直角投影中,平行于投影面的任一条直线在投影面上投影的大小与该物体的实际大小相同,所以直角投影是工程图纸中最基本的表现方法。

通常单一平面的直角投影不能完整地表示出某一物体的全部形象,因此,常用三个相互垂直平面(A、B 和 C)的直角投影来表示(图实 17-1),并把物体的三个相互垂直面(如房屋的墙面与地面)放置成与平面 A、B 和 C 相平行,经三个方向的平行光照射,分别得到平面图、立面图和侧面图。

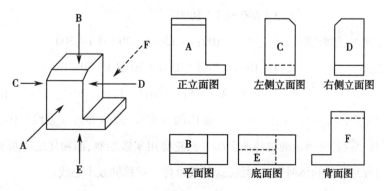

图实 17-1　直接正投影图

为了把这三个相互垂直平面上的投影绘在同一张纸上,可将平面 A、C 铺开,平面图在立面图之下,侧面图在立面图之右。如果审查图纸时图上没有说明,可按此规定看图。

(2)中心投影:透视图是以作画者的眼睛为中心做出的空间物体在画面上的中心投影(而非平行投影)。它具有将三维空间物体转换或便于呈现二维图像的作用。透视投影因投影线不是互相平行集于视点,所以显示物体的大小,并非真实的大小,有近大远小的特点。形状上,由于角度因素,长方形或正方形常绘成不规则四边形,直角绘成锐角或钝角,四边不相等。圆的形状常显示为椭圆。我们常把经典透视图分为一点透视,两点透视和三点透视,它们之间的区别在于对象的 3 个主视方向与投影平面的平行个数(图实 17-2)。

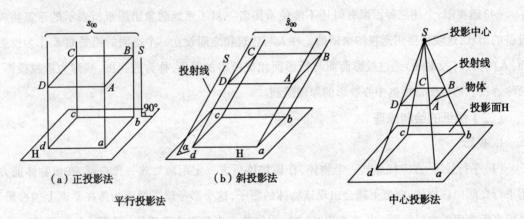

(a)正投影法　　　(b)斜投影法

平行投影法　　　　　　　　　　　中心投影法

图实 17-2　投影法原理图

2. 比例尺　采用上述直角投影时,物体在投影面上投影的大小与该物体本身完全相同,但为便利起见,制图时常必须将投影较实物缩小若干倍。把物体的实际尺寸缩小若干倍后画在图纸上的尺寸与物体实际尺寸的比,叫作比例尺(或缩尺)。在建筑图纸中,根据表现对象的大小和实际需要的不同,所用比例尺也不相同。

地区地形图	1:2000;1:5000;1:10000 或 1:25000
总平面图	1:500 或 1:1000
平面图、立面图、剖面图	1:50;1:100;1:150;1:200 或 1:300
局部放大图	1:10;1:20;1:25;1:30 或 1:50
构造详图	1:1;1:2;1:5;1:10;1:15;1:20;1:25;1:30 或 1:50

3. 线条　图形由各种不同的线条组成,常用的有实线、虚线和对称轴线(中心线)等数种。在图纸中根据某一投影所表示的物体的全部可见轮廓用实线绘制,而物体之不可见轮廓则用虚线表示;表示对称形状的物体时用点画线,这种线也称为对称轴或中心线。

图纸上不仅要正确地按比例表示出物体的形状,而且还要标注出它的尺寸。在图上物体的两端画两条与轮廓线垂直的较细的引出线,以表示尺寸的界限。在两条引出线之间,与所要标注尺寸的轮廓线平行,画一较细的实线,叫做尺寸线。在尺寸线两端画上箭头,并在尺寸线中部断开处标出尺寸数字。

4. 剖面　为了在图纸上表明物体的内部构造,常用剖面图,即将该物体想象成被一假想平面剖成两个部分,移去一部分,从剖开的一面来观察剩余的部分(图实17-3)。

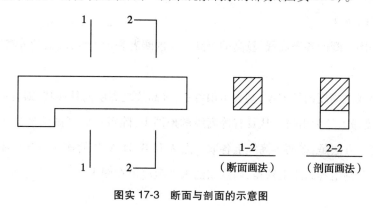

图实 17-3　断面与剖面的示意图

5. 标高及等高线

(1)标高:在房屋建筑中,规范规定用标高表示建筑物的高度。标高分为相对标高和绝对标高两种。以建筑物底层室内地面为零点的标高称为相对标高;以青岛黄海平均海平面的高度为零点的标高称为绝对标高。建筑设计说明中原则上要说明相对标高与绝对标高的关系。关于标高应了解:

1)建筑物是以接近地面处的±0.000 标高的平面作为总平面图的。

2)总图中标注的标高为绝对标高,当标注相对标高,会注明相对标高与绝对标高的换算关系。例如"相对标高±0.000 相当于绝对标高 190.570m",这就说明该建筑物底层室内地面设计在比海平面高 190.57m 的水平面上。

3)标注标高时,短横线是需标注高度的界线,长横线之上或之下注出标高数字。

4)总平面图上的标高符号,采用涂黑的三角形表示。标高数字以米为单位,注写到小数点后第三位。在数字后面不注写单位。

5)零点标高注写成±0.000,低于零点的负数标高前加注"−"号,高于零点的正数标高前不注"+"。

(2)等高线:地形图中用等高线表示地形的高低起伏,等高线即是连地面上高度相等之各点所成的线。假设有一孤岛屹立于水中,则水面截此岛表面所成之线即为一等高线(图实17-4a)。假如此时水面的高度为5m,则此线是 5m 等高线;若水面高度为10m,则此线是 10m 等高线。两等高线间的垂直距离称为等高距,一般常用 0.5m 的倍数作为等高距。等高线中属于整米数者常绘成较粗的线,而将高度注明于线上,其他细线之高度注明与否均可。等高线是不规则的曲线,其形状随地势而变。为了在看图时能从等高线看出地形的高低及山峰、山谷等地形。关于等高线应了解：

1）同一等高线上各点高度均相等。

2）每一等高线必自行闭合，或在此图范围以内闭合，或在此图范围以外闭合。

3）等高线愈密者表示地形愈陡，愈疏者表示地形愈平坦。各等高线间之水平距离相等者，表示地形具有均匀的坡度。

4）图中呈一圈一圈的各等高线，较高的等高线在内圈者表示山峰，较低的等高线在内圈者表示洼地或湖泊。

5）一组等高线之高度向外递增，则表示山谷；若等高线之高度向外递减，则表示山足；山足的突出部分，即曲度最大处为山嶂。从具有等高线的地图上，除可一般了解地形起伏外，还可计算该地的平均坡度。方法是：在两等高线上各取一点 A 和 B，且 A、B 的连线与等高线大致垂直，两点间的高度差可分别由等高线上获得，两点间的水平距离可在图上直接量得。则 A、B 间的地面坡度为：

$$平均坡度 = \frac{两点间高度差}{两点间水平距离} \times 100\%$$

（三）图例

图样是用特定的符号（图例）构成的，要看懂图必须先熟悉图例。只有明白了图上每根线、每个符号的意义，才能彻底了解建筑物或物体的结构情况。常用的图例如图实 17-4a、17-4b 所示。

（四）看图工具

1. 比例尺　看图时可使用市售比例尺（或称三棱尺），尺上已按各种比例分好刻度，可避免换算，直接读出尺寸。

2. 放大镜　有时为了辨别较复杂图纸上的某些细微部分，或图纸的比例尺较大时，可借助放大镜完成看图。

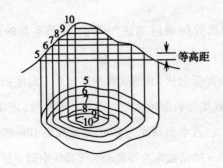

比例尺写法	比例　　1:100 比例　　$\frac{1}{100}$ 比例　　100cm=1m
用线分表示的比例尺	0　1　2　3　4
方向表示法	北　　北

自然土壤	纤维材料	新建的建筑物①
夯实土壤	松散材料	
砂、灰土	金属	原有的建筑物
砂、砾石 碎砖三合土		计划扩建的预留地 或建筑物
天然石材	木材	
毛石	胶合板	拆除的建筑物
普通砖	石膏板	
耐火砖	网状材料	新建的地下建筑物 或构筑物
空心砖	液体	建筑物下面的通道
混凝土	玻璃	散状材料露天堆场
钢筋混凝土	橡胶	其他材料露天堆场 或露天作业场
焦渣，矿渣	塑料	
多孔材料	防水材料	铺砌场地
饰面砖	粉刷	

图实 17-4a 图例举例

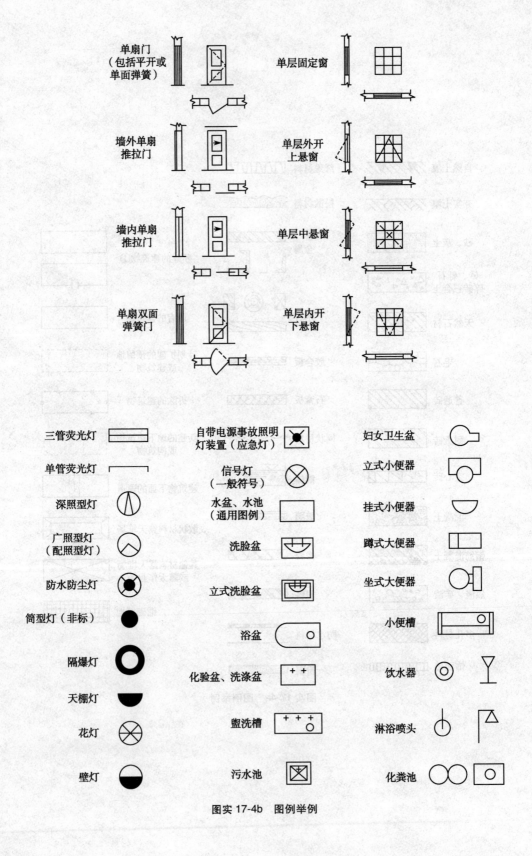

图实 17-4b   图例举例

三、看图要点与顺序

（一）看图要点

1. 确定图纸名称与类型　图纸名称通常位于图纸右下角长方形标框中的格子内。根据这一长方形框中的标题,确认这张图纸上是什么建筑物或物体,及其主要内容。

2. 认清比例尺、风向频率、正北方位等。

3. 明确图纸与其他图纸间的关系。确定这张图纸是整套图中的哪一部分,主要作用是什么。

4. 结合专业知识,审查图纸中存在的卫生学问题。

（二）看图顺序

1. 明确图纸内容和性质。

2. 确定物体尺寸、方位等,辨认图上全部符号和标识。

3. 反复确认图中内容的细部。

4. 明确建设项目的卫生学特点,审核可能存在的漏洞、错误或可改进之处。

5. 拟定修改意见,提出改进措施。

四、图纸审查及评价

（一）审查图纸及有关资料

1. 收集并审查有关资料　如当地的总体规划图、气象资料、建设项目性质、污染企业生产工艺流程及主要污染物类型、环境质量评价情况等。根据被审查图纸的类型、性质和卫生学特点,有时还需收集人群健康资料等。

2. 图纸审查　主要结合不同建设项目的卫生学特点,审查建设项目的选址与设计是否符合有关卫生学要求;与保护环境、控制污染、卫生防护有关的设施与设备的状况,以及能否达到卫生学要求等。提出有利于改善卫生状况的意见和建议。

（二）进行卫生学评价

结合以上两方面的审查结果,对被审查图纸做出卫生学评价,以书面形式报送有关部门。

（三）评价要点

1. 地区或城乡总体规划是否符合卫生学要求,是否满足保障人群健康的长远需要。

2. 是否会对大气,水体、土壤等造成污染。有无垃圾处理设施,是否合理。

3. 住宅和办公场所或公共场所及其他建筑物是否存在卫生学问题,是否满足卫生学要求。

4. 结合现场调查企业的性质及生产流程等,评价污染物来源和排放方式及主要污染物类型等。结合人群健康资料,提出该项目环境影响评价的初步建议。

5. 该建设项目是否满足突发公共卫生或环境污染事件的应急需要。是否考虑自然灾害的卫生应急或紧急医疗救助需求。

（郑玉建　刘开泰　吴　军）

住宅设计卫生审查

一、目的意义

（一）意义

住宅设计卫生审查是预防性卫生监督的重要组成部分。通过对住宅建筑的设计方案（包括文字说明和图纸资料）进行卫生学审核，作出卫生学评价，并对设计中存在的与国家规定的卫生标准、条例、法规等不符的问题，提出改进意见。这样既可在住宅施工前就发现和消除卫生方面的缺陷，又可促进住宅设计的完善。

（二）目的

1. 巩固建筑设计图纸的看图识图方法。

2. 学习和掌握住宅设计卫生审查的要求、方法和审查要点等基本内容。

3. 能运用所学看图法基本技能和住宅卫生的基本理论，审查并评价所给设计资料，并撰写评价报告。

二、原理和方法

（一）审查和评价的依据

目前住宅设计卫生审查的主要依据是已颁布的《住宅设计规范》（GB 50096—2011）和《农村住宅卫生规范》（GB 9981—2012），并应达到以下基本卫生要求：

1. 住宅组成和平面配置适当。

2. 住宅内适宜的微小气候。

3. 良好的采光和照明。

4. 空气清洁，避免室内外污染源的影响。

5. 住宅环境应保持安静。

6. 有良好的卫生设备。

7. 防止病媒虫害的侵扰和控制疾病的传播。

8. 住宅周围有良好的绿化。

（二）方法

根据看图法的顺序和要点，对住宅设计进行审查评价。

三、审查的要点

（一）地段选择的审查

依据《城市居住区规划设计规范》（GB 50180—93）和城市用地分类与规划建设用地标准（GB 50137—2011）相关要求，分析有关设计资料（说明书、地段布置和总平面图），并对地段的现场进行调查。

1. 是否符合已批准的居民区规划，是否有必要的卫生防护距离以及该地段周围住宅建筑群的关系。

2. 地段附近的道路和交通工具情况。

3. 有无接通上下水道的可能性。固体废物如何处理。

4. 绿化情况　草坪和树木种类，树木种植位置，绿化面积（％）。水面情况（面积、深浅、水质）。注意建筑物能否充分利用绿化和水面的良好作用。

5. 地段中各种服务性设施（托儿所、幼儿园、浴室、商店、影剧院等）的分布情况，其服务半径。

6. 地段的地势应平坦，有一定的坡度（约 0.3％），以便排除雨水。

7. 地段的土壤是否受污染，土壤渗水性及地下水位的情况。

8. 是否有受强风及洪水侵袭的危险。

（二）设计的审查

1. 进行设计审查时必须提供的设计和图表资料

（1）详细的说明书。

（2）设计建筑的地段布置图。

（3）计划建筑地段的总平面图（比例尺为 1∶500）。

（4）各层平面图，特别是地下室或半地下室的平面图（比例尺常为 1∶100）。

（5）剖面图（比例尺常为 1∶100）。

（6）立面图（比例尺常为 1∶100）。

（7）典型构成部分（居室）的平面设计（比例尺 1∶50）。

（8）卫生技术设备的设计，包括上、下水道、垃圾排出道、采暖、煤气、供电等。

2. 设计的审查步骤　依据《房屋建筑制图统一标准》（GBT 50001—2010），结合上述各项国家标准，审查总平面图、住宅建筑设计图、住宅剖面图、住宅立面图的卫生状况，评价是否满足卫生要求。

(1)地段总平面图的审查:①地段的规模、形状、长与宽的比例;②建筑物的性质;③建筑密度及净人口密度;④设计建筑物的位置以及与建筑区域内其他建筑物的相互关系;⑤设计建筑物的宽度、长度、层数及高度,设计建筑物与对侧建筑物的间距;⑥建筑物的朝向;⑦建筑物的日照及通风条件;⑧建筑物所在地段内儿童设施及服务设施的配置及其服务半径;⑨地段内的卫生技术设备,包括给水、排水、固体废弃物的清除、照明、绿化情况等。

(2)住宅建筑设计平面图:包括首层平面、标准层、地下及半地下室平面图。以标准层为例。

1)标准层平面图

A. 标准层的形式:单元式、内廊式和外廊式等。

B. 标准层的组成:住宅单元、公共用室、走廊等。

C. 标准层中居室数及朝向,各种朝向居室数的百分数。

2)住宅单元

A. 每宅的组成及配置:每宅中主室、辅室、室外设施(阳台、处廊)是否齐全,便于使用,相互间隔离情况。

B. 居室规模(面积、净高、进深):每人平均居住面积、户形、居室规模是否合乎卫生要求。

C. 居室的日照:居室的朝向,建筑物之间的间距,能否得到充足日照。

D. 居室的自然采光;窗户的位置、大小、形状及窗间距离,采光系数及进深系数是否合乎卫生要求。

E. 居室自然通风:主室与主之间,主室与辅室之间有无产生穿堂风的条件(门窗相对或斜对),主、辅室的门窗与当地夏季主导风向关系,有无换气小窗。

F. 居室的隔音:内、外墙的厚度及建筑材料的性能,楼板的厚度及建筑材料,有无吊顶等。

G. 前室:前室门的宽度及其通过家具的可能性;有无壁橱及贮藏室、吊棚及挂衣钩等。

H. 厨房:位置、大小、朝向及其内部卫生设备、通风等情况。

I. 厕所浴室:位置、大小及其内部卫生设备、通风等情况,垂直配置关系。地面是否低于平均地面,其坡度应符合卫生要求。垃圾排送道入口的位置,构造是否便于排出,有无道口挡板,室外垃圾收集箱设置的位置是否便于清除。

3)公共通道

A. 走廊:宽度、通风、采光等情况。地板建筑材料,与各室的联系。

B. 电梯:位置是否靠近主室,数量,有无隔音墙壁围护。

C. 楼梯:楼梯间的位置,与主室之间有无隔离,楼梯的宽度,阶梯的数目及坡度,踏步的宽度,阶梯的高度,楼梯的高度,楼梯的出口,楼梯扶栏的高度。

4)生活福利设施:建筑物内有哪些生活福利设施,如托幼机构、浴室、理发室等。各种设施的位置、数量、服务范围及与住宅的隔离情况。

(3)住宅立面图:室外有无阳台、游廊、柱等的设置、位置、体型(凸出或凹入)能否对居室造成遮阴。

(4)住宅剖面图:地下室与半地下室的深度,有无防潮通风措施;居室的高度,楼板及吊顶的厚度;窗的形状及高度;地基、基础、勒脚的厚度及楼高。

(三)住宅预防性卫生监督的其他审查工作

(1)住宅建筑过程中以下几项工作,卫生部门也应予以监督与审查。

1)建筑工地应尽量减少对周围居民生活的不利影响。如污染空气和产生噪声振动的露天作业应最大限度地远离居民逗留的地方。

2)建筑工地应尽量保证建筑工人良好的生活条件,如保证供给工人充足的优质饮用水,工地厕所应有必需的设备和结构等。

3)建筑物在建造过程中,卫生部门应深入工地,检查有无违反设计的地方及偷工减料的情况,如有类似情况应及时提出并督促改正。

(2)加强和完善卫生监督与审查的管理工作。新建筑物使用过程中,卫生部门应开展调查研究,在实践中检验预防性卫生监督过程中所提意见的合理性,为以后的预防性卫生监督工作积累经验。

四、住宅设计实例审查

1. 下面提供了某小区住宅建筑设计图纸,请针对该小区新建住宅,仔细看图识图,按照上述设计的审查步骤,开展卫生审查,提出可能存在的卫生学问题及改善建议。

(1)总平面图(图实 18-1)

(2)住宅建筑设计平面图(图实 18-2)

(3)住宅立面图(图实 18-3)

(4)住宅剖面图(图实 18-4)

(5)其他设计图(图实 18-5,图实 18-6,图实 18-7)

2. 结合当地卫生部门对住宅设计进行审查的实例,可为学生提供文字和图表资料,模拟住宅设计卫生审查,提出卫生学评价意见及审查报告。

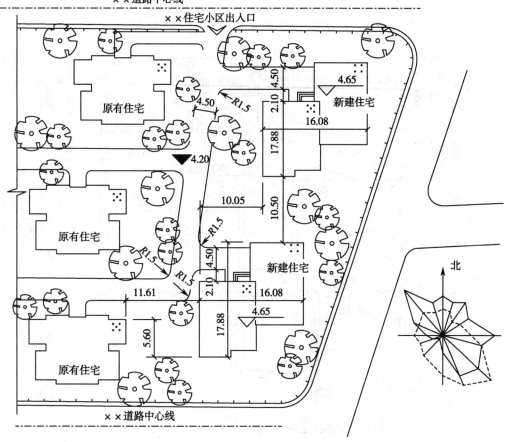

<u>总平面图</u>　　1:500

图实 18-1　某小区总平面图

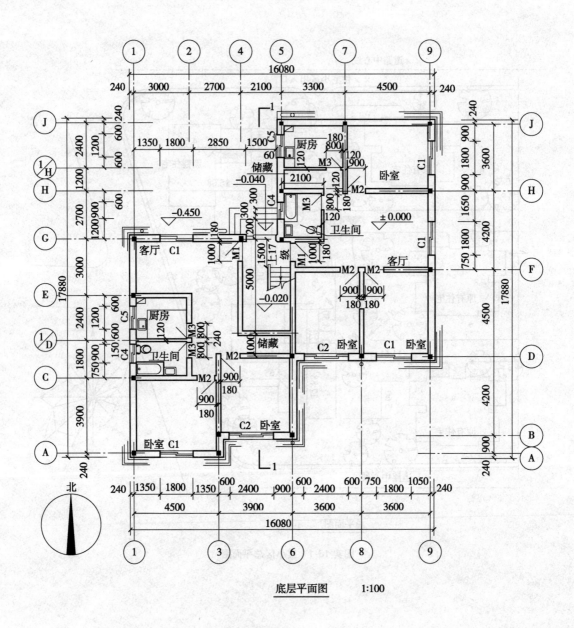

底层平面图   1:100

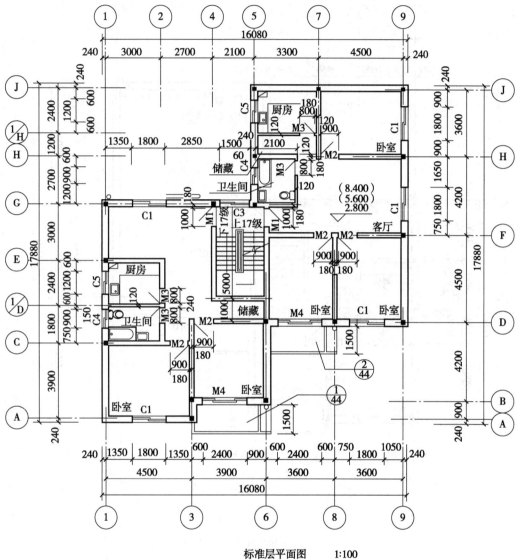

标准层平面图　　1:100

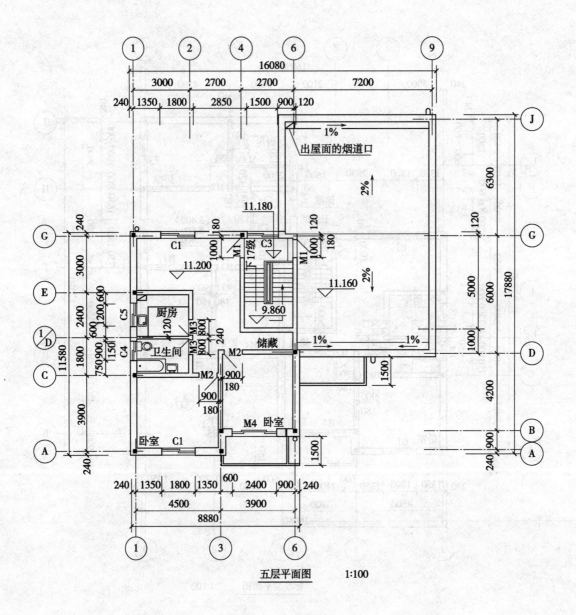

五层平面图　　　　1:100

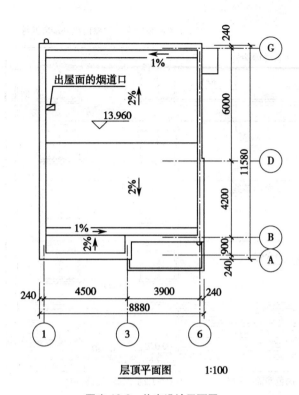

层顶平面图 1:100

图实 18-2 住宅设计平面图

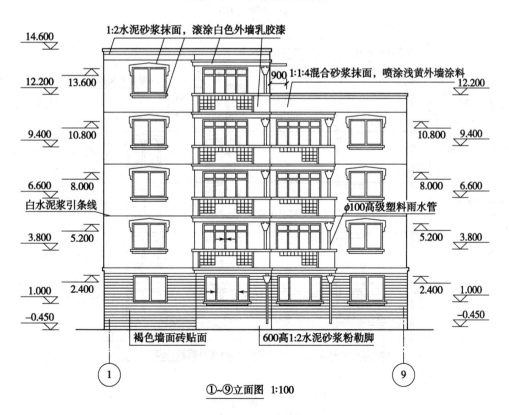

①~⑨立面图 1:100

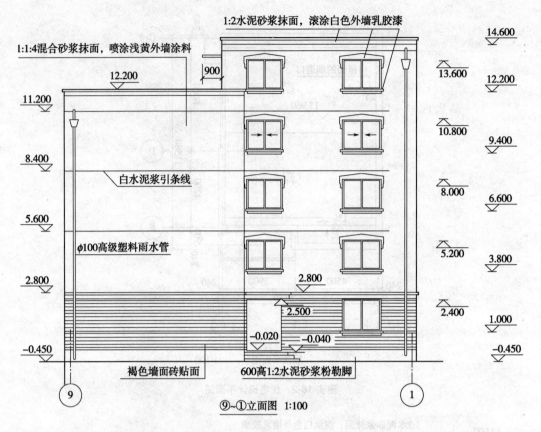

1:2水泥砂浆抹面，滚涂白色外墙乳胶漆

1:1:4混合砂浆抹面，喷涂浅黄外墙涂料

白水泥浆引条线

φ100高级塑料雨水管

褐色墙面砖贴面

600高1:2水泥砂浆粉勒脚

⑨~①立面图 1:100

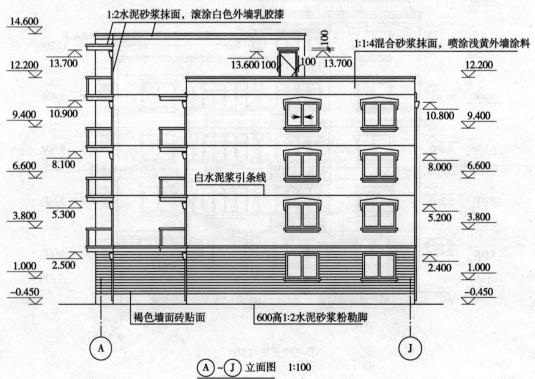

1:2水泥砂浆抹面，滚涂白色外墙乳胶漆

1:1:4混合砂浆抹面，喷涂浅黄外墙涂料

白水泥浆引条线

褐色墙面砖贴面

600高1:2水泥砂浆粉勒脚

Ⓐ~Ⓙ立面图 1:100

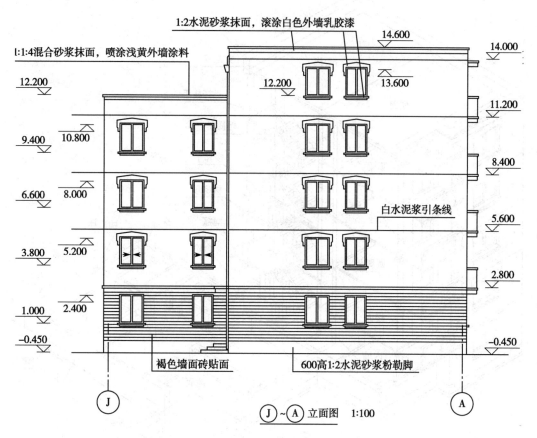

图实 18-3 住宅设计立面图

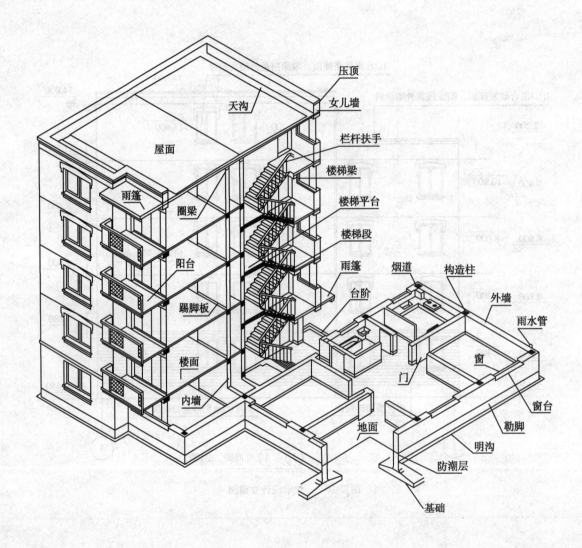

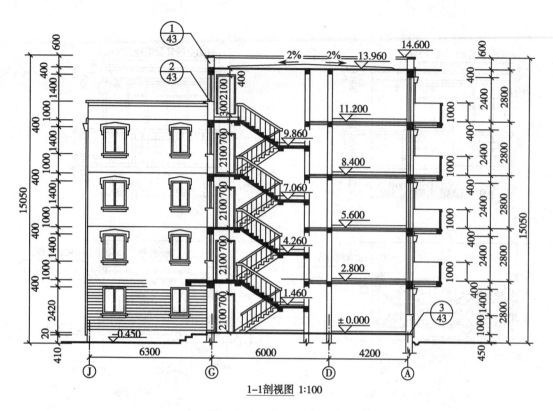

1-1剖视图 1:100

图实 18-4　住宅设计剖面图

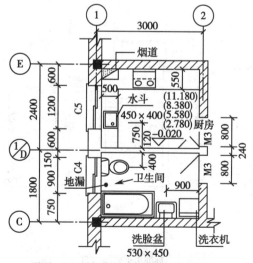

说明：卫生间的楼地面标高与厨房相同。

厨房、卫生间平面图　1:50

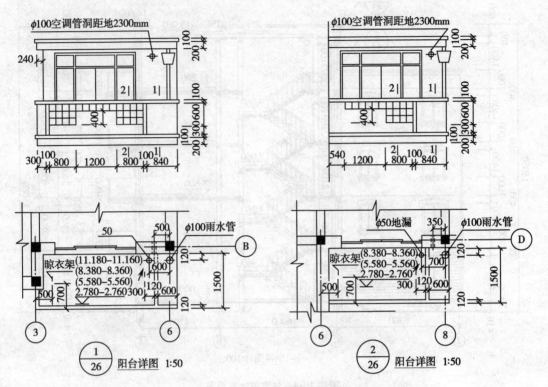

图实 18-5 厨房、卫生间及阳台设计图

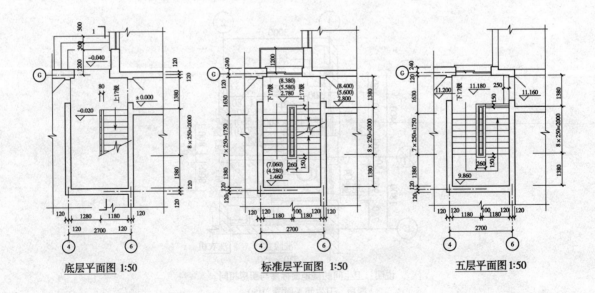

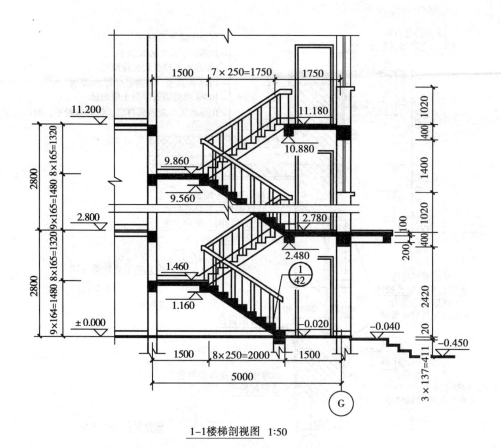

1–1楼梯剖视图　1:50

图实 18-6　楼梯设计平面图及剖视图

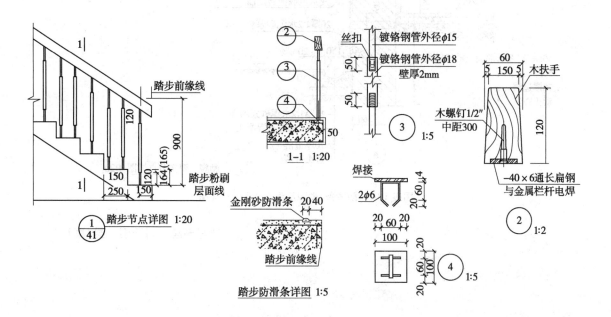

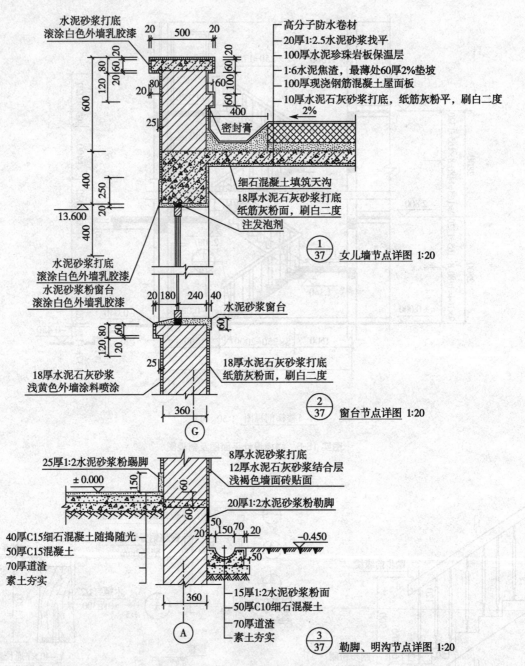

水泥砂浆打底
滚涂白色外墙乳胶漆

高分子防水卷材
20厚1:2.5水泥砂浆找平
100厚水泥珍珠岩板保温层
1:6水泥焦渣，最薄处60厚2%垫坡
100厚现浇钢筋混凝土屋面板
10厚水泥石灰砂浆打底，纸筋灰粉平，刷白二度

密封膏

细石混凝土填筑天沟
18厚水泥石灰砂浆打底
纸筋灰粉面，刷白二度
注发泡剂

1/37 女儿墙节点详图 1:20

水泥砂浆打底
滚涂白色外墙乳胶漆
水泥砂浆粉窗台
滚涂白色外墙乳胶漆

水泥砂浆窗台

18厚水泥石灰砂浆
浅黄色外墙涂料喷涂

18厚水泥石灰砂浆打底
纸筋灰粉面，刷白二度

2/37 窗台节点详图 1:20

25厚1:2水泥砂浆粉踢脚

± 0.000

8厚水泥砂浆打底
12厚水泥石灰砂浆结合层
浅褐色墙面砖贴面

20厚1:2水泥砂浆粉勒脚

40厚C15细石混凝土随捣随光
50厚C15混凝土
70厚道渣
素土夯实

−0.450

−0.450

15厚1:2水泥砂浆粉面
50厚C10细石混凝土
70厚道渣
素土夯实

3/37 勒脚、明沟节点详图 1:20

图实18-7 防滑条、勒脚及明沟节点设计详图

（郑玉建   刘开泰   吴 军）

环境质量评价

环境质量评价(environmental quality assessment)是从环境卫生学角度按照一定的评价标准和方法对某一区域内的环境质量状况在调查的基础上进行定性和定量分析、描述、评价和预测。环境质量评价是对环境质量优与劣的评定过程,已成为保护生态环境和人群健康,确保可持续发展的重要措施。

环境质量评价实习的目的,根据所给的数据,计算各种大气质量指数(I_1、I_2、API),绘制大气质量玫瑰图,加以讨论评价,以了解环境质量评价的内容、程序和执行过程。

一、利用以往环境监测数据对某市市区的大气质量进行评价

某市市区 1991—1995 年大气质量监测数据的平均浓度见表实 19-1。采用《环境卫生学》(第8版)第十二章 I_1 指数计算公式,计算各年的大气质量指数(I_1),并绘制历年变化趋势曲线。评价标准为《环境空气质量标准》(GB 3095—2012),除 NO_2 采用 1 小时平均浓度限值外,其他采用日平均或季平均浓度限值。

表实 19-1 某市市区 2001—2005 年大气污染物指标

	SO_2	NO_2	铅	PM_{10}
2001	0.07	0.24	0.0018	0.18
2002	0.06	0.25	0.0017	0.18
2003	0.05	0.26	0.0020	0.17
2004	0.05	0.25	0.0024	0.16
2005	0.05	0.25	0.0028	0.15

二、大气污染超标指数 (I_2) 计算

某市 2001 年大气质量历次超标浓度数据见表实 19-2,请根据《环境卫生学》(第8版)第十二章 I_2 指数计算公式计算该市大气污染超标指数(I_2)。

表实 19-2　某市 2001 年大气质量历次超标浓度数据

污染物	浓度类别	全年监测数据	历次超标浓度（mg/m³）				
SO_2	一次	160	0.59	0.51	0.76	0.58	0.53
			0.71	0.52	0.61	0.57	0.51
			0.56	0.54	0.51	0.56	0.62
SO_2	日平均	20	0.16	0.22	0.18	0.17	0.19
			0.18	0.19	0.20	0.23	0.24
NO_2	一次	160	0.16	0.18	0.15	0.17	0.16
			0.21	0.22	0.25	0.20	0.19
PM_{10}	日平均	20	0.166	0.288	0.198	0.178	0.216
			0.638	0.474	0.226	0.340	0.578
			0.216	0.222			
$PM_{2.5}$	日平均	20	0.099	0.147	0.078	0.120	0.077
			0.250	0.132	0.091	0.105	0.083
铅	日平均	20	0.0022	0.0015	0.0012	0.0054	0.0038
			0.0031	0.0069	0.0042		

注：按照当地监测计划，全年应取得的监测数据为：SO_2、NO_2 一次浓度各 160 个，SO_2 日平均浓度 20 个；
PM_{10}、$PM_{2.5}$、铅日平均浓度 20 个。$PM_{2.5}$ 的浓度标准采用 WHO 阶段目标-1(TI-1)指导值 0.075mg/m³

三、大气质量指数（I_1）和大气超标指数（I_2）计算

某城市三个大气质量监测点 A、B、C 分别位于交通繁忙区、住宅区和工业区，以 2000 年的大气质量监测数据（年平均浓度），代表不同功能区域的大气质量状况（表实 19-3）。根据表中的监测数据计算大气质量指数（I_1）和大气超标指数（I_2），绘制大气质量玫瑰图（参考《环境卫生学》（第 8 版）第十二章图 12-2)，分析讨论三个不同功能区的大气质量状况及其特征。

表实 19-3　某市 2001 年 3 个大气监测点监测数据（年平均浓度，mg/m³）

监测点	大气质量指数					大气污染超标指数					
	SO_2	NO_2	铅	PM_{10}	I_1	SO_2 一次	SO_2 日平均	NO_2 一次	铅 日平均	PM_{10} 日平均	I_2
A	0.24	3.88	2.55	1.15	2.75	10.5	7.2	90.65	56.20	24.12	110.09
B	0.76	0.26	0.69	1.02	0.83	5.22	6.02	3.22	2.56	10.56	13.85
C	1.68	0.74	0.56	2.68	1.95	32.44	21.5	4.85	7.89	74.30	84.39

四、API 分指数与该市的 API 指数计算

表实 19-4 为 2001 年某市的某监测点大气污染物 SO_2、NO_2、PM_{10} 连续 5 天的日平均污染水平,试根据 API 污染指数计算公式计算各污染物的 API 分指数与该市的 API 指数,并对这几日的空气质量作出评价。

表实 19-4　某市 2001 年某监测点连续 5 日大气污染物指标(mg/m^3)

SO_2	NO_2	PM_{10}
0.054	0.064	0.092
0.052	0.086	0.166
0.066	0.112	0.248
0.033	0.072	0.144
0.038	0.080	0.150

结合环境质量评价理论和知识学习,思考气象因素对环境质量评价的影响,探讨分析不同气象条件下的环境质量指数的特征,及其影响因素。

（屈卫东　郑唯韡　韩凤婵）

环境影响评价

环境影响评价(environmental impact assessment,EIA)是环境质量评价的重要组成部分和核心内容。环境影响评价是指对规划和建设项目实施后对环境质量可能造成的影响进行分析、预测和评估,继而提出有效的对策和措施预防或减轻不良环境影响。我国现行的环境保护法规定,对新建项目必须进行环境影响评价。

环境影响评价实习拟通过介绍一种最常见的大气扩散模式,分析评价工程项目对大气环境质量可能产生的影响。该扩散模式适用于平原地区高架点源,风速大于 1m/s,污染物为气态或直径小于 20μm 的颗粒物,并假设污染源上空无逆温层覆盖且地面对污染物完全反射等情况。污染源下风侧各点短时间(10 分钟)平均浓度计算公式为:

$$C_{(x,y,z)}=\frac{Q}{2\pi\sigma_y\sigma_z\bar{u}}\exp\left[-\frac{y^2}{2\sigma_y^2}\right]\left\{\exp\left[-\frac{(z-H)^2}{2\sigma_z^2}\right]+\exp\left[-\frac{(z+H)^2}{2\sigma_z^2}\right]\right\} \qquad \text{式实}(20\text{-}1)$$

式中:$C_{(x,y,z)}$ 为污染源下风侧某监测点大气中污染物的浓度(mg/m³)。括号内的 x 代表计算点距污染源的顺风向水平距离;y 代表计算点垂直与烟波中轴的水平距离;z 代表计算点离地面的垂直高度。

Q 为污染源单位时间内排出的污染物数量。

$\bar{u}$ 为从地面至排气筒高度的平均风速(m/s)。

σ_y,σ_z 分别为水平方向和垂直方向的大气扩散系数,其值可根据大气稳定度级别和计算点在污染源下风侧的距离(x)查表实 20-4 得到。

H 为烟波轴线离地面有效高度(m)等于排气筒几何高度与烟气抬升高度之和。H 的计算式如式实 20-2 所示。

$$H=h+\Delta h=h+\frac{v_s d}{u}\left(1.5+2.7\frac{\Delta T}{T_s}d\right) \qquad \text{式实}(20\text{-}2)$$

式中:h 为排气筒几何高度,m;

$\quad\quad d$ 为排气筒出口直径,m;

$\quad\quad \Delta h$ 为烟气抬升高度,m;

T_s 为烟气绝对温度(K)$= t_s + 273$;

$U(V_{顶})$ 为排气筒口平均风速(m/s),计算式见式实 20-5;

V_s 为烟气从排气筒排出的速度(m/s)。

ΔT 为烟气温度与排气筒口大气温度的差值(℃),其计算式为:

$$\Delta T = t_s - t_h \qquad\qquad 式实(20-3)$$

式中:t_s 为烟气温度(℃);

　　　t_h 为排气筒出口处大气温度(℃)。

$$t_h = t_s + dt/dz \times h \qquad\qquad 式实(20-4)$$

式中:dt/dz 为气温垂直变化率(℃/m)。

u($V_{顶}$)为排气筒口平均风速(m/s),其计算式为:

$$V_{顶} = V_{10} \times \Phi \qquad\qquad 式实(20-5)$$

式中:V_{10} 为离地面 10m 处风速;

　　　Φ 为有害气体排出口高度的变化系数,见表实 20-1。

表实 20-1　有害气体排出口高度的变化系数

有害气体排出口高度(m)	Φ	有害气体排出口高度(m)	Φ	有害气体排出口高度(m)	Φ
10	1.00	80	1.46	160	1.60
20	1.15	100	1.50	180	1.63
40	1.30	120	1.54	200	1.65
60	1.40	140	1.57		

大气稳定度一般分为 6 级,A 为极不稳定,B 为不稳定,C 为弱不稳定,D 为中性,E 为稳定,F 为极稳定。根据地面 10m 处的风速、太阳辐射强度(白天)或云量(夜间),可以判定当时的大气稳定级别。表实 20-2 中夜间是指从日落前 1 小时至日出后 1 小时的时间。阴天不论风速大小,大气稳定度均为 D 级。

表实 20-2　大气稳定度分级判定

地面风速 (10 米高度) (m/s)	白天			夜间	
	入射太阳辐射			淡阴天或低	
	强	中	弱	云≥4/8	云≤3/8
<2	A	A~B	B		
2~3	A~B	B	C	E	F
3~5	B	B~C	C	D	E

续表

地面风速	白天			夜间	
（10米高度）	入射太阳辐射			淡阴天或低	
（m/s）	强	中	弱	云≥4/8	云≤3/8
5~6	C	C~D	D	D	D
>6	C	D	D	D	D

注：1. 太阳辐射"强"指晴空下太阳高度角大于 60°

2. 太阳辐射"弱"指晴空下太阳高度角为 15°~35°

3. 当太阳高度角大于 60°，但有碎中云(云量 5/8~7/8)时，太阳辐射按"中"考虑；有碎低云时太阳辐射按"弱"考虑

（引自姚志麒. 环境卫生学. 北京：人民卫生出版社，1994）

在应用式实 20-1 计算下风侧大气污染物浓度时，当计算点与烟波中轴的水平距离（y）为 0，计算点离地面的垂直高度（z）为 0（如果排出口不太低的情况下）时，上式可简化为：

$$C_{(x,0,0)} = \frac{Q}{\pi\sigma_y\sigma_z u}\exp\left[-\frac{H^2}{2\sigma_z^2}\right]\qquad 式实（20-6）$$

某地拟新建火力发电厂，请根据所给的数据（表实 20-3~表实 20-8），按照上述大气扩散模式，预测该厂建成投产后附近地区地面大气二氧化硫浓度水平，及是否会引起附近地区地面大气二氧化硫浓度超过国家现行空气质量标准。该地区在发电厂投产前附近地区地面不同时间大气二氧化硫浓度见表实 20-5。并计算投产后该厂下风侧 1000~15 000m 处预测浓度（不含投产前的本底浓度）按式实20-6计算。

$t_s = 120℃$　$T_s = t_s + 273$，排烟速度（V_s）= 20m/s

SO$_2$ 排放量（Q）1. 6t/h = 444 000mg/s

烟囱高度（h）：170m

烟囱出口处内径（d）：7m

该电厂五年基本气象数据见表实 20-3。

表实 20-3　电厂地区五年基本气象数据（五年均值）

月份	时间	大气温度℃ T_s	地面风速 m/s,10m 处	稳定度等级 P. S.	气温垂直变化率 dt/dz,℃/s
一月	8 时	-11.6	0.7	E	0. 0042（600m 以下）
	14 时	1. 0	2.3	C	-0. 0077（2000m 以下）
	20 时	-4. 5	1.7	E	0. 0024（300m 以下）
七月	8 时	20. 5	1.0	C	-0. 0059（2000m 以下）
	14 时	26. 6	2.8	B	-0. 0094（2000m 以下）
	20 时	23. 3	2.3	C	-0. 007（2000m 以下）

表实 20-4　横向扩散系数(σ_y)与垂直扩散系数(σ_z)

距离 (m)	σ_y					σ_z				
	B	C	D	E	F	B	C	D	E	F
1000	156.00	105.00	77.51	54.32	42.26	108.83	60.45	26.26	22.78	17.10
2000	284.13	193.93	143.27	101.72	77.60	232.24	114.18	62.22	44.73	25.40
3000	403.50	277.60	205.35	146.22	111.44	361.83	165.64	82.45	45.71	31.69
4000	517.50	358.18	265.10	189.15	144.08	495.60	215.68	100.68	53.83	37.08
5000	627.69	436.40	323.19	230.95	175.84	632.57	264.69	117.54	61.12	41.88
6000	734.91	512.83	379.97	271.87	206.93	772.15	312.89	133.40	67.80	46.26
7000	839.74	587.81	435.70	312.09	237.46	913.93	360.43	148.47	74.01	50.32
8000	942.56	661.55	490.55	351.70	267.52	1057.62	407.42	162.89	79.58	54.12
9000	1043.66	734.25	544.62	390.79	297.19	1203.00	453.92	176.77	85.38	57.71
10000	1143.24	806.02	598.02	429.42	326.50	1349.91	499.99	190.19	90.65	61.12
15000	1623.53	1154.02	857.15	617.24	468.91	2013.16	725.34	345.22	112.24	71.72

表实 20-5　电厂投产前附近地区地面大气中 SO_2 浓度(mg/m^3)

采样点	冬季(1985.1.3~12.4)			夏季(1985.7.2~7.6)		
	8 时	14 时	20 时	8 时	14 时	20 时
1#	11.03	3.18	10.23	2.13	8.22	5.42
2#	42.61	11.14	45.27	3.22	9.89	5.43
3#	28.66	7.19	30.49	2.13	17.47	6.52
4#	31.53	27.78	77.86	24.07	12.00	4.35
5#	45.21	7.90	31.89	11.70	11.02	5.40
6#	26.93	16.63	49.66	4.26	3.33	2.17
7#	14.28	7.89	19.47	5.33	2.19	1.45
8#	46.13	4.76	35.70	1.05	2.21	1.99
9#	31.45	4.97	43.89	5.33	2.20	1.09
10#(本电厂)	24.89	9.50	41.24	15.96	2.18	4.62

表实 20-6　电厂附近地区风向频率及该风向上采样点与污染源的距离

	一月	七月	此风向上的 SO_2 采样点及距污染源距离
N	1.6	1.9	3#点(4.5km),5#点(8.3km)
NNE	1.0	1.6	
NE	4.3	9.8	4#点(5.9km)

续表

	一月	七月	此风向上的 SO_2 采样点及距污染源距离
ENE	2.7	4.2	
E	2.3	5.0	6#点(5.5km)
ESE	0.5	0.6	
SE	0.3	2.1	
SSE	1.3	1.0	8#点(5.8km)
S	2.6	4.5	10#点(0.5km),9#点(9.4km)
SSW	2.1	4.5	
SW	6.6	8.4	7#点(4.0km)
WSW	2.1	1.4	
W	5.5	2.3	1#点(3.7km)
WNW	3.9	1.6	
NW	3.1	1.8	2#点(5.8km)
NNW	1.4	1.8	
C	58.7	47.5	

表实 20-7　烟囱排出口的大气温度与风速及烟气抬升高度

		t_h,℃	$V_{烟}$,m/s	Δ_h,m
一月	8 时			
	14 时			
	20 时			
七月	8 时			
	14 时			
	20 时			

表实 20-8　电厂附近地区大气中 SO_2 污染预测浓度(mg/m^3)

（不含投产前本地浓度）

不同距离(m)	一月			七月		
（下风侧）	8 时	14 时	20 时	8 时	14 时	20 时
1000						
2000						
3000						
4000						

续表

不同距离(m)	一月			七月		
(下风侧)	8时	14时	20时	8时	14时	20时
5000						
6000						
7000						
8000						
9000						
10000						
15000						

本实习仅对火力发电厂建设后对环境质量可能产生的影响进行评价,目的是了解环境影响评价的过程和需考虑的主要因素,并未分析考虑对当地社会经济状况、人文和景观、社会心理等因素的影响,你认为怎样通过环境影响评价以确保对人群健康的影响。

(屈卫东　郑唯韡　韩凤婵)

室内空气中氡浓度的测定

一、闪烁瓶测定方法

（一）原理

按规定的程序将待测点的空气吸入已抽成真空态的闪烁瓶内。闪烁瓶密封避光 3 小时，待氡及其短寿命子体平衡后测量 ^{222}Rn、^{218}Po 和 ^{214}Po 衰变时放射出的 α 粒子。它们入射到闪烁瓶的 ZnS(Ag) 涂层，使 ZnS(Ag) 发光，经光电倍加管收集并转变成电脉冲，通过脉冲放大、甄别，被标定计数线路记录。在确定时间内脉冲数与所收集空气中氡的浓度是函数相关的，根据刻度源测得的净计数率-氡浓度刻度曲线，可由所测脉冲计数率，得到待测空气中氡浓度。

本标准适用于室内外空气中 ^{222}Rn 及其子体浓度的测定。

（二）仪器

1. 闪烁瓶　一种氡探测器和采样容器。由不锈钢、铜或有机玻璃等低本底材料制成。外形为圆柱形或钟形，内层涂以 ZnS(Ag) 粉，上部有密封的通气阀门。

2. 测量装置　由探头、高压电源和电子学分析记录单元组成。探头由闪烁瓶、光电倍加管和前置单元电路组成。

（1）典型的闪烁瓶：简图见图实 21-1。

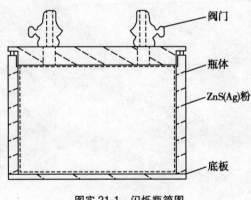

图实 21-1　闪烁瓶简图

（2）底板用有机玻璃制成,其尺寸与光电倍加管的光阴极一致,接触面平坦,无明显划痕,与光电倍加管的光阴极有良好的光耦合。

（3）ZnS(Ag)粉必须经去钾提纯处理,使其对本底的贡献保持在最低水平。

（4）在整个取样测量期间,闪烁瓶的漏气量必须小于采样量的5%。

（5）测量室外空气中氡浓度时,闪烁瓶容积应大于 $0.5×10^{-3}m^3$。

3. 刻度

（1）刻度源采用^{226}Ra标准源(溶液或固体粉末)。标准源必须经过法定计量部门或其认可的机构检定。标准源应有检验证书,应清楚标明参考日期和准确度。

（2）刻度装置可采用专门的氡室或玻璃刻度系统(简称刻度系统,图实21-2)。

氡室是一种用于刻度氡及其短寿命子体探测器的大型标准装置。由氡发生器、温湿度控制仪和氡及其子体监测仪等设备组成。

4. 刻度曲线

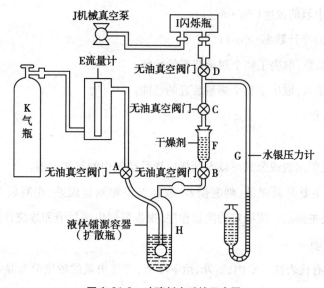

图实 21-2　玻璃刻度系统示意图

（1）按规定程序清洗整个刻度系统:刻度充气前,须用无氡气体按规定程度对整个系统进行清洗。清洗时间应大于20分钟。充气过程确定为20分钟,气流控制约为100气泡/分钟。密封装有标准镭源溶液的扩散瓶的二端,累积氡浓度达到刻度范围内所需刻度点的标准氡浓度值。刻度点要覆盖整个刻度范围,一个区间(量级宽)至少3个以上刻度点。

（2）必须先把处于真空状态的闪烁瓶与系统相连接:按规定顺序打开各阀门,用无氡气体把扩散瓶内累积的已知浓度的氡气体赶入闪烁瓶内。在确定的测量条件下,避光3小时,进行计数测量。

（3）由一组标准氡浓度值及其对应的计数值拟合得到刻度典线即净计数率-氡浓度关系曲线

（在双对数坐标标准纸上是一条直线）：由建立的氡浓度-净计数率关系，即可求出空气中的氡浓度。

（4）各种不同类型的闪烁瓶和测量装置必须使用不同的刻度曲线。

（三）步骤

1. 在确定的测量条件下，进行本底稳定性测定和本底测量，得出本底分布图和本底值。

2. 将抽成真空的闪烁瓶带至待测点，然后打开阀门（在高温、高尘环境下，须经预处理去湿、去尘），约10秒后，关闭阀门，带回测量室待测。记录取样点的位置、温度和气压等。

3. 将待测闪烁瓶避光保存3小时，在确定的测量条件下进行计数测量。由要求的测量精度选用测量时间。

4. 测量后，必须及时用无氡气体清洗闪烁瓶，保持本底状态。

（四）结果计算

1. 典型装置刻度典线在双对数坐标纸上是一条直线，公式为：

$$\log Y = a\log X + b \qquad \text{式实（21-1）}$$

式中：Y—空气中氡的浓度（$Bq \cdot m^{-3}$）；

　　　X—测定的净计数率（cpm）；

　　　a—刻度系数，取决于整个测量装置的性能；

　　　b—刻度系数，取决于整个测量装置的性能。

由式实 22-1，可得：

$$Y = e^{b} x^{a} \qquad \text{式实（21-2）}$$

由净计数率，使用图表或公式可以得到相应样品空气中的氡浓度值。

2. 结果的误差主要是源误差、刻度误差、取样误差和测量误差，在测量室外空气中氡浓度时，计数统计误差是主要的。按确定的测量程序，报告要列出测量值和数统计误差。

（五）注意事项

1. 采样点必须有代表性　室内、室外、地下场所，空气中氡的浓度分布是不均匀的。采样点要代表待测空间的最佳取样点。

2. 采样条件必须规范化　采样条件必须考虑地面、地域、气象、居住环境、人群特征等，条件的规范化取决于采样的目的。

3. 记录　需要记录采样器编号、采样时间、采样地点、时间、气压、温度、湿度等，还应记录其他与采样目的有关的资料，如风向、风力、雨前、雨后、周围环境等。

二、径迹蚀刻测定法

（一）原理

氡及其子体发射的 α 离子轰击探测器时，使其产生亚微观型损伤径迹，再将此探测器在一定条件下进行化学或电化学腐蚀,扩大损伤径迹,在用显微镜或自动计数装置进行计数。单位面积上的径迹数与氡浓度和暴露时间的乘积成正比,用刻度系数可将径迹密度换算成氡浓度。

检测下限:2.1×10^3 Bq·h/m³,采样时间 20 天。

（二）仪器

1. 采样器　塑料制成,直径 60mm,高 30mm(图实 21-3)。

2. 探测器　聚碳酸脂膜或 CR-39(简称片子)。

3. 蚀刻槽　塑料制成。

4. 音频高压震荡电源　频率 0~10kHz,电压 0~1.5kV。

5. 恒温器　0~100℃。

6. 切片机。

7. 计时钟。

8. 测厚仪　能测出微米级厚度。

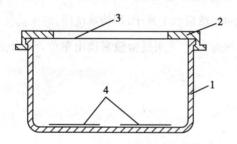

图实 21-3　径迹蚀刻法采样器结构图

1. 采样盒;2. 压盖;3. 滤膜;4. 探测器

9. 注射器(10ml,30ml)。

10. 烧杯(50ml)。

11. 平头镊子。

12. 滤膜。

（三）试剂

1. 氢氧化钾(分析纯)。

2. 无水乙醇(化学纯)。

3. 蚀刻液　分析纯氢氧化钾 80g 溶于 250ml 蒸馏水中,配成浓度为 16% 的溶液;氢氧化钾溶液与无水乙醇溶液的体积比为 1∶2 配成化学蚀刻液;氢氧化钾溶液与无水乙醇溶液的体积比 1∶0.36 配成电化学蚀刻液。

（四）方法

1. 制备样品　用切片机将聚碳酸脂膜切成一定形状的片子,用测厚仪测出每张片子的厚度,淘汰偏离标称值 10%的片子,用不干胶将 3 个片子固定在采样盒的底部,用滤膜密封采样盒,隔绝外部空气。

2. 布放 在测量现场去掉密封包装,将采样器布放在测量现场。采样器上方不得有其他物品,采样终止时,取下采样器并密封起来,送回实验室分析。采样时间应超过 30 天。

3. 记录 应记录街道、房号、户主姓名;采样器的类型、编号;采样器在室内的位置;采样起止日期及时间;采样器是否完好,计算结果要组合修正;采样温度、湿度、气压等气象参数;采样者姓名;其他有用资料,如房屋类型、建筑材料、采暖方式、居住者的吸烟习惯等。

4. 蚀刻

(1)化学蚀刻:吸取 10ml 化学蚀刻液加入烧杯中,取下探测器置于已编号烧杯中,将烧杯放入恒温器内,在 60℃下放置 30 分钟。化学蚀刻结束后,用水清洗片子、晾干。

(2)电化学蚀刻:测出化学蚀刻后的片子厚度,将厚度相近的分在一组;将片子固定在蚀刻槽中,每个槽中注满电化学蚀刻液,插上电极;将蚀刻槽置于恒温器内,加上电压(20kV/cm),频率 1kHz,在 60℃下放置 2 小时,然后取下片子,用清水洗净,晾干。

5. 计数和计算 将处理好的片子用显微镜测读出单位面积上的径迹数,用下式计算出氡浓度。

$$C_{Rn} = \frac{n_R}{T \times F_R}$$

式中:C_{Rn}——氡浓度(Bq/m³);

  n_R——净径迹密度(Tc/cm²);

  T——暴露时间(h);

  F_R——刻度系数(Tc/cm²/Bq·h/m³ 累计指数);

  Tc——径迹数。

(五)注意事项

1. 刻度 把制备好的采样器置于氡室内,暴露一定时间后,用规定的蚀刻程序处理探测器,用下式计算刻度系数 F_R。

$$F_R = \frac{n_R}{T \times C_{Rn}}$$

刻度时应满足下列条件:

(1)室内氡及其子体的浓度不随时间变化而变化。

(2)室内氡水平可为调查场所的 10~30 倍,且至少要做两个水平的刻度,保证采样器内外氡浓度平衡。

(3)每个浓度水平至少放置 4 个采样器。

（4）暴露时间要足够长,保证采样器内外氡浓度平衡。

（5）每一批探测器都必须刻度。

2. 采平行样　平行采样的数量不低于放置总数的 10%,对平行采样器进行同样的处理、分析。平行样得到的变异系数应小于 20%,若大于 20%,应找出处理程序中的差错。

3. 留空白样　在制备样品时,取出一部分探测器作为空白样品,其数量不低于使用总数的 5%,空白探测器除不暴露于采样点外,与现场探测器进行同样处理,空白样品的结果即为该探测器的本底值。

（金永堂）

化妆品急性皮肤和眼黏膜刺激性试验

一、急性皮肤刺激性试验

确定和评价化妆品原料及其产品对哺乳动物皮肤局部是否有刺激作用或腐蚀作用及其程度。

（一）原理

将受试物一次涂敷于受试动物的皮肤上,在规定的时间间隔内,观察动物皮肤局部刺激作用的程度并进行评分。采用自身对照,以评价受试物对皮肤的刺激作用。试验观察期限应足以评价该作用的可逆性或不可逆性。

（二）材料和仪器

1. 实验动物笼。

2. 实验动物　白色家兔,每种受试物至少要用 4 只。

3. 电子天平、乳钵、动物体重秤。

4. 吸管、外科剪刀、纱布、玻璃纸、无刺激性胶布和绷带等。

（三）试剂

无刺激性溶剂　根据受试物的理化性质可选用蒸馏水、生理盐水或食用油。

（四）方法

1. 受试物　液体受试物一般不需稀释,可直接使用原液。若受试物为固体,应将其研磨成细粉状,并用水或其他无刺激性溶剂(如花生油等),按 1∶1 浓度调制,以保证受试物与皮肤有良好的接触。使用其他溶剂时,应考虑到该溶剂对受试物皮肤刺激性的影响。需稀释使用的产品,先进行产品原型的皮肤刺激性/腐蚀性试验,如果试验结果显示中度以上刺激性,可按使用浓度为受试物再进行皮肤刺激性/腐蚀性试验。受试物 pH≤2 或 ≥11.5,预期对皮肤可能具有腐蚀性,可以不再进行皮肤刺激试验,但是应视为该受试物对皮肤具有腐蚀性。

2. 实验动物和饲养环境 实验动物及实验动物房应符合国家相应规定。选用常规饲料,饮水不限制。白色家兔为首选实验动物,如果选用其他种属实验动物,则需要说明合理的理由。应使用成年、健康、体重 2.0~3.0kg、皮肤无异常和无损伤的动物,雌性和雄性均可,但雌性动物应是未孕和未经产的。一般用 4 只动物,如要澄清某些可疑的反应则需增加实验动物数。实验动物应单笼饲养,试验前动物要在实验动物房环境中至少检疫、适应 3 天时间。

3. 试验步骤

(1)试验前约 24 小时,将实验动物背部脊柱两侧毛剪掉,不可损伤表皮,去毛范围左右各约为 3cm×6cm。

(2)取受试物约 0.1ml(g)直接涂在一侧去毛皮肤上,然后用四层纱布和一层玻璃纸或类似物覆盖,再用无刺激性胶布和绷带加以固定。另一侧皮肤作为对照,除不加受试物外,其他处理和试验侧相同。采用封闭试验,敷用时间为 4 小时。对化妆品产品而言,可根据人的实际使用和产品类型,延长或缩短敷用时间。对用后冲洗的化妆品产品,仅采用 2 小时敷用试验。试验结束后用温水或无刺激性溶剂清洗受试区皮肤。

如怀疑受试物可能引起严重刺激/腐蚀作用,可采用分阶段试验方法,首先将第一块涂布受试物的纱布块敷贴在一只家兔背部脱毛区皮肤上,于涂敷后 3 分钟观察皮肤反应,出现腐蚀作用,即可停止试验。如果无严重皮肤反应,则把第二块涂布受试物的纱布块敷贴在同一只家兔背部另一块脱毛区皮肤上,于涂敷后 60 分钟观察皮肤反应。依照相同方法可继续进行涂敷后 4 小时观察皮肤反应的试验。皮肤涂敷部位在任一时间点出现腐蚀作用,即可停止试验。如果均未出现腐蚀作用,或仅表现刺激作用,则需另选用 3 只家兔进行试验。

(3)于清除受试物后的 1、24、48 和 72 小时观察涂抹部位皮肤反应,72 小时仍未见刺激反应或刺激反应完全恢复,即可停止观察。在皮肤反应未恢复之前,应每天继续观察,观察时间的确定应足以能观察到可逆或不可逆刺激作用的全过程,一般不超过 14 天。按表实 22-1 进行皮肤反应评分,以受试动物积分的平均值进行综合评价,根据 24、48 和 72 小时各观察时点最高积分均值,按表实 22-2 判定皮肤刺激强度。

4. 试验报告 试验报告应以表格形式总结,至少应包括以下内容:

(1)试验名称、试验单位名称和联系方式、报告编号。

(2)试验委托单位名称和联系方式、样品受理日期和封样情况。

(3)试验开始和结束日期、试验项目负责人、试验单位技术负责人、签发日期。

(4)试验摘要。

(5)受试物名称、有效成分 CAS 号(如已知)、代码(如有)、纯度(或含量)、剂型、生产日期(批号)、理化性质、配制所用溶剂和方法。

(6)实验动物种属、品系、级别、数量、体重、性别、来源(供应商名称、实验动物质量合格证号、实验动物生产许可证号），检疫、适应情况，实验动物饲养环境，包括温度、相对湿度、饲料、实验动物设施使用许可证号。

（7）试验条件和方法，包括主要仪器设备、皮肤涂抹面积、染毒时间和方法等。

（8）试验结果：以文字描述和表格逐项进行汇总（表实 22-3）。

（9）试验结论：给出皮肤刺激强度的明确结论。

表实 22-1　皮肤刺激反应评分

皮肤反应	积分
红斑和焦痂形成	
无红斑	0
轻微红斑（勉强可见）	1
明显红斑	2
中等~重度红斑	3
严重红斑（紫红色）至轻微焦痂形成	4
水肿形成	
无水肿	0
轻微水肿（勉强可见）	1
轻度水肿（皮肤隆起轮廓清楚）	2
中度水肿（皮肤隆起约 1mm）	3
重度水肿（皮肤隆起超过 1mm，范围扩大）	4
最高积分	8
皮肤腐蚀性	皮肤腐蚀性
至少有一只动物在受试区出现不可恢复的皮肤损伤和结构破坏，典型表现为：在 14 天观察期结束时，受试物引起皮肤外层组织的烧伤，出现皮肤坏死、溃疡、出血、血痂以及皮肤脱色等	

表实 22-2　皮肤刺激强度分级

积分均值	强度
0~0.4	无刺激性
0.5~1.9	轻刺激性
2.0~5.9	中刺激性
6.0~8.0	强刺激性
至少有一只动物出现不可逆的皮肤损伤和结构破坏，14 天内未能恢复	腐蚀性

表实 22-3 ×××对家兔急性皮肤刺激性试验结果

动物编号	性别	体重(kg)	1 小时						24 小时						48 小时						72 小时					
			样品			对照			样品			对照			样品			对照			样品			对照		
			红斑	水肿	总分	红斑	水肿	总分	红斑	水肿	总分	红斑	水肿	总分	红斑	水肿	总分	红斑	水肿	总分	红斑	水肿	总分	红斑	水肿	总分
1																										
2																										
3																										
4																										
总积分均值																										
刺激强度分级																										

（五）注意事项

急性皮肤刺激试验结果从动物外推到人的可靠性很有限。白色家兔在大多数情况下对有刺激性或腐蚀性的物质较人类敏感。若用其他品系动物进行试验时也得到类似结果，则会增加从动物外推到人的可靠性。试验中使用封闭式接触是一种超常的实验室条件下的试验，在人类实际使用化妆品过程中很少存在这种接触方式。

二、急性眼刺激性试验

确定和评价化妆品原料及其产品对哺乳动物的眼睛是否有刺激作用或腐蚀作用及其程度。

（一）原理

受试物以一次剂量滴入每只实验动物的一侧眼睛结膜囊内，以未作处理的另一侧眼睛作为自身对照。在规定的时间间隔内，观察对动物眼睛的刺激和腐蚀作用程度并评分，以此评价受试物对眼睛的刺激作用。观察期限应能足以评价刺激效应的可逆性或不可逆性。

（二）材料和仪器

1. 实验动物笼。

2. 实验动物　白色家兔，每种受试物要用 3 只。

3. 电子天平、乳钵、动物体重秤。

4. 放大镜、手持裂隙灯、生物显微镜或其他适用的仪器设备。

（三）试剂

荧光素钠。

（四）方法

1. 受试物　液体受试物一般不需稀释，可直接使用原液，染毒量为 0.1ml。若受试物为固体或颗粒状,应将其研磨成细粉状,并用水充分湿润,染毒量应为体积 0.1ml 或重量不大于 100mg (染毒量应进行记录)。气雾剂产品需喷至容器中,收集其液体再使用。受试物 pH≤2 或 ≥ 11.5,或已证实对皮肤有腐蚀性时,预期对眼睛也可引起类似的严重反应,可以不再进行眼刺激性试验,但是应视为该受试物对眼具有腐蚀性。

2. 实验动物

(1)动物选择

(2)实验动物和饲养环境:实验动物及实验动物房应符合国家相应规定。喂以常规饲料,饮水不加限制。首选健康成年白色家兔,体重 2.0~3.0kg。至少使用 3 只家兔。在试验开始前的 24 小时内要对实验动物的两只眼睛进行检查(包括使用荧光素钠检查)。眼睛有红肿、炎症,眼睛缺陷和角膜损伤的动物不能用于试验。

3. 试验步骤

(1)轻轻拉开家兔一侧眼睛的下眼睑,将受试物 0.1ml(或重量不大于 100mg)滴入(放入)结膜囊中,使上、下眼睑被动闭合 5 秒,以防止受试物丢失。另一侧眼睛不处理作自身对照。一般情况下,滴入受试物后 24 小时内不冲洗眼睛。

(2)若上述试验结果显示受试物有刺激性,需另选用 3 只家兔进行冲洗效果试验。对用后冲洗的产品(如洗面奶、发用品、育发冲洗类)只做 30 秒冲洗试验,即滴入受试物后,眼闭合 1 秒,至第 30 秒时用足量、流速较快但又不会引起动物眼损伤的水流冲洗 30 秒。对染发剂类产品,只做 4 秒冲洗试验,即滴入受试物后,眼闭合 1 秒,至第 4 秒时用足量、流速较快但又不会引起动物眼损伤的水流冲洗 30 秒。

(3)临床观察和检查:在滴入(放入)受试物后 1、24、48、72 小时以及第 4 天和第 7 天对动物眼睛进行检查。如果 72 小时未出现刺激反应或刺激反应完全恢复,即可终止试验。如果发现累及角膜或有其他眼刺激作用,7 天内不恢复者,为确定该损害的可逆性或不可逆性需延长观察时间,一般不超过 21 天,并提供第 7、14、21 天的观察报告。除了对角膜、虹膜、结膜进行观察外,其他损害效应均应当记录并报告。在每次检查中均应按表实 22-4 眼损害的分级标准记录眼刺激反应的积分。可使用放大镜、手持裂隙灯、体视显微镜或其他适用的仪器设备进行眼刺激反应检查。在 24 小时观察和记录结束之后,对所有动物的眼睛应用荧光素钠作进一步检查。

4. 结果评价 眼刺激性评价标准见表实 22-5。以给受试物后动物角膜、虹膜或结膜各自在 24、48 或 72 小时观察时点的刺激反应的最高积分和恢复时间评价,按表实 22-6 眼刺激反应分级判定受试物(化妆品产品)对眼的刺激强度。

5. 试验报告 试验报告应包括以下内容:

(1)试验名称、试验单位名称和联系方式、报告编号。

表实 22-4　眼损害的分级标准

眼损害	积分
角膜:A. 混浊(以最致密部位为准)	
无溃疡形成或混浊	0
散在或弥漫性混浊,虹膜清晰可见	1
半透明区易分辨,虹膜模糊不清	2
出现灰白色半透明区,虹膜细节不清,瞳孔大小勉强可见	3
角膜不透明,由于混浊,虹膜无法辨认	4
B. 角膜受损范围	
< 1/4	1
1/4~1/2	2
1/2~3/4	3
3/4~1	4
积分 A×B×5 最高积分为 80	
虹膜:A. 正常	0
皱褶明显加深,充血、肿胀、角膜周围有轻度充血,瞳孔对光仍有反应	1
出血、肉眼可见破坏,对光无反应(或出现其中之一反应)	2
积分 A×5 最高积分为 10	
结膜:A. 充血(系指睑结膜、球结膜部位)	
血管正常	0
血管充血呈鲜红色	1
血管充血呈深红色,血管不易分辨	2
弥漫性充血呈紫红色	3
B. 水肿	
无	0
轻微水肿(包括瞬膜)	1
明显水肿,伴有部分眼睑外翻	2
水肿至眼睑近半闭合	3
水肿至眼睑大半闭合	4
C. 分泌物	
无	0
少量分泌物	1
分泌物使眼睑和睫毛潮湿或黏着	2
分泌物使整个眼区潮湿或黏着	3
总积分(A+B+C)×2 最高积分为 20	
角膜,虹膜和结膜反应累加最高积分为 110	

表实 22-5　眼刺激性评价标准

急性眼刺激积分指数(最高数)	眼刺激的平均指数	眼刺激个体指数	刺激强度
0~5	48 小时后为 0		无刺激性
5~15	48 小时后<5		轻刺激性
15~30	4 日后<5	(6/6 动物<30)	刺激性
30~60	7 日后<20	7 日后	中度刺激性
		(4/6 动物<10)	
60~80	7 日后<40	(6/6 动物<60)	中度~重度刺激性
		7 日后	重度刺激性
80~110		(4/6 动物<30)	

结果评价:按上述分级评价标准评定,如一次或多次接触受试物,不引起角膜、虹膜和结膜的炎症变化,或虽引起轻度反应,但这种改变是可逆的,则认为该受试物可以安全使用。

表实 22-6　眼刺激性反应分级

可逆眼损伤	微刺激性	动物的角膜、虹膜积分=0;结膜充血或结膜水肿积分≤2,且积分在<7 天内降至 0
	轻刺激性	动物的角膜、虹膜、结膜积分在≤7 天降至 0
	刺激性	动物的角膜、虹膜、结膜积分在 8~21 天内降至 0
不可逆眼损伤	腐蚀性	①动物的角膜、虹膜和(或)结膜积分在第 21 天时>0;②2/3 动物的眼刺激反应积分:角膜浑浊≥3 和/或虹膜=2

注:当角膜、虹膜、结膜积分为 0 时,可判为无刺激性。

(2)试验委托单位名称和联系方式、样品受理日期和封样情况。

(3)试验开始和结束日期、试验项目负责人、试验单位技术负责人、签发日期。

(4)试验摘要。

(5)受试物名称、有效成分 CAS 号(如已知)、代码(如有)、纯度(或含量)、剂型、生产日期(批号)、理化性质、配制所用溶剂和方法。

(6)实验动物种属、品系、级别、数量、体重、性别、来源(供应商名称、实验动物质量合格证号、实验动物生产许可证号),检疫、适应情况,实验动物饲养环境,包括温度、相对湿度、饲料、实验动物设施使用许可证号。

(7)试验条件和方法,包括主要仪器设备、染毒量、染毒时间和方法等。

(8)试验结果:以文字描述和表格逐项进行汇总(表实 22-7)。

(9)试验结论:给出眼刺激强度的明确结论,明确是否有腐蚀性。

表实 22-7 ×××对家兔眼睛刺激性试验结果

动物编号	部位	眼刺激性反应积分											
		1 小时		24 小时		48 小时		72 小时		4 天		7 天	
		样品	对照	样品	对照	样品	对照	样品	对照	样品	对照	样品	对照
1	结膜												
	虹膜												
	角膜												
2	结膜												
	虹膜												
	角膜												
3	结膜												
	虹膜												
	角膜												
刺激反应分级													

（五）注意事项

急性眼刺激性试验结果从动物外推到人的可靠性很有限。白色家兔在大多数情况下对有刺激性或腐蚀性的物质较人类敏感。若用其他品系动物进行试验时也得到类似结果，则会增加从动物外推到人的可靠性。

本实习主要参考中华人民共和国国家标准《化妆品安全性评价程序和方法》中皮肤刺激性/腐蚀性试验和急性眼刺激性/腐蚀性试验的有关内容。

（席淑华 王 芳）

大气中紫外线强度的测定

太阳辐射中的紫外线根据波长的不同可以划分为紫外线-A(UV-A:320~400nm)、紫外线-B(UV-B:275~320nm)和紫外线-C(UV-C:200~275nm)3个波段。在地面可以直接测量大气太阳总辐射量中的紫外线成分,评价其对环境和人体健康的影响。

(一)原理

太阳光线通过测量仪器的石英玻璃保护窗口以后,到达紫外线滤光片,其中只有280~400nm波段的紫外光线可以穿透滤光片,其他波段的光线(包括可见光、红外线和远红外线等)都被有效地阻截。利用半导体紫外光电探测器对透过滤光片的紫外光线进行测量,将光信号转变成电信号后输出。电压值可以换算成相应的紫外线辐射强度值。

(二)仪器

1. SUR-1型太阳紫外线辐射监测仪 观测谱段为280~400nm,感应时间0.5秒。

2. 人工用数字式电表 0~400mv。

(三)方法

1. 计算当地太阳高度角最大时的北京时间

太阳高度角 h_0 的计算公式:

$$h_0 = \arcsin\left[\sin\phi\sin\delta + \cos\phi\cos\delta\cos(15t + \lambda - 300)\right]$$

式中:h_0—太阳高度角(度)

    ϕ—当地纬度(度)

    t—北京时间(时)

    δ—太阳倾角(度)

    λ—当地经度(度)

当 $15t + \lambda - 300 \approx 0$ 时,h_0 最大。所以当地太阳高度角最大时对应的北京时间为:$t = (300 - \lambda)/15$。

2. 测量 选择四周空旷、仪器感应面上没有任何障碍物的地方。如果达不到此条件,应选择尽可能避开障碍物(人为或自然)一定距离(障碍物的影子不能投在仪器感应面上)

的地方。同时远离浅色墙壁或其他反射阳光的物体。还应该尽量避开地方性雾、烟尘等大气污染严重的地方。将紫外线辐射测量仪安装在特制的台架上,固定,调整螺丝,调整水平。连接 SUR-1 型太阳紫外线辐射监测仪与电表,于太阳高度角最大时刻进行读数 χ(mV 值)。

3. 计算

$$Euv(紫外线辐射强度:W/m^2) = χ×6.4×10$$

仪器常数为 6.4mW/cm²/mV(不同仪器有异)

估算近似的紫外线指数

$$UVI \approx \frac{D_{\lambda0} × E_{uv} × Cer × 1000}{D_\lambda × \Delta I}$$

式中:$D_{\lambda0}$—UV-A、UV-B 的谱宽,取为 110nm;

　　　Cer—等效红斑订正因子,建议暂用 0.01;

　　　D_λ—观测的紫外线辐射谱宽,单位:nm;

　　　ΔI—单位紫外线指数相当紫外线辐射强度,取 25mW/m²。

4. 按照世界卫生组织(WHO)(表实 23-1)　定性描述当地紫外线强度及其对人体的可能影响和需要采取的防护措施。

表实 23-1　中国气象局紫外线指数分级

级别	紫外线指数	紫外线照射强度	对人体可能影响(皮肤晒红时间,分钟)	需采取的防护措施
一级	0,1,2	最弱	100~180	不需要采取防护措施
二级	3,4,5	弱	60~100	可以适当采取一些防护措施:如:涂擦防护霜等
三级	6,7	中等	40~60	外出时戴好遮阳帽、太阳镜和太阳伞等,涂擦 SPF 指数大于 15 的防晒霜
四级	8,9,10	强	20~40	除上述防护措施外,上午 10 时至下午 16 时段避免外出,或尽可能在遮荫处
五级	≥11	很强	<20	尽可能不在室外活动,必须外出时,要采取各种有效的防护措施

（四）注意事项

1. 测量前,检查仪器石英玻璃罩上是否有尘土、雾、水滴等,如果有,用清水或湿布清洗干净,防止其影响观测结果。清洗时注意不要划伤和磨损石英玻璃保护罩。

2. 测量仪器要保持水平。

3. 同一地区不同季节紫外线辐射剂量变化很大,一般以 5~8 月最高。本次实习适宜在夏季开展。

4. 地面扬尘对到达地面的紫外辐射的影响非常重要,可干扰测量结果。

5. 仪器常数需要每年经计量测试技术研究院检测标定;不同仪器的仪器常数不同。

（席淑华　王　芳）

水中嗜肺军团菌的检测

军团菌是一种细胞内寄生的革兰阴性杆菌,广泛存在于天然淡水和人工水体环境中,尤其是空调冷却水、冷热管道系统水等。人体吸入含军团菌气溶胶可导致感染,发生军团菌病。至今已经确认的军团菌有 50 个种和 70 多个血清型,其中包括嗜肺军团菌在内有 20 多个种与人类疾病有关。嗜肺军团菌有 15 个血清型,血清 1 型是引起军团菌肺炎的主要病原菌,血清 2 型和 4 型也可致肺炎,血清 6 型常引起庞蒂亚克热。军团菌可产生蛋白酶、酯酶、磷酸酶、氨基肽酶、内切酶及 β-内酰胺酶等,这些酶与细菌的合成与分解代谢、生命活动的维持有关。目前水中嗜肺军团菌检测方法有多种,包括培养法、直接免疫荧光抗体法(DFA)、普通 PCR 法、荧光定量 PCR 法、核酸探针技术等。每种方法都有其优缺点,在此介绍两种检测方法。

一、培养法

(一) 原理

待测水样经过滤膜或离心浓缩后,一部分样品经酸处理与热处理,以减少杂菌生长,一部分样品不作处理。将上述处理与未处理样品分别接种在 GVPC 琼脂平板上,培养生成典型菌落,并在 BCYE 琼脂平板上生长而在 L-半胱氨酸缺失的 BCYE 琼脂平板不生长,进一步经生化实验和血清学实验鉴定确认则判定为嗜肺军团菌。适用于定性测定集中空调系统冷却水、冷凝水及其形成的沉积物、软泥等样品中的嗜肺军团菌,其他洗浴水、温泉水、景观水等样品中的嗜肺军团菌测定也可参照执行。

(二) 主要仪器设备

1. 平皿　直径 90mm。

2. CO_2 培养箱　35~37℃。

3. 紫外灯　波长 360±2nm。

4. 滤膜过滤器。

5. 滤膜　孔径 0.22~0.45μm。

6. 真空泵。

7. 离心机。

8. 涡旋振荡器。

9. 普通光学显微镜、荧光显微镜。

10. 水浴箱。

11. 广口采样瓶　玻璃或聚乙烯材料,磨口,容积 500ml。

（三）培养基和试剂

1. GVPC 琼脂平板。

2. BCYE 琼脂平板。

3. BCYE-CYE 琼脂平板。

4. 革兰氏染色液。

5. 马尿酸盐生化反应管。

6. 军团菌分型血清试剂。

（四）水样采集

1. 将广口采样瓶用前灭菌。

2. 每瓶中加入 $Na_2S_2O_3$ 溶液($c = 0.1mol/L$)$0.3 \sim 0.5ml$,中和样品中的氧化物。

3. 水样采集位置　冷却水采样点设置在距塔壁 20cm、液面下 10cm 处,冷凝水采样点设置在排水管或冷凝水盘处。

4. 每个采样点按无菌操作取水样约 500ml。

5. 采集的样品 2 天内送达实验室,不必冷冻,但要避光和防止受热,室温下贮存不得超过 15 天。

（五）方法与步骤

1. 样品处理

(1)沉淀或离心:如水样有杂质可静置沉淀或 1000r/min 离心 1 分钟去除。

(2)过滤:将经沉淀或离心的样品通过孔径 $0.22 \sim 0.45\mu m$ 滤膜过滤,取下滤膜置于 15ml 灭菌水中,充分洗脱,备用。

(3)热处理:取 1ml 洗脱样品,置 50℃ 水浴加热 30 分钟。

(4)酸处理:取 5ml 洗脱样品,调 pH 至 2.2,轻轻摇匀,放置 5 分钟。

2. 接种与培养　取洗脱样品、热处理样品及酸处理样品各 0.1ml,分别接种于 GVPC 平板。将接种平板静置于 CO_2 培养箱中,温度为 $35 \sim 37℃$,CO_2 浓度为 2.5%。无 CO_2 培养箱可采用烛缸培养法。观察到有培养物生成时,反转平板,孵育 10 天,注意保湿。

3. 菌落观察　军团菌生长缓慢,易被其他菌掩盖,从孵育第 3 天开始每天在显微镜上观察。军团菌的菌落颜色多样,通常呈白色、灰色、蓝色或紫色,也能显深褐色、灰绿色、深红色;菌落整齐,表面光滑,呈典型毛玻璃状,在紫外灯下,部分菌落有荧光。

4. **菌落验证** 从平皿上挑取 2 个可疑菌落,接种于 BCYE 和 L-半胱氨酸缺失的 BCYE 琼脂平板,35~37℃培养 2 天,凡在 BCYE 琼脂平板上生长而在 L-半胱氨酸缺失的 BCYE 琼脂平板不生长的则为军团菌菌落。

5. **菌型确定** 应进行生化培养与血清学实验确定嗜肺军团菌。

生化培养:氧化酶(-/弱+),硝酸盐还原(-),尿素酶(-),明胶液化(+),水解马尿酸(+)。

血清学实验:用嗜肺军团菌诊断血清进行分型。

二、普通 PCR 法

传统的培养方法时间较长,军团菌生长营养要求特殊,样本中的其他微生物能抑制其生长,培养困难。而血清学方法有交叉反应、灵敏度低等缺点。采用聚合酶链反应(PCR)技术检测环境水体中的嗜肺军团菌,具有简便、快速敏感的优点。灵敏度为 10^2 CFU/ml。

(一) 原理

将嗜肺军团菌种特异性保守基因——巨噬细胞感染增强因子基因(*mip*)在体外扩增上万倍,甚至几十万倍,扩增产物在含核酸染料的琼脂糖凝胶上电泳,通过紫外分析仪观察目的条带,判定结果。

(二) 仪器和设备

1. 滤膜滤器

2. 可调移液器

3. 培养箱

4. 冰箱

5. PCR 仪

6. 水平电泳仪

7. 紫外分析仪或凝胶成像仪

(三) 试剂和菌株

军团菌标准菌株、酵母浸膏、ACES(N-2-乙酰氨基-乙氨基乙醇磺酸)、活性炭、焦磷酸铁、L-半胱氨酸、琼脂粉、PCR 反应试剂、核酸染料、溴酚蓝、DNA marker、TBE 缓冲液。

(四) 采样

用玻璃瓶无菌操作取水样约 200ml。

(五) 引物设计与合成

通过软件设计引物,序列为:

上游引物:5'-GCTACAGACAAGGATAAGTTG-3'。

下游引物:5'-GTTTTGTATGACTTTAATTCA-3'。扩增片段长为650bp。

（六）方法与步骤

1. 菌种模板的制备　军团菌悬液划线于BCYE培养基,在37℃培养箱培养48小时,挑选典型菌落,在装有1ml蒸馏水的灭菌试管中稀释一定的浓度(CFU/ml)。将菌液煮沸30分钟,-20℃冰冻30分钟,反复3次,裂解菌体,提取DNA。置4℃冰箱备用。

2. 模拟水样和环境水样的处理　挑取纯培养的军团菌配成 10^6 CFU/ml的菌悬液,作10倍比稀释到 10^2 CFU/ml。在6个灭菌玻璃瓶中各加自来水198ml,分别加入配好的 $10^2 \sim 10^6$ CFU/ml的菌悬液各2ml,作为模拟水样,空白对照加灭菌蒸馏水2ml,充分振荡混匀。在无菌操作下,将模拟水样和环境水样摇匀后,分别用0.3μm孔径醋酸纤维滤膜过滤,取下滤膜用灭菌剪刀剪去滤膜的外围受压部分,将膜转移到灭菌塑料离心管内,加入2ml灭菌蒸馏水,用移液器反复冲洗并置于振荡器上充分振荡,取1ml加入灭菌试管中。同1方法处理。

3. PCR扩增　在灭菌Eppendorff管中加入10×PCR缓冲液5μl,dNTP(10mmol/L)1μl,上、下游引物(50μmol/L)各1μl,Taq DNA聚合酶(5u/μl)1μl,模板5μl,加灭菌双蒸水至终体积50μl。混匀,PCR仪上按以下参数扩增:94℃预变性5分钟;94℃变性1分钟,58℃退火1分钟,72℃延伸1分钟,循环30次。4℃保存待测。

4. 扩增产物检测　取10μl扩增产物与2μl溴酚蓝载样缓冲液混匀,加在1.5%琼脂糖凝胶(含核酸染料)孔中,1×TBE缓冲液中电泳,电压100V,电泳20~30分钟。

5. 结果判定　在紫外分析仪上观察结果,出现650bp条带判定为阳性结果。

（周丽婷　叶　琳）

尿镉、血镉的测定

　　镉是毒性很强的重金属,为人体非必需元素。环境接触镉的主要途径为含镉废水对农田及农作物的污染。镉接触者血镉、尿镉的含量明显升高,故二者可作为生物监测的常用指标。

　　尿镉是估计机体镉负荷和监测慢性镉中毒的主要生物学指标。在中等镉接触水平的情况下,吸收的镉尚未在体内结合时,尿镉浓度主要反映体内,特别是肾内镉水平。接触过量的镉,在机体内完全被结合之后,尿镉则反映体内镉的总量。当肾脏功能发生障碍时,肾脏排镉量增多。

　　血镉可反映近几个月接触镉的情况,近期接触量较大,血镉则会升高。当接触情况稳定时,血镉可反映工作环境接触的情况。血镉是近期接触镉和急性镉中毒的指标,亦是人群受环境污染影响的监测指标。

　　尿镉和血镉的常用分析方法有分光光度法、原子吸收分光光度法、电化学法和电感耦合等离子发射光谱法。其中分光光度法由于用双硫腙作配位剂,操作繁琐和灵敏度低,现已不常使用。石墨炉原子吸收分光光度法因需样量少、灵敏度高和准确性好而在生物样品监测中被广泛应用。

一、尿镉测定——石墨炉原子吸收分光光度法（参照 WS/T 32—1996）

（一）原理

尿样加基体改进剂和稀硝酸稀释后,直接进样。在 228.8nm 波长下,用石墨炉原子吸收分光光度法测定镉的浓度。

（二）仪器

1. 原子吸收分光光度计　具石墨炉和背景校正装置。

2. 镉空心阴极灯。

3. 10μl 微量移液管。

4. 10ml 具塞试管。

5. 500ml 聚乙烯塑料瓶。

以上玻璃和塑料器皿均用 20%（V/V）硝酸浸泡过夜,用去离子水冲洗干净,避尘晾干备用。

（三）试剂

1. 去离子水或石英玻璃亚沸蒸馏水。

2. 硝酸 优级纯。

3. 磷酸氢二铵。

4. 金属镉 光谱纯。

5. 1%的硝酸溶液。

6. 基体改进剂 准确称取 1g 磷酸氢二铵[$(NH_4)_2HPO_4$]，加 1%硝酸溶液溶解，并稀释至 100ml。

7. 空白尿样 取不接触镉的正常人尿，按 100：1 的比例加入硝酸，混匀。

8. 镉标准贮备液 准确称取 0.5000g 金属镉，加 20ml 浓硝酸加热溶解，将溶液移入 500ml 容量瓶中，用水稀释至刻度，此溶液即为 1.0mg/ml 镉标准贮备液。临用前，将贮备液用 1%硝酸溶液稀释成 0.1μg/ml 的标准应用溶液。

（四）分析步骤

1. 参照表实 25-1 的仪器操作条件，将原子吸收分光光度计调至最佳测定状态。

表实 25-1 仪器操作条件

波长	228.8nm	干燥	0~100℃	30 秒（斜坡）
狭缝	0.3nm	灰化	100~200℃	20 秒（斜坡）
			400℃	10 秒（阶梯）
灯电流	6mA	原子化	1800℃	5 秒（阶梯）
进样量	10μl	净化	2000℃	3 秒（阶梯）
测定方式	氘灯背景校正			
保护气	0.5L/min，原子化时停气			

2. 样品处理 取 1.0ml 尿样于具塞试管中，加 1.0ml 基体改进剂、8ml 1%硝酸溶液，混匀。尽快测定比重。

3. 试剂空白 取 1.0ml 基体改进剂、9.0ml 1%硝酸溶液，混匀，作为空白对照。

4. 标准曲线绘制 取 7 只具塞试管，按表实 25-2 配制标准系列。然后分别测定各管的吸光度。各标准管吸光度减去空白管的吸光度为纵坐标，镉浓度为横坐标，绘制标准曲线或求出线性回归方程。

5. 样品测定 按仪器操作条件直接测定样品和试剂空白，样品的吸光度减去空白的吸光度后，由标准曲线上查出尿中镉的浓度。

表实 25-2　镉标准系列的配制

管号		0	1	2	3	4	5	6
0.1μg/ml 镉标准应用液	（ml）	0	0.3	0.5	1.0	2.0	3.0	4.0
空白尿样	（ml）	1.0	1.0	1.0	1.0	1.0	1.0	1.0
基体改进剂	（ml）	1.0	1.0	1.0	1.0	1.0	1.0	1.0
1% 硝酸	（ml）	8.0	7.7	7.5	7.0	6.0	5.0	4.0
镉的浓度	（μg/L）	0	3.0	5.0	10.0	20.0	30.0	40.0

（五）计算

尿中镉的浓度按下式计算

$$X = C \times K$$

式中：X 为尿中镉的浓度（μg/L）；

C 为标准曲线上查得的镉浓度（μg/L）；

K 为尿样换算成标准比重（1.020）下的浓度校正系数。K=标准比重 1.020 /尿样实测比重

（六）注意事项

1. 试验中所有玻璃和塑料器皿均用 20%（V/V）硝酸浸泡过夜，用去离子水冲洗干净，避尘晾干备用。

2. 若在实验室做样品测定的标准曲线，一般需每天校正一次。

3. 尿镉测定时，过稀或过浓的尿样（即比重<1.010 或>1.030）均不能作为生物监测使用，必须重新取样。

4. 实际工作中，也可以选用氯化钯作为基体改进剂以提高灵敏度。

5. 用无镉正常人尿液配制标准系列可改善基体干扰，但无镉正常人难以确认，空白尿样获取较难，可以选用冻干人尿镉标准物质做标准曲线。

二、血镉测定（石墨炉原子分光光度法）（参照 WS/T 174—1999）

（一）原理

血液用酸脱去蛋白，离心后取上清液直接进样。在 228.8nm 的波长下，用石墨炉原子吸收分光光度法测定镉的浓度。

（二）仪器

1. 原子吸收分光光度计、具石墨炉装置；石墨管和背景校正装置。

2. 镉空心阴极灯。

3. 离心机　6000r/min。

4. 旋涡混合器。

5. 1.5ml 聚乙烯塑料离心管。

6. 10μl 微量移液管。

（三）试剂

1. 去离子水或石英玻璃亚沸蒸馏水。

2. 硝酸　优级纯。

3. 金属镉　光谱纯。

4. 75%（m/m）乙醇。

5. 硝酸溶液　4:96。

6. 肝素钠水溶液　10g/L。

7. 牛血　肝素抗凝。

8. 镉标准贮备液　准确称取 0.5000g 金属镉，加 20ml 浓硝酸加热溶解，将溶液移入 500ml 容量瓶中，用水稀释至刻度，此溶液即为 1.0mg 镉/ml 标准贮备液。临用前，将贮备液用水稀释成浓度为 0.1、0.2、0.4、0.8、1.6（μg/L）的 5 个浓度的镉标准应用溶液。

9. 镉-血标准溶液　取 5 个浓度的镉标准应用溶液各 0.1ml，加 4.9ml 牛血，混匀，放于 -8℃ 下保存；此血中镉的浓度分别为 2.0、4.0、8.0、16.0、32.0（μg/L）。

（四）分析步骤

1. 仪器操作条件　参照表实 25-3 的仪器操作条件，将原子吸收分光光度计调至最佳测定状态。

表实 25-3　仪器操作条件

波长	228.8nm	干燥	25~150℃	30s
狭缝	0.8nm	保持		10s
灯电流	7mA	灰化	250℃	20s
进样量	10μl	原子化	1700℃	5s
氩气流量	1.5/min，原子化时停气	净化	2000℃	2s
背景校正	氘灯或塞曼效应			

2. 样品处理　将血样混匀，放置 10 分钟。于 4000r/min 离心 20 分钟或 10000r/min 离心 10 分钟，取上清液供测定用。

3. 标准曲线的绘制　取 6 支聚乙烯塑料离心管，各加入 0.4ml 硝酸溶液（4:96），在漩涡混合器混合的情况下，0 号管（空白 0）加入 0.1ml 牛血，其余 5 管分别加入 0.1ml 不同浓度的镉-血标准溶液。按表实 25-3 的测定条件，测定各管的吸光度。以 1~5 号管吸光度减去 0 管的吸光度为纵坐标,镉浓度(μg/L)为横坐标,绘制标准曲线或求出回归方程。

4. 样品测定　取上清直接测定吸光度,在标准曲线上查出血样中镉的浓度。

（五）计算

本法不需要计算,由标准曲线上查得的镉浓度即为血样中镉的浓度(μg/L)。

（六）注意事项

1. 试验中所有玻璃和塑料器皿均用20%(V/V)硝酸浸泡过夜,用去离子水冲洗干净,避尘晾干备用。

2. 若在实验室做样品测定的标准曲线,一般需每天校正一次。

3. 血清预处理最好一次完成,以免造成差异。

4. 可选用冻干牛血镉成分分析标准物质做标准曲线。

（谭凤珠）

尿 β_2-微球蛋白含量的测定
（酶联免疫吸附法）

β_2-微球蛋白（β_2-microglobulin，β_2-MG）是由淋巴细胞、血小板、多形核白细胞产生的一种小分子球蛋白，分子质量为 11 800，它是细胞表面人类淋巴细胞抗原（HLA）的 β 链（轻链）部分（为一条单链多肽），分子内含一对二硫键，不含糖；广泛存在于血浆、尿液、脑脊液、唾液以及初乳中。正常人 β_2-MG 的合成率及从细胞膜上的释放量相当恒定，β_2-MG 可以从肾小球自由滤过，99.9% 在近端肾小管吸收，并在肾小管上皮细胞中分解破坏，故而正常情况下 β_2-MG 的排出是很微量的。因此，血清 β_2-MG 的升高可反映肾小球滤过功能受损，而尿液中排出 β_2-MG 增高，则提示肾小管损害或滤过负荷增加。慢性镉中毒早期，尿中 β_2-MG 是肾损伤较为理想的生物标志物之一。尿 β_2-MG 的常用分析方法有放射免疫分析法和酶联免疫吸附法两种，本实习介绍酶联免疫吸附法。

（一）原理

采用酶联免疫吸附法（ELISA）定量测定 β_2-MG 含量。包被抗人 β_2-MG 抗体与待测样品中的结合，加入酶标抗体后形成复合物，后者与底物作用呈现显色反应。在 490nm 处测得的 A 值与待测样品 β_2-MG 含量成正比。

（二）试剂盒组成及主要成分

1. 可拆式包被反应条。

2. β_2-MG 标准品 6 瓶　含 β_2-MG 蛋白、稳定剂、防腐剂等，该标准品从健康人血清中提取，经 HBsAg、HIV 抗体、HCV 抗体检测，结果为阴性，但仍应小心处理。

3. β_2-MG 酶标抗体　含辣根过氧化物酶（HRP）标记 β_2-MG 抗体、缓冲液、稳定剂、防腐剂等。

4. 浓稀释液　含 PBS、稳定剂、防腐剂等。

5. 浓洗涤液　含 PBS、稳定剂、防腐剂等。

6. 底物缓冲液　含枸橼酸、过氧化氢等。

7. 终止液　50ml 浓硫酸溶于 400ml 三蒸水搅拌混合，室温保存。

8. OPD(邻苯二胺,HRP 的底物)片剂。

（三）仪器

酶标仪。

（四）方法

1. 样品采集与保存　留取随意尿液,离心,收集上清液,用1N NaOH 调节 pH 至 6~8,2~8℃ 可保存 48 小时。测定前用稀释液作 21 倍稀释(50μl 尿液+1ml 稀释液)。

2. 试剂重建　浓稀释液用前置于37℃水浴 15 分钟,振摇均匀,然后用蒸馏水作 10 倍稀释 (1ml 浓稀释液+9ml 蒸馏水);浓洗涤液用前置于37℃水浴 15 分钟,振摇均匀,然后用蒸馏水作 20 倍稀释(1ml 浓稀释液+19ml 蒸馏水);将每支标准品用 4.0ml 稀释液准确复溶(50ng/ml)。取 250μl,用稀释液作五次倍比稀释,得浓度为 50ng/ml、25ng/ml、12.5ng/ml、6.25ng/ml、3.125ng/ml、1.56ng/ml 六个标准点。

3. 加样　每孔加不同浓度标准品或待测样品 100μl,空白对照孔中加入稀释液 100μl,37℃ 孵育 90 分钟。

4. 洗涤　弃去反应孔内液体,用洗涤液注满各孔,静置 3 秒钟,甩干,反复三次后拍干。

5. 加酶标抗体　每孔加酶标抗体 100μl,37℃孵育 60 分钟。

6. 洗涤　弃去反应孔内液体,用洗涤液注满各孔,静置 3 秒钟,甩干,反复三次后拍干。

7. 显色　临用前每片 OPD 用 5ml 底物缓冲液溶解。每孔加底物液 100μl,37℃孵育 15~20 分钟。

8. 终止　每孔加终止液 50μl。

9. 比色　在酶标仪上 490nm 处,以空白对照孔调零,测定各孔 A 值。

（五）数据处理

以 A_{490} 对 β₂-MG 标准品浓度(ng/ml)在半对数坐标系上作标准曲线,待测样品含量(mg/L) 可从标准曲线上查出(ng/ml),乘以稀释倍数,除以 1000 即可。

（六）注意事项

1. 浓稀释液、浓洗涤液常有结晶析出,应注意充分溶解。

2. 实验室温度最好在 25℃ 以下。

3. 底物显色液应现配现用。显色时,密切注意显色深浅,避免显色过度引发一片黄现象。

（七）正常值

尿液:β₂-MG<0.3mg/L。

（张志勇　万逢洁）

单细胞凝胶电泳试验

环境致突变物、致癌物对机体的损伤常具有组织和细胞特异性。灵敏快速检测单个细胞的DNA损伤对于研究环境污染物的遗传毒性及其作用机制具有重要意义。单细胞凝胶电泳试验(single cell gel electrophoresis,SCGE),是由 Ostling1984 年建立、经 Singh 等改进后,不断完善而发展起来的一种检测有核细胞 DNA 损伤的技术,因其细胞电泳形状颇似彗星又称彗星试验(comet assay)。该技术具有灵敏、简便、快速、低耗、重复性好等优点,目前已被广泛应用于体内或体各种有核细胞经受试物诱导的 DNA 损伤和修复的研究。

(一) 原理

当各种内源性和外源性 DNA 损伤因子诱发细胞 DNA 链断裂时,DNA 的超螺旋结构受到破坏,在细胞裂解液作用下,细胞膜、核膜及其他生物膜受到破坏,细胞内的 RNA、蛋白质及其他成分均扩散到细胞裂解液中,而核 DNA 由于其分子量大只能留在原位。如果细胞未受损伤,电泳时,核 DNA 因其停留在核基质中,荧光染色后将呈现圆形的荧光团,无拖尾现象。若细胞受损,在中性电泳液(pH 8.0)中,核 DNA 仍保持双螺旋结构,虽偶有单链断裂,但并不影响 DNA 双螺旋大分子的连续性。只有当 DNA 双链断裂时,其断片进入凝胶中,电泳时断片向阳极迁移,形成荧光拖尾现象,形似彗星。如果在碱性电泳液(pH>13)中,先是 DNA 双链解螺旋且碱变性为单链,单链断裂的碎片分子量小可进入凝胶中,电泳时断链或碎片离开核 DNA 向阳极迁移,形成拖尾。细胞 DNA 受损愈重,产生的断链或碱易变性断片就愈多,其断链或断片也就愈小,在电场作用下迁移的 DNA 量也就越多,迁移的距离也越长,表现为尾长的增加和尾部荧光强度的增强。因此,通过测定 DNA 迁移部分的光密度或迁移长度可定量地测定单个细胞的 DNA 损伤程度。

(二) 仪器

1. 全磨砂载玻片。

2. 盖玻片。

3. 冰盒。

4. 电泳仪和电泳槽。

5. 荧光显微镜。

6. 图像分析系统。

（三）试剂

1. 正常熔点琼脂糖（normal melting point agarose，NMPA）。

2. 低熔点琼脂糖（lower melting point agarose，LMPA）。

3. 细胞裂解液　2.5mol/L NaCl，100mmol/L Na$_2$EDTA，10mmol/L Tris-HCl，1%肌氨酸钠，用 NaOH 调节 pH 到 10，4℃保存。用前加入 1%Triton X-100 和 10%的 DMSO。

4. 碱性电泳液　1mmol/L Na$_2$EDTA，300mmol/L NaOH 调 pH 到 13。

5. 缓冲液　0.4mol/L Tris-HCl（pH 7.5）。

6. 荧光染料　2.5μg/ml 的溴乙锭，也可用 8.5μg/ml 的吖啶橙或 2.5μg/ml 的碘丙锭等。

（四）实验步骤

1. 制备细胞悬液　单细胞来自人、动物（小鼠、大鼠、狗、鱼、鸡等）和植物的组织或培养的细胞系，或从活体组织分离出的原代细胞等。动物体内测试可以根据靶器官适当选择有针对性的原代细胞进行测试。选择合适的培养基和缓冲液，分离纯化制成单细胞悬液。体外培养的细胞株用胰酶消化，吹打成单细胞悬液；体内脏器细胞是在处死动物后取出脏器，于 Hanks' 液中制备成单个细胞悬液。用台盼蓝法测定单细胞悬液细胞存活率（要求存活率>95%），细胞密度为（1～5）×10^5/ml。

2. 载玻片凝胶体的制备　制片总的原则是：获得牢固稳定凝胶的同时，避免额外的 DNA 损伤与修复。载玻片凝胶体的制备有三种方法：单层凝胶法，双层凝胶法，三层凝胶法。一般使用三层凝胶法，三层凝胶的具体步骤如下：

（1）第一层胶的制备

1）从冰箱中取出正常熔点琼脂糖凝胶，在室温下放置数小时，然后水浴加热 100℃至胶体完全熔解成透明液体，然后把试管放置到预先加热至 50～53℃的水浴锅中备用。

2）为了加强凝胶对玻片的附着力，滴加 50μl 熔解的 0.5%～1.0%正常熔点琼脂糖溶液到干净的毛载玻片上，用另一张边缘平滑的光面载玻片将其涂抹均匀作为底层。干燥后置于 50～53℃恒温箱中加热，然后取出载玻片用预热的枪头在底胶上滴加 100～120μl 正常熔点琼脂糖溶液立即倾斜盖上盖玻片使琼脂糖溶液均匀扩散成第一层。放入 4℃冰箱 10～15 分钟左右。

（2）第二层胶的制备

1）从冰箱取出低熔点琼脂糖凝胶，在室温下放置数小时，然后水浴加热 100℃至胶体完全熔解成透明液体，试管预先置于 37℃的水浴锅中备用。

2）从 4℃冰箱中取出已铺第一层胶体的载玻片，轻轻揭去盖玻片后室温下放置几分钟。取密度为 3×10^5/ml 的细胞悬液，以体积比为 1：9 的比例与预热到 37℃的 0.5%低熔点琼脂糖混匀，取 50μl 加到第 1 层胶上立即倾斜盖上盖玻片使溶液均匀扩散成第二层。放入 4℃冰箱 20 分钟左右。

（3）第三层胶的制备　从4℃冰箱中取出已铺好两层胶体的载玻片,轻轻揭去盖玻片后室温中放置几分钟。取50μl低熔点琼脂糖溶液铺在第二层胶上,立即倾斜盖上盖玻片使凝胶均匀扩散。然后放在冰袋上转移到4℃冰箱中放置20分钟左右。

3. 细胞裂解　细胞裂解液在使用之前必须在4℃下至少放置1小时以上。从冰箱中取出铺好第三层胶面的载玻片,轻轻揭去盖玻片浸入新配制的预冷4℃的裂解液中,4℃下裂解1~2小时。从裂解液中将载玻片取出,用0.4mol/L Tris-HCl(pH 7.5)洗去过多的盐。

4. DNA解旋　细胞裂解后,将载玻片置于水平电泳槽内,用新配制的碱性电泳液盖过胶面约2~3mm,加盖避光,放入电泳缓冲液中(pH 13),4℃下放置20~40分钟,以使DNA充分解旋。

5. 电泳　DNA解旋结束后,通电电泳。电泳条件为25V和300mA,电泳10~30分钟。或按0.7~0.9V/cm确定电压。具体电压电流要根据具体实验室条件来定,最好能使阴性对照有部分细胞出现短拖尾,以保证试验有足够的敏感性并减少实验室间差异。稳压状态下电流可用改变缓冲液面高度来调节。

6. 中和与染色　电泳后取出载玻片,在0.4mol/L Tris-HCl缓冲液(pH 7.5)中浸没15分钟或漂洗3次,每次5分钟。每张胶板上滴加20~100μl荧光染色剂,后用蒸馏水洗涤。以上各步骤应在黄或红光下操作。中和后的凝胶片应在24小时内染色,以免DNA过多扩散。否则应将之浸入无水乙醇或无水甲醇中脱水5分钟左右,或在室温中晾干。对于干燥的凝胶片,使用中性缓冲的甲醛处理数分钟,将有利于长期保存。

以上操作要轻拿轻放防止凝胶体从载玻片上脱落影响后面的图像观测。

7. 结果观察　结果观察有显微镜观察测量和图像分析两种方式。用2.5μg/ml的溴乙锭,也可用8.5μg/ml的吖啶橙或2.5μg/ml的碘丙锭等染色5分钟,用双蒸水洗掉表面的染料,24小时内在荧光显微镜下观察,每片记数25~50个细胞,每个剂量组检查100个细胞。无DNA损伤的细胞表现为一圆形荧光细胞核。DNA受损的细胞所产生的DNA断片游动移出细胞核之外,向阳极伸延而形成"彗头"带"彗尾"的彗星现象。镜下观察时,首先应记录出现拖尾的细胞数,计算拖尾细胞率。同时用目镜测量拖尾细胞的尾长,统计各试验(剂量)组的平均尾长。

应用图像分析系统逐个对细胞进行图像分析可得到更多的分析参数。目前主要观察指标有尾长(tail length)、彗尾DNA的百分含量、尾距(tail moment)、尾块(tail local)和尾惯量(tail inertia)等。尾长即DNA迁移的长度,在低损伤剂量范围内与DNA损伤呈线性关系;尾矩是尾长与彗尾DNA百分含量之乘积,在高损伤剂量下与损伤程度呈线性关系;尾块即彗星尾部分散的大小不一的DNA断片组成,与损伤程度有关;尾惯量是与每个尾块的面积、平均荧光强度、在X轴上与彗核中心距离有关的综合性指标。目前通常选用DNA迁移细胞率、尾长、尾矩作为检测指标。

图像分析需有相应的设备和分析软件。目前,国外彗星电脑分析软件主要有英国 Kinetic Imaging 公司的 KOMET、美国 LAI 公司的 LACAS、德国 Zeiss 公司的 KS400、捷克 LIM 公司的 Lucia 彗星图像分析系统等。这些软件能定量测定尾部长度、尾部面积、尾部力矩、尾部力矩臂、尾部力矩惯性、细胞密集程度、尾部的 DNA 百分比、碎片等。但这些软件均需与其相应的仪器设备配套使用,价格较为昂贵。目前也有一些免费的彗星分析软件。如 Helma 等所设计的分析软件(Sicion Image),能测量彗星强度、尾长、头面积、尾面积、尾部 DNA 含量、尾矩等多项参数。Konca 等在 Helma 的基础上研制了另一软件(CASP),该软件可在多种硬件及软件平台上运行,而且用户界面友好。这两个免费软件的源代码是公开的,可以看到每一个彗星参数的运算方法和编写程序。

另外,国内也开发了一些分析系统。如中山医科大学研制了一种新型的 SCGE 分析系统 IMI1.0,它比 Zeiss 公司 KS400 彗星分析系统使用更为方便、分析速度更快、更便于统计分析,并具有多光谱融合功能、中英文可切换界面和多格式输出打印等特点。

研究者可以根据实验目的的不同来改变这些参数的运算方法和计算程序,从而建立一个新的测量遗传损伤的参数。

Helma 2000 年建立了免费下载系统,其网址为:

http://rsb.info.nih.gov/nih-image/

http://mailbox.univie.ac.at/christoph.helma/comet

近年来使用较多的国外免费分析软件见以下网址:

http://sourceforge.net/project/showfiles.php

http://www.comet.itrcindia.org/index.htm

随着彗星试验的发展,在资源共享的网络空间里,会有更完善、更方便的分析软件出现。

(五) 注意事项

虽然 SCGE 具有简便、快速等特点,但在整个实验过程中可能会受到诸多因素的影响而难以得到理想的实验结果。以下几个方面是彗星实验成功的关键:

1. 单细胞悬浮液的制备　最好将实验细胞数调至约 $3.0×10^5$ 个/ml。如果细胞数过低,一张片子中细胞数太少,很难完成 100 个彗星计数分析;反之细胞数过高,片中细胞过密,位于不同层面的细胞相互重叠,难以分析 DNA 损伤。

2. 载玻片凝胶体的制备　制片是彗星试验方法的关键,琼脂糖溶液浓度的选择、时间及制胶环境温度对实验结果产生着重要的影响。第 1 层胶制好后置 4℃ 存放约 20 分钟,如时间过短,不能得到"老化"的凝胶与玻片黏合不紧,容易在液体浸泡处理和电泳过程中自然脱落,造成实验失败;反之,如果放置时间过长,凝胶极易干裂而脱落。第 2 层凝胶制作过程中,琼脂糖液与细胞混合时琼脂糖液的温度为 30~37℃,温度过高可引起细胞损伤,此操作过程力求快速,以免加速细胞 DNA 的修复。

3. 裂解液　是整个实验中的关键因素,裂解液最终使用时必须是澄清没有任何沉渣,没有溶解好会影响实验,如果常温不容易溶解,可以放入 4℃冰箱中一段时间,就比较容易溶解。

4. 电泳条件　SCGE 一般选用低电压和短时间。电压过高、电泳时间过长虽然能够提高检测的灵敏度,但也会使正常的细胞形成拖尾而出现假阳性结果;反之,电压过低、电泳时间过短,受损细胞不会形成拖尾而出现假阴性结果。电泳的电压多选用低电压,一般在 18～50V,在电泳过程中电泳液的温度应不超过 15℃(应在 4℃条件下进行),电泳时间多在 20～40 分钟。

5. 实验温度及光线的影响　整个实验过程需在低温(约 4℃)和暗光(红光或黄光)下进行,动作要迅速以防止细胞受到除受试物之外因素造成的损伤和修复,防止假阳性和假阴性结果的产生。已有研究表明一些细胞 DNA 断裂损伤能在 1 小时内达到 90% 的修复,3 小时内可修复 97%。因此,应该严格控制细胞在分析过程中的温度。

6. 荧光染色及彗星图像分析　不同程度损伤可根据彗星的尾部与其头部的比率大小分为 0、1、2、3、4 等五个等级。用肉眼观察判断的分级需要通过计算机彗星图像分析加以确定。

7. 与凋亡细胞 DNA 断片的区分　由于试验剂量过大或细胞保存不当及某些不适的试验条件的影响,会出现细胞坏死和凋亡,坏死和凋亡的细胞会产生大量的 DNA 断片,也会在电泳后出现拖尾,对实验结果造成干扰,所以应对它们进行严格区分。

(六) 小结

SCGE 分析能够快速灵敏地检测单个细胞的 DNA 断裂,方法简单,样品需要量少,国内外不少学者将其用于研究环境理化因素的遗传毒性,探讨 DNA 的损伤与修复机理。不过还有许多问题需要进一步深入研究,如其检测终点与其他遗传终点的相关性问题等。随着彗星分析系统的不断优化及与其他各种先进分析技术的结合(如 FISH、流式细胞术、毛细管电泳、高效液相色谱等),其准确性将会大幅度提高,应用范围也将进一步拓宽。

(沈孝兵　浦跃朴)

血清中脂质过氧化物的测定

脂质过氧化作用(lipid peroxidation)是某些外源性环境化学物毒理学作用的重要机制。环境化学物在体内代谢过程中可形成自由基,氧化细胞脂质中多价不饱和脂肪酸组分,形成脂质过氧化物(lipid peroxides,LPO),通过以下主要机制产生损害:①改变膜的结构和稳定性,影响其生物功能;②产生的烷自由基能进入细胞核或核糖体,直接攻击 DNA 和 RNA,引起细胞遗传物质的损害;③代谢终产物丙二醛可与 DNA 和 RNA 的碱基交联,与核酸和蛋白质上的游离氨基共价结合,损伤核酸、蛋白质等生物大分子。

细胞内的脂质过氧化反应产生的 LPO 可进入血液,使血清中 LPO 浓度维持在一定水平,可以通过检测血清中 LPO 含量测定机体脂质过氧化强度。

(一)原理

LPO 最终通过一系列断裂反应形成小分子的终产物丙二醛(Malondialdehyde,MDA),而且 LPO 在酸性加热条件下,分解产生 MDA,MDA 与硫代巴比妥酸(TBA)反应生成红色复合物,用比色法或荧光法测定 MDA 含量。

(二)比色法

1. 仪器　可见分光光度仪、水浴箱、10ml 具塞试管。

2. 试剂

(1)TEP 标准贮存液(100mmol/L):准确称量 1,1,3,3,-四乙氧基丙烷(tetraethoxypropane,TEP)110mg,用 50ml 甲醇溶解制成 100mmol/L 的标准贮存液。

(2)TEP 标准应用液(10μmol/L):取标准贮存液 0.10ml,用甲醇加到 100ml。

(3)硫代巴比妥酸(TBA)溶液:取 0.67g TBA 加蒸馏水至 100ml,在 60℃ 水浴中加热助溶 5~10 分钟。

(4)0.05ml/L 盐酸:优级纯盐酸稀释而成。

3. 方法　取具塞试管 3 支标明测定管、标准管和空白管,各管加入 0.05mol/L HCl 3.0ml,测定管加入血清 0.3ml,标准管加入标准应用液 0.3ml,空白管加入生理盐水 0.3ml,立即混匀;各管加入 0.67g/dl TBA 液 1ml,充分混匀;加盖置沸水浴 40 分钟,流水速冷至室温;然后 3000r/min 离心 10 分钟;在波长 535nm 条件下,蒸馏水调零比色,读各管吸光度。

4. 计算

$$血清 LPO 浓度(nmol/ml)=\frac{A_U-A_B}{A_S-A_B}\times10$$

式中:A_U 是样品管吸光度值;

A_S 是标准管吸光度值;

A_B 是空白管吸光度值。

5. 注意事项

(1)显色的稳定性:显色后反应生成的色素在 2 小时内稳定。

(2)血清应于 4℃ 冷藏,尽快测定。

(3)沸水浴中煮沸时间的选择:血清加 TBA 后,在沸水浴中分别煮沸 15 分钟、30 分钟、60 分钟、90 分钟,结果显示,15 分钟时 A 值很低,30 分钟达到最大显色强度,30 分钟后 A 值逐渐下降。

(4)线性范围:在 1~40nmol/ml 范围内,浓度与吸光度线性关系良好。

(5)血红蛋白使 LPO 检测结果偏高,故溶血标本不宜作此实验。

(6)正常参考值:血清脂质过氧化物含量为(4.07±0.78)nmol/ml。男性为(4.14±0.78)nmol/ml,女性为(3.97±0.77)nmol/ml,男性高于女性。

(三) 荧光法

1. 仪器　荧光分光光度计,微量加样器,恒温水浴锅,混旋器。

2. 试剂

(1)6.7g/L 硫代巴比妥酸(TBA)-冰醋酸(1:1)混合液。

(2)10mmol/L 四乙氧基丙烷(贮存液,4℃ 保存 3 个月),临用前用甲醇稀释成 10nmol/ml。

(3)其他试剂:1/6mol/L 硫酸、100g/L 磷钨酸、正丁醇、无水乙醇、9g/L 生理盐水。

所用玻璃器皿均需经 50% 硝酸浸泡 24 小时后,再经蒸馏水、双蒸水淋洗干燥。所有试剂均为 AR 级用双蒸水配制。

3. 方法

(1)标准曲线制作:将 10nmol/ml 四乙氧基丙烷,用双蒸水稀释成 0.25、0.5、1.0、1.5、2.0、2.5、5.0nmol/ml,分别取 1ml 加入 TBA-冰醋酸(1:1)混合液 1ml,混匀,沸水浴 75 分钟后,流水冷却至室温,5ml 正丁醇振荡抽提 2 分钟,3000r/min 离心 10 分钟,取上清液(正丁醇层)测荧光强度(狭缝 10nm,波长:激发光 515nm,发射光 553nm)。以四乙氧基丙烷浓度为横坐标,荧光强度为纵坐标作图。

(2)样品测定:血清 20μl 加 1/6mol/L 硫酸 4ml、100g/L 磷钨酸 0.5ml 摇匀,室温放置 5 分钟,3000r/min 离心 10 分钟,弃上清液,沉淀加 1/6mol 硫酸 2ml、100g/L 磷钨酸 0.3ml 摇匀,室温放置 5

分钟,3000r/min 离心 10 分钟,弃上清液,沉淀用 1ml 蒸馏水振摇 2 分钟,再加 TBA-冰醋酸(1∶1)混合液 1ml 摇匀,沸水浴 75 分钟后,流水冷却至室温,正丁醇 5ml 振荡抽提 2 分钟,3000r/min 离心 10 分钟,取上清液(正丁醇层)4ml 测定荧光强度。波长:激发光 515nm,发射光 553nm,狭缝 10nm,四乙氧基丙烷 0.5nmol/ml 为标准对照。

4. 计算　测得荧光强度在标准曲线上可查得相应的 MDA 含量,然后换算成每 1ml 血清中脂质过氧化物的含量。计算式为:

$$血清\ LPO\ 浓度(nmol/ml) = 0.5 \times \frac{f}{F} \times \frac{1}{0.02} = 25f/F$$

式中 F 是 0.5nmol/ml 四乙氧基丙烷荧光度,f 是样品荧光度。

5. 注意事项　应注意 pH 对反应的影响,当 TBA 反应测定 LPO 时,氢离子浓度影响正丁醇抽提反应生成物的效果,一般认为在酸性条件下(pH 2.1~3.0),抽提效果最佳;在中性(pH 6.0)时,尚有 10%反应生成物残留于水层中,未被抽提出来;在碱性(pH 9.5)时,则不能抽出。

（戴文涛　余日安）

实习二十九

氯化镉的细胞急性毒性 LC$_{50}$ 的检测

氯化镉广泛用于化工、农业等行业,是一种常见的有害环境污染物。氯化镉作为一种重金属污染物,在环境中很难降解,在动植物及人体中具有生物富集效应,在食物链中具有生物放大效应。近年来的研究证实:镉是一种与肿瘤相关的重金属污染物,对人体危害极大。

动物 LD$_{50}$(lethal dose 50%,半数致死剂量)是一项急性毒理学指标,但是,试验需要大量动物,无法满足快速、高通量的现代化检测需要,而且随着试验动物伦理学观念的普及,也进一步限制了动物 LD$_{50}$方法的应用。用细胞代替动物,开展 LC$_{50}$(lethal concentration 50%,半数致死浓度)试验,是急性毒理学试验方法的发展趋势,有望实现高通量检测,并且无动物伦理学限制。

本试验采用 I 相和 II 相代谢酶完备的、国际上广泛应用的细胞株:人肝肿瘤细胞 HepG2 作为受试细胞。

(一) 原理

MTT 全称为 3-(4,5)-dimethylthiahiazo(-z-y1)-3,5-di- phenytetrazoliumromide,汉语化学名称为 3-(4,5-二甲基噻唑-2)-2,5-二苯基四氮唑溴盐,商品名:噻唑蓝,是一种黄颜色的染料。

MTT 比色法又称四唑盐比色试验,是一种检测细胞存活和生长的方法。其检测原理为活细胞线粒体中的琥珀酸脱氢酶能使外源性 MTT 还原为水不溶性的蓝紫色结晶甲䐶(Formazan)并沉积在细胞中,而死细胞无此功能。二甲基亚砜(DMSO)能溶解细胞中的甲䐶,用酶联免疫检测仪在 490nm 波长处(也有用 570nm 波长的)测定其吸光度值,在一定细胞数目范围内,MTT 结晶形成的量与细胞存活率成正比。根据测得的吸光度值(OD 值),来判断活细胞数量,OD 值越大,细胞活性越强(如果是测药物毒性,则表示药物毒性越小)。该方法具有灵敏度高、重复性好、操作简便、经济、快速、无放射性污染以及与其他细胞活力检测方法有良好的相关性等优点,广泛应用于生物因子活性检测、抗肿瘤药物筛选和细胞毒性试验中。

(二) 仪器及试剂

1. 仪器

(1)移液器:100μl,1ml。

（2）自动加样器。

（3）超净工作台。

（4）细胞培养箱：CO_2 恒温培养箱。

（5）电加热搅拌器。

（6）过滤器：$0.22\mu m$ 微孔滤膜。

（7）电子天平。

（8）恒温振荡培养箱。

（9）倒置显微镜。

（10）ELX-800 酶标仪。

2. 试剂及其配制方法

（1）磷酸氢二钠、磷酸二氢钾、氯化钠、氯化钾、碳酸氢钠均为分析纯试剂。

（2）DMEM：美国 Gibco 公司。

（3）MTT：美国 Amresco 公司。

（4）DMSO：美国 Amresco 公司。

（5）胰蛋白酶：美国 Gibco 公司分装。

（6）新生小牛血清：美国 Gibco 公司。

（7）PBS：准确称取 NaCl 8.0g，KCl 0.2g，Na_2HPO_4 1.3845g，KH_2PO_4 0.2g，溶于三蒸水并定容至 1000ml；分装，高压蒸汽灭菌，4℃保存。

（8）D-hank's 液：准确称取 NaCl 8.0g，KCl 0.4g，Na_2HPO_4 0.0533g，KH_2PO_4 0.06g，$NaHCO_3$ 0.35g，用适量三蒸水溶解，定容至 1000ml；分装，高压蒸汽灭菌，4℃保存。

（9）DMEM 培养液：准确称取 $NaHCO_3$ 1.8g，溶于适量三蒸水中；将一袋 DMEM 干粉缓缓加入（边加入边搅拌）；待其充分溶解后，用 0.1%HCl 或 0.1%氢氧化钠调节（逐滴加入，快速搅动）pH 至 6.8~7.2 之间，加入 20 万 U 青霉素、20 万 U 链霉素各 0.5ml，三蒸水定容至 1000ml；$0.22\mu m$ 微孔滤膜过滤除菌，分装，4℃保存。亦可购买现成的高糖 DMEM 培养液。

（10）0.25%胰蛋白酶：准确称取胰蛋白酶 2.5g，溶于适量消毒的 D-hank's 液，用 D-hank's 液定容至 1000ml、摇匀；室温放置 4 小时，其间不时振荡。$0.22\mu m$ 微孔滤膜过滤除菌，分装，-20℃保存。

（11）5mg/ml MTT：准确称取 MTT 0.125g，溶于 20ml PBS，置磁力搅拌器上充分搅拌 30 分钟，转移至 25ml 容量瓶并定容；$0.22\mu m$ 滤膜过滤除菌，分装，4℃保存并于两周内使用。

（12）氯化镉 DMEM 溶液：先用三次蒸馏水配制 0.1mol/L 的氯化镉水溶液，再用 DMEM 稀释成 100、80、60、50、40、30、20、10$\mu mol/L$ 的氯化镉的 DMEM 溶液，用于染毒。

（三）方法

1. 细胞分组

（1）空白组：只加入培养液，不加入细胞和染毒物。

（2）对照组：加入细胞和培养液，不加入染毒物。

（3）研究组：浓度分别为 100、80、60、50、40、30、20、10μmol/L 的氯化镉 DMEM 溶液。

2. 实验操作

（1）将复苏的细胞经过几次传代培养使其细胞状态稳定之后，可以用来做 MTT 实验。

（2）弃去旧的培养基，用 37℃ PBS 润洗 3 遍。

（3）加 0.25% 胰蛋白酶 500μl 消化 3 分钟，将培养瓶置倒置显微镜下观察。

（4）待胞质回缩、细胞间隙增大后，加入适量 DMEM 和新生牛血清，终止消化。轻轻反复吹打瓶壁，将细胞完全消化下来，并吹打混匀。

（5）将细胞悬液移入离心管，1000rpm 离心 5 分钟；弃去上清液，用含有 10% 新生牛血清的 DMEM 重悬细胞，计数。

（6）接种细胞：用含 10% 新生牛血清的培养液配成单个细胞悬液，以 6000 个细胞接种到 96 孔板（细胞种类和染毒时间的长短影响接种数目，一般为 1000~10 000 个），每孔体积 200μl，置 37℃、5% CO_2 细胞培养箱培养。

（7）细胞染毒：轻轻吸弃旧培养液，将配制好的不同浓度梯度的氯化镉 DMEM 培养液加入 96 孔板中，每孔体积 200μl 同时设正常对照（不施加处理因素）和空白对照（仅含培养液）；每组设 6 个平行样；置 37℃、5% CO_2 细胞培养箱，继续培养 24 小时。

（8）呈色：小心吸弃旧培养基，每孔加含 10% MTT 的培养基 100μl（不含血清）。继续孵育 4 小时，终止培养。小心吸弃孔内培养上清液，对于悬浮细胞需要离心后再吸弃孔内培养上清液。每孔加 150μl DMSO，摇床振荡 10 分钟，使结晶物充分溶解。

（9）比色：选择 490nm（或 570nm）波长，在酶联免疫监测仪上测定各孔吸光度值，记录结果。

（10）细胞存活率计算：根据下式计算细胞活性抑制率：

细胞活性抑制率（%）=（正常组-试验组）/（正常组-空白对照）×100%

（四）数据统计及分析

1. 试验结果记录

染毒浓度	剂量1	剂量2	剂量3	剂量4	剂量5	剂量6	剂量7	剂量8	正常组	空白
吸光值1										
吸光值2										
吸光值3										

续表

染毒浓度	剂量1	剂量2	剂量3	剂量4	剂量5	剂量6	剂量7	剂量8	正常组	空白
吸光值4										
吸光值5										
吸光值6										
平均值										
细胞活性										
抑制率%										

2. 计算原理　因为药物浓度与细胞活性抑制率并不呈现直线相关关系,而是细胞活性抑制率的几率单位同药物浓度的对数值呈直线关系。所以,LC$_{50}$的求解需要经过多次的转换才能呈直线相关。

具体步骤如下:

(1)将横坐标的剂量改为对数剂量,则曲线就化成为对称的常态曲线。该曲线为两端平坦、中间陡斜的 S 型向心对称曲线。其对称中心纵坐标为50%细胞活性抑制率,横坐标为 LogLC$_{50}$。如果以药物浓度为横坐标,以细胞活性抑制率为纵坐标,则可绘成一个钟形曲线,其剂量大的一侧会拖出长尾现象。

(2)将细胞活性抑制率转换为"几率单位",因剂量对数值与概率单位之间为直线关系,可作图求解。为了便于数学回归分析,需要将 S 型曲线转换为直线,引入"几率单位"(Probit)的概念,通过查表可将细胞活性抑制率转换为"几率单位"。

3. LC$_{50}$的计算　计算 LC$_{50}$的方法有很多种,主要包括正规几率单位法、点斜法、顾汉颐氏公式法、图解法、寇氏法、序贯法、Logit 法等。近年来出现了上下移位法(up and down 法)、固定剂量法(fixed dose procedure)评估法等。

本文采用正规几率单位法原理,用 SPSS18.0 统计软件来分析,其统计分析步骤和结果如下:

(1)进入 SPSS 数据编辑器后,在变量视图(Variable view)中定义变量。在变量名称(name)下,输入"剂量"(不用对数)、"抑制率""总值"。然后进入数据视图(Data view),根据表头提示,依次输入各组数据。

(2)选择参数"分析"→"回归"→"probit",因子项不填,调出"Probit 分析"对话框,将"剂量"选入"协变量(Covariates)"栏中,"抑制率"选入"响应频率(Response frequency)"栏中,"总值"选入"观测值汇总(Total observed)"栏中,"总值"多设为100。

(3)在"转换(Transform)"栏中,选择"对数底为10(Log base 10)",在"模型(Model)"栏中选择"概率(Probit)"概率单位模型,在"选项(Options)"栏中选择"从数据中计算(calculate from data)"即依据现有数量所得的在缺少刺激条件下的响应率来估计自然响应率,其他保持默认选项,然后单击"确定(OK)"即可。

通过以上步骤后,SPSS 经过运行后得到 Probit 回归模型的参考估计,以回归系数和标准误的估计值为指标,判断剂量浓度是否对细胞活性有影响。文本中还会输出半数致死浓度 LC_{50}(即给予该剂量水平时,将有 50% 的细胞死亡),及其 95% 可信区间。最后还会给出散点图,可以做出直线,并给出相关系数 R^2。

（五）注意事项

1. 选择适当的细胞接种浓度　细胞接种浓度要根据不同细胞的特点来定,如果研究药物对细胞具有刺激作用,那么取较小的细胞浓度;如果研究药物对细胞具有抑制作用,那么取较大的细胞浓度。这样与对照组的区别比较明显,数据更好。如果细胞铺得太稀,毒物的杀伤效果不会很明显;太密,则细胞可能会出现自发凋亡(因为细胞长得太快营养会不够,最后导致死亡)。所以细胞过多或者过少,增殖都会过快或者过慢,其增值率线性关系不佳。但由于不同细胞贴壁后面积差异很大,因此在进行 MTT 试验前,要进行预实验来检测其贴壁率、倍增时间以及不同接种细胞数的条件下的生长曲线,确定试验中每孔的接种细胞数和培养时间,以保证培养终止后不至于细胞过满。

2. 药物浓度的设定　参考文献中结果确定一个比较大的范围先初筛,然后再根据自己初筛的结果缩小浓度。药物浓度的设定还与染毒时间的长短有关。

3. 染毒时间的设定　在不同时间点测定 OD 值,输入 excel 表,最后得到不同时间点的抑制率变化情况,画出变化的曲线,曲线什么时候变得平坦了(到了平台期),那个时间点应该就是最佳的时间点(因为这个时候的细胞增殖、抑制表现最明显)。

4. 培养时间　$200\mu l$ 的培养液对于 $10^4 \sim 10^5$ 个增殖期细胞来说,如果营养不够的话,细胞会由增殖期渐渐趋向 G0 期而趋于静止而影响结果;如果培养时间较长的话,一般在 48 小时换液一次。

5. MTT 法需要无菌操作,因为细菌也可以导致 MTT 比色 OD 值升高。

6. 实验时应设置调零孔,对照孔,内标孔,加药孔。调零孔含培养基、MTT、二甲基亚砜。对照孔、内标孔(如果增设的话)和加药孔都需要加细胞、培养液、MTT、二甲基亚砜,不同的是对照孔加不含药物的 10% 新生牛血清 DMEM 培养液,内标组加含氯化镉的 10% 新生牛血清 DMEM 培养液,而加药组加入不同浓度的药物。

7. 避免血清干扰　用含 10% 新生牛血清培养液培养细胞时,高含量的血清培养液会影响试验孔的吸光度值,导致试验本底增加,降低试验敏感性。所以在呈色后,尽量吸净培养孔内残余培养液,避免血清的干扰。

8. 铺板时要保证每孔细胞数目均匀一致。注意细胞悬液一定要混匀,避免细胞沉淀下来,导致每孔中的细胞数量不等。可以每铺几孔后,混匀一次细胞。操作要熟练,尽量避免人为误差。

9. 氯化镉染毒浓度的配制　配制较高浓度的氯化镉溶液,4℃保存。这样能减少操作误差。

10. 在运用 SPSS18.0 进行统计分析时,一般需要 6~7 个对应数据点,才能计算出 95% 的置信区间。如果数据少于 5 个,软件无法给出 95% 的置信区间,但可以给出 LC$_{50}$值。

（吴志刚）

生活饮用水中痕量有机物的雌激素效应检测

生活饮用水的主要来源包括地表水、地下水等,目前我国水污染问题十分严重,有机物作为水体污染物的重要组成部分,成分复杂含量低,但健康危害较大,越来越受到重视。

一、水样中痕量有机物的富集

环境水样中的成分比较复杂,水(尤其是饮用水)中的有机物含量一般较低,大多数在 μg/L 甚至 ng/L 数量级,往往达不到仪器的检测限,因此一般要先对水样进行富集(预处理)后再使用仪器检测或者生物学效应分析。

固相萃取法是气质联用等分析中常用的样品的前处理方法,它减少了高纯溶剂的使用,处理效率高、操作简单,成本相对较低,适于大批量样品的分析。

本实验研究采用 HLB 柱进行固相萃取水样。

(一) 实验原理

固相萃取(SPE)技术自 20 世纪 70 年代后期问世以来,由于其高效、可靠及耗用溶剂量少,对环境和人体造成损害较小,在国外已逐渐取代传统的液-液萃取而成为样品预处理的可靠而有效的方法,SPE 的主要目的是把痕量被测定组分进行浓缩(富集),使样品组成简化(样品净化)及介质转移(把被测定组分从样品基体中转移到溶剂或气体中)。

用固相萃取进行样品前处理,目前广泛用于水质分析中,当水中痕量有机化合物通过合适的 SPE 柱时被富集,再用少量的选择性溶剂进行洗脱,因而 SPE 是同时完成萃取和浓缩有机污染物的有效方法。美国国家环保局(EPA)将其作为水中农药含量的测定方法。SPE 制备样品通常有 4 个步骤:①SPE 小柱(或 SPE 盘)的清洗:使用适当的溶剂把小柱中可能有的杂质或污染物清洗干净,使 SPE 的保留性质具有重复性,之后用样品溶剂置换冲洗溶剂;②往 SPE 小柱中注入样品溶液,保留被分析组分或净化样品;③用弱极性溶剂冲洗 SPE 小柱,去除残留的样品基体;有时需要把吸附剂进行干燥,以便除去样品的溶剂;④用少量强极性溶剂把要分析的样品洗脱下来进行分析。

Oasis HLB 小柱(二乙烯基苯-N-乙烯基吡咯烷酮共聚物)因其对疏水或亲水污染物吸附效果都比较好,因此本实验中的 Oasis HLB 小柱作为萃取柱。

(二) 材料与仪器

1. **仪器**　Waters Oasis HLB 固相萃取柱(6cc,200mg)、色谱柱、18MΩMili-Q 超纯水机、SPS24 固相萃取真空装置、涡旋器。

2. **主要试剂**　无水硫酸钠(色谱纯)、正己烷(色谱纯)、二氯甲烷(色谱纯)、甲醇(色谱纯)。

(三) 方法

1. **采样要求**　为避免有机物污染,实验中所使用器皿均为玻璃容器。实验前玻璃容器均经洗涤剂清洗后,再用强酸洗液浸泡过夜,然后用自来水反复冲洗,再用 18MΩ 超纯水冲洗干净,200℃烘干备用;实验过程避免使用塑料制品;无水硫酸钠在 600℃ 马弗炉中烘 4 小时,冷却后转入干燥皿中保存备用;有机溶剂均在各自沸点下进行重蒸,取中间时段流出液备用。

2. **水样采集**　参照《水质采样方案设计技术规定》(GB 12997—1991)。

3. **样品前处理**　采用固相萃取法浓缩水样。

先用孔径为 0.45μm 的玻璃纤维滤膜将水样过滤一遍以除去泥沙等颗粒物,再用浓盐酸调节水样 pH 至 2~3 备用。每 20L 用 1 支 HLB 柱浓缩。

活化 HLB 固相萃取柱方法:分别用 5ml 二氯甲烷,5ml 甲醇及 5ml 超纯水通过萃取柱,并保持浸润 5 分钟。活化后将水样通过萃取柱,流速控制在 5ml/min。洗脱方法:用体积比为 9∶1 的二氯甲烷-甲醇混合液 10ml 洗脱,洗脱液通过无水硫酸钠脱去水分,再用柔和高纯氮气流吹干,残渣用正己烷定容至 1.5ml,-20℃保存待测。两周内完成检测。

二、水样中有机物对 MCF-7 细胞生长的影响

环境雌激素在结构上与体内主要的天然雌激素 17β-雌二醇(E_2)没有相似性,甄别某一化学物是否有类雌激素作用目前还不能完全从分子结构上加以推测,因此主要通过生物学方法进行检测和评价。

本部分实验采用 MCF-7 细胞增殖实验对水中有机物的雌激素活性进行研究。

(一) 实验原理

MCF-7 细胞是 ERα 阳性的人乳腺癌细胞株,能特异性地受雌激素或雌激素样活性物质调节而增殖。MCF-7 细胞增殖实验非常灵敏,简便易行,还可区分激动剂和拮抗剂,因而被广泛应用于快速筛选和评价环境雌激素和植物雌激素。

1. **仪器与试剂**

(1)仪器:CO_2 培养箱、全波长酶联检测仪、倒置相差荧光显微镜、普通光学显微镜、电子天

平、振荡恒温水浴锅、超净工作台、离心机、磁力搅拌器、培养瓶($25cm^2$)、96 孔和 24 孔培养板、电泳仪、Labfugepieo 高速离心机、Labofuge400R 高速冷冻离心机、振荡恒温水浴锅、超净工作台。

（2）材料与试剂：MCF-7 细胞、17-β 雌二醇、DMEM/F12 培养基、胎牛血清、去激素胎牛血清、青霉素、链霉素、Alamar Blue、胰蛋白酶、β-雌二醇。

2. 主要试剂的配制

（1）青霉素是 80 万单位/瓶，用注射器加 4ml 灭菌双蒸水。链霉素是 100 万单位/瓶，加 5ml 灭菌双蒸水，即每毫升各为 20 万单位。

（2）DMEM/F12 培养基：取 DMEM/F12 粉剂（含 Hepers 和谷氨酰胺）一袋，加入超纯水 600ml 左右，并用超纯水冲洗包装袋 2~3 次，冲洗液一并加入培养基中，室温下磁力搅拌器充分搅拌至粉剂全部溶解。加青、链霉素各 10 万 U，用 1.2g 左右 $NaHCO_3$，将溶液 pH 调定至 7.3。立即用直径 0.22μm 的滤膜在超净台中过滤除菌并分装，置 4℃冰箱备用。

（3）阳性对照 β-雌二醇溶液的配制：称取 β-雌二醇 0.0272g，溶于 100ml 乙醇中，配制成 10^{-3} mol/L 的储备液，临用时用培养液稀释至 10^{-4} mol/L，10^{-5} mol/L，10^{-6} mol/L。

（4）培养基稀释水样至相当于原水 500ml：将 20L 水样浓缩至 1.5ml 后，原水 500ml 即相当于浓缩水样的 37.5μl，取 37.5μl 浓缩水样，用氮气在室温下吹干，再用 20μl 乙醇溶解后加入培养基至 200μl 即可，依此方法可用培养基稀释水样至相当于原水 1000ml、2000ml。

（二）方法

1. MCF-7 细胞的复苏　从液氮罐中取出 MCF-7 细胞，立即至于盛有 42℃水的烧杯中，快速振摇至完全融化为止。1000r/min 离心 5 分钟；取出离心管，弃上清，加入含 10%胎牛血清的 DMEM/F12，吹打均匀，调整细胞浓度以 $5×10^5$/ml，转入 25ml 一次性培养瓶中。

2. MCF-7 细胞的培养与传代　在 37℃、5% CO_2、100%湿度下进行培养，每 2~3 天更换一次培养液。培养瓶长满后用含 0.25%胰酶、0.02%EDTA 的消化液进行消化传代。

3. 细胞生长曲线的绘制　将传代的细胞分别以每孔 11 200 个、5600 个、2800 个、1400 个 4 种密度接种于 96 孔培养板中，每孔设 4 个平行孔，共 24 个孔。每孔加 200μl（含 10%胎牛血清）DMEM 培养液及 20μl Alamar Blue，在 37℃、5% CO_2、100%湿度下培养，分别在第 4 小时、12 小时、24 小时、36 小时、48 小时用酶标仪以波长 570nm 和 600nm 测定吸光度值。测定 570nm（还原）和 600nm（氧化）两个波长处的 A 值，A_{600nm} 为背景值，A_{570nm} 减去 A_{600nm}，得到的吸收值即反映了试验中细胞增殖水平。

4. Alamar Blue 法检测细胞增殖　将常规培养的 MCF-7 细胞转入去激素培养基（含 5%去激素胎牛血清/不含酚红 DMEM 培养液、100U 青霉素/ml、100U 链霉素/ml）中培养 1 周。消化细胞，根据细胞生长曲线得出的最佳接种密度（通常为 5600 个/孔）将细胞接种于 96 孔培养板，每孔加 200μl 去激素培养基。预培养 48 小时后，弃去陈旧培养基，每孔加 200μl 去激素培养基（内含各剂量受试物）及 20μl Alamar Blue。以无水乙醇（1%）为溶剂对照，17-β-雌二醇（E_2）（10^{-12}mol/L，10^{-9}mol/L，10^{-6}mol/L）为阳性对照，实验组为水样提取物，每个提取物设相当于原水量 500ml、1000ml 和 2000ml 的低、中、高 3 个剂量组，各组均设 4 个平行样，在 37℃、5%CO_2、100%湿度下培养，4 小时、24 小时、48 小时，测定 570nm（还原）和 600nm（氧化）两个波长处的 A 值，A_{600nm} 为背景值，A_{570nm} 减去 A_{600nm}，得到的吸收值即反映了试验中细胞增殖水平。

增殖率＝实验组吸光度值/溶剂对照组×100%

（郑玉建　马　艳　鲁　英）

第二部分

综合实习

点污染源对城市大气质量影响调查

一、实验目的

1. 以点污染源为例,学习并掌握城市大气污染源的调查监测方法。

2. 掌握城市大气污染程度及大气环境质量评价方法。

二、污染源调查及现场采样

(一) 污染源调查

大气污染源按排放和污染的形式可分为三类:点源污染、面源污染和线源污染。在对大气污染源调查时应根据拟定的调查提纲(设计调查表),对不同类型的污染源进行调查,并收集有关的资料。

1. 点源污染源的调查 点源污染源指的是由一个工厂或一个(或一组)烟筒排放有害物质影响周围环境。对点源污染源的调查主要应包括以下内容:

(1)点源污染源的地理位置及其受当地常年主导风向影响的情况,污染源与居住区和公共建筑的距离。

(2)点源的生产性质,生产规模,排放有害物质的车间和工序、生产工艺过程、操作制度、生产设备等。

(3)点源污染源排放污染物种类、成分、排放量、排放方式、排放规律、排放高度。

(4)点源污染源的净化处理设备的类型及效果,回收利用情况。

(5)点源污染源的车间内无组织排放有害物质的生产环节,以及由于原料、半成品和成品的堆放、装卸和输送而飞扬散发的有害物质的情况。

2. 面源污染源的调查 面源污染源指的是由多个点污染源和生活性排放有害物质造成某一区域的污染。对面源污染源主要的调查内容应主要包括以下内容:

（1）该地区地形、地理位置、气象条件。

（2）城镇规划功能分区情况，工厂等污染源分布、锅炉烟囱分布等。

（3）该地区人口密度、建筑密度、人均居住面积、人口构成。

（4）民用燃料种类和使用量，取暖方式、炊事炉具类型和型号，排烟气方式等。

（5）该地区交通干线布，机动车辆种类和流量、使用燃料种类等。

（6）当地路面铺设情况和绿化情况。

3. 线源污染源的调查　线源污染源指的是交通干线对周围环境造成的污染。很多大型流动性污染源都是穿越很多省市的跨地区线源，对沿线的大气质量和居民健康都会造成影响。应调查该线路上的交通运输工具的种类、流量、使用燃料种类、燃烧情况、废气成分等。

（二）大气样本的采集

1. 采样点的设置原则　设置的采样点应能够反映污染源对周围大气环境质量影响的范围和程度。采样点应包括高、中、低三种不同污染程度的区域，同时还应设置清洁对照点。

2. 采样点的设置方法　可以采用全方位布点法、扇形布点法、单轴布点法。对于点源污染源的采样起点可以是烟波着陆点或距污染源最近的居民区，终点设在距污染源较远的城市区域（受污染程度很轻或接近基础浓度的区域），同时应考虑污染源对特定地区（如旅游度假区）大气环境质量的影响。对于面源污染源采样点可采用棋盘格布点的方法。设置采样点应根据所选择的污染源情况采用相适应的布点方法。

3. 大气污染监测指标的选择　大气污染监测指标的选择要根据污染源排放特点确定。在一般情况下应选择排放的主要污染物。对于热电厂（煤烟型污染源）的大气污染至少应选择SO_2、PM_{10}或总悬浮颗粒物（TSP）以及NO_2。

4. 采样时间的确定　根据污染源排放的特点结合气象资料设置采样时间。为了获得较为充分的资料至少应按季节采样 3 次（冬季、夏季、春或秋季）。每次采样应连续 3~5 天。在一天的采样中应包括污染源排放最严重、中等和较轻的 3 个时间段。对于采样时间的确定也可根据学时安排来制定。

5. 大气样品的采集方法　可采用直接采样法（注射器采样、塑料袋采样和真空瓶采样等）、浓缩采样法（吸收液浓缩法、机械阻留浓缩法）。采样仪器可根据实验要求选择，如小流量气体采样器、小流量可吸入颗粒物采样器、大流量颗粒物采样器。采样仪器使用前应进行校准，大气样品采集时应做好现场采样记录。采样记录的内容可参考表实 31-1。

三、实验室检测方法

1. 大气中二氧化硫的测定（盐酸副玫瑰苯胺比色法，实习二）

表实 31-1　大气样品采样记录表　　　　　　　　（编号：　　）

项目	内容	备注
采样地点		
采样时间		
天气情况	晴　多云　阴　雾　风向　风速 气温　　　　气压	
采样体积		
检测指标		

记录人员签字：

2. 大气中颗粒物（PM$_{10}$ 及 PM$_{2.5}$）的测定（小流量（冲击式）采样——重量法，实习一和实习三）

3. 大气中二氧化氮的测定（盐酸萘乙二胺比色法，实习四）

四、数据处理及分析方法

对不同采样点监测数据按采样区域进行分组，分别计算各种污染物实测浓度的最大值、最小值、均数与标准差（或根据数据分布情况计算中位数、四分位数间距等统计指标）。参照我国环境空气质量标准（表实 31-2）计算超标率、超标倍数等指标，并比较各监测区域大气污染水平及其变化趋势。不同采样区域监测结果比较可进行单因素方差分析、t 检验（或根据数据分布情况进行非参数分析）。

表实 31-2　环境空气质量标准（GB 3095—2012）（摘录）

污染物	取值时间	浓度限值		浓度单位
		一级标准	二级标准	
SO$_2$	年平均	20	60	
	24 小时平均	50	150	
	1 小时平均	150	500	
NO$_2$	年平均	40	40	
	24 小时平均	80	80	μg/m^3
	1 小时平均	200	200	（标准状态）
PM$_{10}$	年平均	40	70	
	24 小时平均	50	150	
PM$_{2.5}$	年平均	15	35	
	24 小时平均	35	75	

五、结果与评价

（一）不同采样点大气中 SO_2、NO_2、PM_{10} 及 $PM_{2.5}$ 的监测结果（表实 31-3）

表实 31-3　大气污染状况监测结果　　　　　　　　　采样点编号

指标	n	$\bar{x} \pm s$	超标数	超标率（%）	超标倍数
$SO_2(\mu g/m^3)$					
$NO_2(\mu g/m^3)$					
$PM_{10}(\mu g/m^3)$					
$PM_{2.5}(\mu g/m^3)$					

（二）空气质量指数（AQI）计算

根据大气污染物监测结果,计算不同采样区域各污染物的分指数 IAQI 及 AQI,并通过 AQI 比较不同区域的空气质量。

某种污染物 P 的空气质量分指数计算公式如下：

$$IAQI_P = \frac{IAQI_{Hi} - IAQI_{Lo}}{BP_{Hi} - BP_{Lo}}(C_p - BP_{Lo}) + IAQI_{Lo}$$

式中：$IAQI_p$—污染物项目 P 的空气质量分指数；

C_p—污染物项目 P 的质量浓度值；

BP_{Hi}—表实 31-4 中与 C_p 相近的污染物浓度限值的高位值；

BP_{Lo}—表实 31-4 中与 C_p 相近的污染物浓度限值的低位值；

$IAQI_{Hi}$—表实 31-4 中与 BP_{Hi} 对应的空气质量分指数；

$IAQI_{Lo}$—表实 31-4 中与 BP_{Lo} 对应的空气质量分指数。

各种污染物分指数计算后,取最大者为该区域空气质量指数 AQI。

表实 31-4　空气质量分指数对应的污染物项目浓度限值

空气质量分指数（IAQI）	污染物项目浓度					
	SO_2（24 小时平均/$\mu g/m^3$）	NO_2（24 小时平均/$\mu g/m^3$）	PM_{10}（24 小时平均/$\mu g/m^3$）	$PM_{2.5}$（24 小时平均/$\mu g/m^3$）	CO（1 小时平均/mg/m^3）	O_3（1 小时平均/$\mu g/m^3$）
50	50	40	50	35	5	160
100	150	80	150	75	10	200
150	475	180	250	115	35	300
200	800	280	350	150	60	400

续表

空气质量分指数（IAQI）	污染物项目浓度					
	SO$_2$（24 小时平均/μg/m³）	NO$_2$（24 小时平均/μg/m³）	PM$_{10}$（24 小时平均/μg/m³）	PM$_{2.5}$（24 小时平均/μg/m³）	CO（1 小时平均/mg/m³）	O$_3$（1 小时平均/μg/m³）
300	1600	565	420	250	90	800
400	2100	750	500	350	120	1000
500	2620	940	600	500	150	1200

AQI 评价标准:0~50 为优;51~100 为良;101~150 为轻度污染;151~200 为中度污染;201~300 为重度污染;>300 为严重污染。

根据污染物监测结果,评价污染源对不同区域空气质量的影响范围和程度。

六、注意事项

1. 对污染源调查需注意了解其全面情况以便判断污染污染物的种类和污染区域。

2. 现场采样时采样点应设在空旷地点,不受树木或建筑物遮挡和避免局部因素干扰;如果不是交通污染对大气污染的调查,采样点不应设在交通频繁的地带;采集有害气体的采样器放置高度应为 1.5m 左右;采集颗粒物时采样器高度为 3~5m。

3. 在采样监测时应注意气象因素对测定结果的影响。

4. 为保证监测结果的准确定,应该对采样及测定过程实施严格的质量控制措施。包括采样仪器的准备及流量校准,空白对照设定及平行样检测等。

5. 各院校可根据课程安排和当地情况选择适宜的污染源作为实验对象。

6. 指导教师应按学生人数和仪器情况将学生分组。各组间要有团队精神共同完成实验课的内容。

思考题

1. 对污染源的调查应包括哪些主要内容?

2. 为什么需要收集气象资料?请根据所收集的风向/风速资料绘制当地的风玫瑰图。

3. 根据对污染源调查的结果,怎样设置采样地点、采样时间和监测指标?

4. 现场采样监测前还应做哪些准备工作?

5. 如何评价点污染源对城市大气环境质量的影响?

（高 娜 孙增荣）

交通干线大气综合性污染监测及评价

一、实验目的

1. 掌握大气中 SO_2、NO_x、CO_2、CO 采样原理及分析方法。

2. 掌握交通噪声监测原理及评价方法。

3. 了解交通干线不同地段不同时间 SO_2、NO_x、CO_2、CO、噪声污染状况及与车流量关的综合评价方法。

学生在实验目的的引导下先查阅相关文献,设计一份详细可行的综合实验方案。在总方案的指导下,学生分组协作完成现场采样、实验室检查及数据分析等,最后完成一篇综合实验报告。通过在实验中不断地发现问题、分析问题及解决问题,逐步提高学生的操作能力、团结协作能力,培养学生严谨的学习态度和实事求是的科研作风。

二、现场采样方法

1. 采样仪器 小流量气体采样器(流量 $0.2\sim1L/min$)、U 型多孔玻板吸收管、CO_2 和 CO 直读分析仪器、声级计、秒表、温度计、气压计、风速仪等。

2. 采样现场确定 在交通繁忙的城市主干道路,选择 3 个十字路口为采样区(在有红绿灯的路口存在大量等待通行的机动车,其尾气排放量更大,同时在这一区可以更好的检测交通噪声),同时选择一相对安静的支干道路十字路口为对照采样区。绘制采样地图,采样区间隔要求距离大于 500m 以上。

3. 采样点确定 布点在人行道上,离马路边缘 20cm 处,当天风向的下风区。采样高度在呼吸带高度 $1.2\sim1.5m$。所有采样应选在无雨、无雪的天气进行。

4. 采样时间及分组情况 全班人分为三大组(A 组、B 组、C 组),每大组分四小组(1、2、3、4),每小组负责一个采样区(表实 32-1)。

表实 32-1 采样点及采样时间分布表

采样区（点）	8:00~10:00	11:00~13:00	16:00~18:00
十字路口 1	A1	B1	C1
十字路口 2	A2	B2	C2
十字路口 3	A3	B3	C3
十字路口 4(对照点)	A4	B4	C4

5. SO_2 采样 两只 U 型多孔玻板吸收管,内装 5ml 四氯汞钠吸收液,安装于大气采样器左右两侧上平行采样,流量以 0.5L/min 采样 30 分钟,在采样、运输和保存过程中应避免阳光直接照射。如果样品不能当天分析,样品应该保存在 5℃环境,但不能保存超过 7 天。同时记录采样现场的气压和温度。

6. NO_x 采样 两只 U 型多孔玻板吸收管,内装 5ml 吸收液,安装于大气采样器左右两侧上平行采样,连接时进气口接上一个氧化管,管口略向下倾斜(防止潮湿的空气弄湿氧化剂,污染后面的吸收管),以 0.5L/min 流量,避光采样至吸收液变为淡玫瑰红色为止,记录采样时间,同时记录采样现场的气压和温度。

7. CO_2、CO 采样 将校准好的直读分析器,带到现场在采样点间隔 5 分钟采样一次,共采样 6 次。

8. 噪声监测 测量时传声器加风罩,对准路中央,仪器的时间计权特性为"快"响应,采样时间间隔不大于 1 秒,离任一建筑物的距离不小于 1m,传声器距地面的垂直距离不小于 1.2m,测量应在无雨无雪的天气条件下进行,风速为 5.5m/s 以上时停止测量。或者人工读数,每隔 3 秒记录一次,连续记录 200 个噪声值。

9. 车流量记录 双车道方向同时记录 30 分钟的车辆总数,车流量为单位时间内通过观察者的车辆数(辆/小时)。

三、实验室检测方法

1. 实验仪器 见表实 32-2。

表实 32-2 实验所需仪器等

名称	规格	数量
烧杯	大、小	各 3
玻璃棒	粗、细	各 1
容量瓶	100ml	1
比色管	10ml	18

续表

名称	规格	数量
U形多孔玻板吸收管	普通型	4
刻度吸量管	1ml、2ml、5ml、10ml	各1
棕色瓶(带塞子)	100ml	8
滴定管、漏斗、吸耳球	普通型	各1
电子天平、牛角匙		各1
称量纸、手套、脱脂棉		若干
pH试纸		1套
滤纸、坐标纸、标签纸		若干
黑色塑料袋		若干
分光光度计、比色杯		1套
卷尺		1
研钵		1
秒表		1

2. 大气中 SO_2 测定　采用"四氯汞钠-盐酸副玫瑰苯胺比色法"(GB 8970—88)。

3. 大气中 NO_x 测定　采用"盐酸萘乙二胺比色法(Saltzman 法,GB/T 15436—95)"。

四、数据处理及分析方法

1. 各小组实验完成后,按照事先设计的数据记录单填报数据,最后汇总结果统一分析。填报汇总表如表实 32-3。

表实 32-3　实验结果汇总表

小组	采样点	采样时间	车流量	SO_2 浓度1	SO_2 浓度2	NO_2 浓度1	NO_2 浓度2	CO_2 浓度 1~6	CO 浓度 1~6	噪声 L_{10}	噪声 L_{50}	噪声 L_{90}	噪声 Leq

2. 数据分析大纲

（1）描述性研究

1）SO_2 浓度的最大值、最小值、平均值、标准差及超标率。

2）NO_x 浓度的最大值、最小值、平均值、标准差及超标率。

3）CO_2 浓度的最大值、最小值、平均值、标准差及超标率。

4）CO　浓度的最大值、最小值、平均值、标准差及超标率；

5）交通噪声的 L_{10}、L_{50}、L_{90}、Leq 的算术平均值（L）和最大值及标准差（S），（Leq $\approx L_{50}+d^2/60$，$d = L_{10}-L_{90}$）。

6）单位时间的车流量的变化情况等。

（2）分析性研究

1）不同地段的 SO_2、NO_x、CO_2、CO 浓度及交通噪声污染的比较。

2）不同时间段的 SO_2、NO_x、CO_2、CO 浓度及交通噪声污染的比较。

3）SO_2、NO_x、CO_2、CO 浓度及交通噪声污染与单位时间车流量的相关分析。

五、结果与讨论

1. 交通干线的污染状况差异。

2. SO_2、NO_x、CO_2、CO 浓度及交通噪声污染与单位时间车流量的关系。

3. 讨论实验指标、采样点选择、现场调查人群的代表性。

4. 讨论实验数据的准确性和可比性。

5. 讨论分析思路和统计分析方法的一致性。

6. 讨论综合实验报告撰写的格式。

六、评价

1. 对单一污染物的评价

标准差值法：$\delta = \sqrt{\dfrac{\sum (\rho_i - \rho_{oi})^2}{n-1}}$（$\delta$ 值越大，表示排放越严重，污染越大）

式中：δ 为实测值离排放标准的标准差；

　　　ρ_i 为某污染物超标排放实测浓度（mg/m^3 或 mg/L）；

　　　ρ_{oi} 为某污染物排放浓度标准值（mg/m^3 或 mg/L）；

　　　n 为某污染物超标排放浓度的次数。

2. 对多污染物的综合评价

比值算数均数型指数法：$I_{交通} = \dfrac{1}{n} \sum\limits_{i=1}^{n} \dfrac{C_i}{S_i}$（$I_{交通}$ 值越大，表示交通干线污染越大）

式中：$I_{交通}$ 为交通污染指数；

　　　C_i 为某污染物排放实测浓度（mg/m^3 或 mg/L）；

　　　S_i 为某污染物排放浓度标准值（mg/m^3 或 mg/L）；

　　　n 为进入公式的污染物个数。

七、注意事项

1. 事先让学生明白开设综合性实验的意义和目的。

2. 监测指标可以根据实际情况增减。

3. 现场的选择要考虑交通流量大的主干道。

4. 进入采样现场前，一定强调设计方案的可行性及各种仪器设备的熟练操作。

5. 各类试剂的配制严格按照国家标准要求操作。

6. 结合学生个人特点分组，每组人数不少于 5 名。

7. 小组之间加强交流，建立组长负责制，通力协作、注意安全。

8. 详细设计采样数据记录表和汇总表，各组统一使用。

（陈道俊　操基玉）

新装修房屋室内空气污染调查与评价

世界卫生组织将室内空气污染列为人类健康的十大威胁之一,人类有 68% 的疾病可能和室内空气污染有关。室内空气污染不但影响人们的工作和生活,而且直接威胁着人们的身体健康,为此,有必要对新装修房屋室内空气污染现状和对居住人群健康影响现状进行调查。

一、实验目的

学习采用环境流行病学、卫生统计学手段对新装修居室室内空气污染因素与健康效应进行调查,掌握室内空气污染调查的设计、现场空气指标测定与环境调查、居住人群健康效应调查方法,分析环境污染对人群健康影响。

二、实验准备

(一) 环境因素调查内容

1. 气象因素测定　空气温度、湿度、气流采用常规气象因素测定仪器(干湿球温度计、热球风速仪),随其他调查指标同步进行测定。

2. 空气中甲醛的测定　乙酰丙酮光度法,参见"实习十五　室内空气中甲醛浓度的测定",或便携式甲醛测定仪(美国 4160、英国 ppm400、日本 xp-308 和国产 GDYQ-101 型)测量空气甲醛。

3. 空气细菌的测定　撞击法,参见"实习十六　公共场所空气中细菌的测定",或用沉降法(又称平皿暴露法)测定空气细菌。

4. 空气耗氧量的测定　重铬酸钾法,参见"实习五　耗氧量的测定"。

(二) 健康效应调查内容

1. 健康状况问卷调查　编制健康状况问卷调查表,参考中国疾病预防中心的制定的《环境装修人群流行病学调查方案》要求和指标进行编写,如装修情况、人均居住面积、居住时间、健康状况、相关病史、对上呼吸道刺激、皮肤刺激、眼睛刺激、神经衰弱等项目。

2. 唾液溶菌酶的测定(琼脂板法)　参见"实习十三　唾液中溶菌酶的测定"。

（三）选择调查现场

在居民小区随机选择新装修竣工的房间和居住时间不等的居民为调查对象,进行室内环境因素调查和人体健康的问卷调查。

三、现场调查

（一）实验分组

将全班同学(共30人)分为 A、B、C、D、E、F 六组,每组5人。每个实验小组,随机选择精装修居室10户,调查对象10人以上。

（二）采样点选择以及采样时间

采样前,关闭门窗12小时。采样时关闭门窗。根据住户居室面积、装修情况并结合户型选取采样点和采样时间。

1. 采样点　采样点的数量根据检测对象的面积大小来决定。居室面积小于$20m^2$的设一个点,$20\sim50m^2$设2个点,两点之间相距5m左右,采样点离墙不得少于1m。除特殊目的外,一般采样点分布均匀,离开门窗一定距离,高度1.5m,同时应在室外设置一个对照点。

2. 采样时间　采用短时间的采样方法,采样时间为3小时。从早上9点开始,按照各测定指标的要求进行采样。

（三）现场采样及健康效应调查

1. 现场采样　采用空气采样器,使用经校正过的采样器,收集室内空气样品。进行室内空气中甲醛、耗氧量、细菌等指标的测定;空气采样的同时,测定采样地点空气温度、湿度、风速和大气压,做记录。

2. 人群健康调查　每个实验小组,随安排时间对居民健康效应进行问卷调查,重点测定儿童唾液溶菌酶含量变化。

四、实验要求

1. 实验课开设前一周,由主讲老师集中全班学生,对所涉及实验的目的和意义等进行讲解。对全班学生进行分组,并选出每个实验组组长。由组长负责安排学生分别查阅文献后,讨论形成实验实施计划,该计划包括:

(1)各监测指标的采样方法:包括采样点的选择、采样点的分布、采样点的位置、采样器的高度、采样的流量和时间、样品保存和转运等。

(2)各监测指标的测定方法:通过查阅相关文献,原则上要求查阅多种测定方法,将各测定方法进行比较,最终获得最佳操作性的方法。

（3）调查表的设计和制作应在现场到处前完成、印刷。

2. 根据实验室条件,可以适当增加环境污染指标（TVOCs、苯、氨）和健康效应指标（外周淋巴微核率、口腔黏膜细胞 DNA 加合物或 DNA-蛋白质交联物）的测定内容。

3. 实验所需要的采样器、化学试剂、玻璃仪器和分析仪器列出详细清单,与实验开设的前两天交给实验老师做准备。

4. 要求每个小组收集各组测定数据和调查结果,完成一份综合性实验报告。

5. 要求同学通过环境与健康效应的关系的调查研究,利用环境流行病学和卫生统计学手段,自主设计、完成实验,加深学生对环境卫生学学科研究重点的认识,同时达到培养学生的设计性、创新性和独立性,培养动手能力和解决实际问题的能力。

五、调查注意事项

在探索空气污染物与健康效应关系中,始终要遵循环境流行病学调查要求和卫生统计学原则的要求。

1. 空气采样　在采样点的选择和布点上应注意代表性、可比性和可行性,采样点的数量、分布、高度和对照点设置既符合卫生要求,又要量力而行。采样时间、频率和采样量要根据室内空气污染水平、待测物浓度和通风状态确定。尤其要注意不同指标对采样环境的特殊要求。

2. 在空气采样同时要注意记录采样点的风速、温度、湿度和气压,每项测定结果都应换算成标准状态的浓度。

3. 人群调查　在选择调查对象和分组时要注意均衡、对照、随机的原则;在人群健康效应调查上,选择指标要注意指标的关联性、客观性、灵敏性、稳定性和精确性。

4. 分析环境健康效应时,应注意相关关系与因果关系的区别;环境有害因子与疾病或症状、体征在暴露时间和强度上是否符合;尤其要注意有无暴露效应的特异性指标出现。

六、综合分析与评价

将各实验组获得的数据统一集中,按不同地段不同时间进行分析。

1. 记录室内空气,或不同类型（功能）房间,或不同装修时间（按 3 个月时间分组）空气中甲醛、耗氧量、细菌等指标的样本数、范围、平均值、标准差、超标率、超标率。

2. 分析不同污染物指标的浓度是否存在相关性。

3. 分析不同污染物暴露量的居住者出现不良反应情况阳性率。

4. 对现场调查分析结果,综合实习中存在的问题,提出解决问题的方法和建议。

（陈景元　杜可军）

公共场所室内空气污染监测与评价

室内空气污染,包括了室内公共场所、室内办公场所和住宅等的空气污染。公共场所是根据公众生活活动和社会活动的需要,人工建成的具有多种服务功能的封闭式或开放式或移动式公共建筑设施,在密闭式公共场所内,人员密集、流动性大,卫生设施易于污染,卫生防护设备(特别是通风和空气消毒设施)的运转和维护常常滞后,室内空气污染常常比办公场所和住宅室更加严重。

一、实验目的

1. 掌握和预测公共场所室内空气污染状况。

2. 评价公共场所室内空气污染对健康的影响,为改善污染状况提供参考。

3. 研究污染源与公共场所室内空气污染的关系,为卫生防疫、污染控制提供依据。

二、现场采样方法

(一) 主要污染物

公共场所室内空气污染物主要来自室内建筑装饰材料、燃料燃烧、吸烟、人体排泄物、电器、办公用具以及室外空气污染源等。污染物种类包括:二氧化硫(SO_2)、氮氧化物(NO_x)、二氧化碳(CO_2)、氨、臭氧、甲醛、苯、苯并[a]芘、可吸入性颗粒物 PM_{10}、$PM_{2.5}$,挥发性有机化合物($TVOC$)、细菌总数、室内微小气候指标(气温、空气湿度、风速、热辐射强度)、氡^{222}Rn。

结合公共场所室内空气污染的特点和本科生综合实验实际,本实验选用甲醛、氨、CO_2、氮氧化物(NO_x)、可吸入性颗粒物 PM_{10}、细菌总数等 6 项监测指标(有实验条件的地方,建议纳入$PM_{2.5}$)。

(二) 采样方法

1. 采样对象的选择 采样对象选用封闭/半封闭建筑物内的公共场所,如候诊室、室内球馆、图书馆、室内游泳场、旅馆等。

2. 确定采样点、采样时间、采样频率及采样方法

(1)采样点的数量:采样点的数量根据监测室内面积大小和现场情况而确定,以期能正确反映室内空气污染物的水平。原则上小于 $50m^2$ 的房间应设 1~3 个点;50~100m^2 设 3~5 个点;100m^2 以上至少设 5 个点。在对角线上或梅花式均匀分布。

(2)采样点应避免开通风口,离墙壁距离应大于 0.5m。

(3)采样点的高度:原则上与人的呼吸带高度相一致。相对高度 0.5~1.5m 之间。

(4)采样时间和频率:在被监测对象开放前 1 小时、开放中、开放清场后 1 小时分别采样,以资对照。采用 1 小时平均浓度指标,至少采样 30~45 分钟,采样时间应涵盖通风最差的时间段。

(5)采样方法和采样仪器:根据污染物在室内空气中存在状态,选用合适的采样方法和仪器,用于室内的采样器的噪声应小于 50Db(A)。具体采样方法应按各个污染物检验方法中规定的方法和操作步骤进行。

3. 质量保证措施

(1)气密性检查:有动力采样器在采样前应对采样系统气密性进行检查,不得漏气。

(2)流量校准:采样系统流量要能保持恒定,采样前和采样后要用一级皂膜计校准采样系统进气流量,误差不超过 5%。

采样器流量校准:在采样器正常使用状态下,用一级皂膜计校准采样器流量计的刻度,校准 5 个点,绘制流量标准曲线。记录校准时的大气压力和温度。

(3)仪器使用前,应按仪器说明书对仪器进行检验和标定。

(4)在计算浓度时应用下式将采样体积换算成标准状态下的体积:

$$V_0 = V \times \frac{T_0}{T} \times \frac{P}{P_0}$$

式中:V_0—换算成标准状态下的采样体积,L;

V—采样体积,L;

T_0—标准状态的绝对温度,273K;

T—采样时采样点现场的温度(t)与标准状态的绝对温度之和,(t+273)K;

P_0—标准状态下的大气压力,101.3kPa;

P—采样时采样点的大气压力,kPa。

(5)每次平行采样,测定之差与平均值比较的相对偏差不超过 20%(参见实习一 空气及室内空气采样方法)。

(6)空白检验:在同一批现场采样中,应留有两个采样管不采样,此外,其他操作处理均按其他样品管同样同时进行,作为采样过程中的空白检验,若空白检验结果值超过控制范围,则此批

样品作废。

4. 采样记录　采样时要对现场情况、采样日期、时间、地点、数量、布点方式、大气压力、气温、相对湿度、风速以及采样人员等作出详细现场记录；每个样品上要贴上标签,标明点位编号、采样日期和时间、测定项目等。采样记录随样品一同带到实验室。

三、实验室检测方法

1. 甲醛　酚试剂分光光度法,参见"实习十五　室内空气中甲醛浓度的测定"。

2. 氨　靛酚蓝分光光度法,参见"GB/T1 8204.25—2000 公共场所空气中氨测定方法"。

3. 二氧化碳　非分散红外线气体分析法,参见"GB/T 18204.24—2000 公共场所空气中二氧化碳测定方法"。

4. 氮氧化合物　参见"实习四　大气中氮氧化物的测定"。

5. 可吸入颗粒物 PM_{10}　参见"实习三　大气中颗粒物的测定"。

6. 细菌总数　沉降法,参见"实习十六　公共场所空气中细菌的测定"。

四、数据处理及分析方法

同一实验室所有同学共享全部实验所获数据。将各监测点的各项监测数据整理后,计算如下指标(表实 34-1):

1. 监测完成率=完成监测点数/计划监测点数。

2. 各监测指标的超标率(合格率),最高超标倍数。

3. 可用卡方检验的数理统计学方法,分析比较开放前 1 小时、开放中和开放后 1 小时监测指标的变化。

表实 34-1　公共场所室内空气污染监测情况

指标	完成数	计划监测数	监测完成率(%)	$\bar{x}\pm S$	超标数	超标率(%)	超标倍数
甲醛(mg/m^3)							
氨(mg/m^3)							
二氧化碳(%)							
氮氧化物(mg/m^3)							
PM_{10}(mg/m^3)							
细菌总数(mg/m^3)							

五、结果与评价

根据国家推荐标准 GBT 18883—2002《室内空气质量标准》(表实 34-2),判定监测结果的超标与否,据此评价该公共场所空气污染状况。

表实 34-2   室内空气质量标准

指标	限值	单位
甲醛	0.10	mg/m^3
氨	0.20	mg/m^3
二氧化碳	0.10	%
氮氧化物(以 NO_2 计)	0.24	mg/m^3
PM_{10}	0.15	mg/m^3
细菌总数	2500	CFU/m^3

六、注意事项

1. 做好组织工作,注意培养学生的协作精神   综合实验前,将同学适当分组,各组间做好分工合作,保证实验数据信息的及时传递,对于实验过程中出现的疑难,共同讨论,协调解决。

2. 因地制宜   选择公共场所室内空气污染的监测对象时,宜结合当时当地的实际情况,充分考虑可行性,力争既有代表性,又安全方便。

3. 样本采集和数据记录工作要及时、详细   采样时,对每一个样品的采样、传递情况,都要做详细记录(如:采样地点、起止时间、采样仪器编号、操作者、气温、气压、风速等)。采集的样品,要妥善保管,及时传递,尽快检测。

(戴文涛   余日安)

小型河流和湖库的水体富营养化评价

一、实验目的

1. 熟悉和巩固水体富营养化的基本理论和评价方法。

2. 掌握水体质量评价的采样原则、基本实验方法。

3. 培养学生的团队合作能力和现场实践能力,学会撰写评价报告书。

二、现场采样方法

(一)采样地点和采样季节

根据学校所在的地理位置,选择适当的湖库、河流,交通相对便利,距离适中;考虑到实验常年的连续性,应尽量考虑水量相对大些、相对稳定的水系,便于不同年份的评价结果可以进行对比分析。

采样季节需要根据各学校的课程安排自行选定,最好在每年的枯水期和丰水期各采集 1 次水样。并适当了解和记录拟评价水系周边的工农业生产和生活污染状况,便于分析水体富营养化的可能原因。

(二)水样采集

1. 采样设备

(1)敞开式采样器和表层采样器:敞开式采样器为开口容器,用于采集表层水和靠近表层的水。当有漂浮物质时,可能会影响采集样品的代表性和再现性。

(2)闭管式采样器:闭管式采样器为装有可遥控操作或自动开合的阀门或闸门的空心体,能够在到达预定水深处迅速关闭,用于采集定点水样或一组样品,或深度综合样品。采样器应装有排气装置,以采集到不与管内积存空气(或气体)混合的水样。在靠近底部采样时,注意不要搅动水和沉积物的界面。有些采样器带有机械或遥控脱扣装置,当接触到沉积物时自动关闭。这种采样器特别适合采集靠近沉积物界面的水样。

(3)抽水装置:抽水装置主要有手动式和电动式两种。使用时用电缆绳将它们放至所要求的深度或者固定在采样位置。用抽水泵和闭管式采样器采集水样和生物样品时,其结果可能出现差异。泵的类型、泵速、抽水压力、管内的水流速度都会影响样品的采集。不同生物种类也可能对不同类型泵的采样有不同的反应。

2. 采样步骤

(1)采样布点

1)采样点布设原则:采样点位布设的选择,应在较大的采样范围进行详尽的预调查,在获得足够信息的基础上,应用统计学分析进行合理地确定。采样点位的布设应充分考虑如下因素:①湖库水体的水动力条件;②湖库面积、湖盆形态;③补给条件、出水及取水;④排污设施的位置和规模;⑤污染物在水体中的循环及迁移转化;⑥其他相关的影响因素,如水体的生态状况等。

2)水质特性的采样点:许多湖泊、水库具有复杂的岸线,或由几个不同的水面组成,由于形态的不规则可能出现水质特性在水平方向上的明显差异。为了评价水质的不均匀性,需要布设若干个采样点,并对其进行初步调查。所搜集到的数据可以使所需要的采样点有效地确定下来。湖库的水质特性在水平方向未呈现明显差异时,允许只在水的最深位置以上布设一个采样点。采样点的标志要明显,采样标志可采用浮标法、六分仪法、岸标法或无线电导航定位等来确定。

3)采样点的垂直分布:由于分层现象,湖泊和水库的水质沿水深方向可能出现很大的不均匀性,其原因来自水面(透光带内光合作用和水温的变化引起的水质变化)和沉积物(沉积层中物质的溶解)的影响。此外。悬浮物的沉降也可能造成水质垂直方向的不均匀性。在斜温层也常常观察到水质有很大差异。基于上述情况,在非均匀水体采样时,要把采样点深度间的距离尽可能缩短。采样层次的合理布设取决于所需要的资料和局部环境。初步调查可使用探测器(如测量温度、溶解氧、pH、电导、浊度和叶绿素的荧光),它可提供连续的或短间隔的检测。错开采样深度可显示出全部垂直的不均匀性。采样方案一旦确定,就要严格地执行。采样过程中如果变动了方案,所测得的数据就缺乏可比性。当湖、库沿水深方向水质变化很大时,可使用一组采样器同时进行采样。

4)水质控制的采样点:采样点应设在靠近用水的取水口及主要水源的入口。

5)特殊情况的采样点:在观察到出现异常现象的地点,通常要进行一次或几次采样。采样地点应在报告中清楚地表明,如有可能可采用图示方法。

(2)采样频率和采样时间的选择:湖泊和水库的水质有季节性的变化,采样频率取决于水质变化的状况及特性。通常,对于长期水质特性检测,可根据研究目的与要求取合理的监测频率,采定点水样的间隔时间一个月是允许的;对于水质控制检测,采样时间间隔可以缩短到一周;如果水质变化明显,则每天都需要采样,甚至连续采样。

此外,对于在一天内的某一时刻经常发生明显变化的水质,而变化趋势的检测又很重要时,采样应在每天的同一时刻进行,以减少时间因素对水质检测带来的影响。如果日内变化具有特殊意义,建议每隔2~3小时采一次样。

(3)采样方法的选择:采样方法的选择取决于采样方案所规定的目的。特殊情况的采样,或以水质控制为目的的采样在大多数情况下采集定点水样。如监测水质特性,可使用一组定点水样,也可以用综合样。单独分析一组定点水样费用太高,为了降低分析费用,常常把定点水样混合后分析。综合样只能表示平均值,不能显示极端情况下的水体状况和质量的变化范围。比较合理的办法是在短的时间间隔内取综合样与较长的时间间隔内取一组定点水样,将两种采样方法结合起来。

(4)样品的运输、固定和保存:因气体交换、化学反应和生物代谢,水质变化很快,因此,送往实验室的样品容器要密封、防振,避免日光照射、过热的影响。当样品不能很快地进行分析时,样品需要固定、妥善保存。短期储存时,可以于2~5℃冷藏,较长时间的储存应将样品冷冻至-20℃。样品冷冻过程中,部分组分可能浓缩到最后冰冻的样品的中心部分,所以在使用冷冻样品时,要将样品全部融化。也可以采用加化学药品的方法保存。但应注意,所选择的保存方法不能干扰以后的样品检验,或影响检测结果。

在现场测定记录中要记录所有样品的处理及保存步骤,测量并记录现场温度。一些物理参数如pH应现场测定,或者尽快测定。

(5)样品的识别和记录:应记述每一个采样点的情况。在进行长期采样过程中,条件不变时,就不必每次采样都重复说明,仅叙述现场进行的检测和容易变化的条件,如气候条件和观察到的异常情况。因某种特殊原因采样时,应给出详细资料,包括采样原因及所采取的保存方法。报告中应包括一个示意图。报告示例如下。

XXX 湖库水样采样报告

日期:_____年____月____日

湖库名称:

采样点位置:

采样原因:

采样点特征:

采样时间:开始_____结束_____

采样方法:_____

深度样品组:数量_____其深度各为_____m

深度综合样:在_____m和_____m之间采样

采样点观察:有、无冰层_____冰厚_____

水颜色_____臭味_____

浊度：

水生植物：

漂浮物：

地区天气情况:气温_____风力_____风向_____云量(%)_____

备注：

记录人：

现场测定记录

采样点	采样时间	水温	pH	溶解氧(DO) (mg/L)	透明度(SD) (m)

样品的处理及保存情况：

测定人_____记录人_____

三、实验室检测方法

1. 检测指标　能够反映湖泊、水库营养状态的变量很多,但只有部分指标可被用于湖库营养状态的评价,而且不同国家和地区所选取的指标各不相同,其中总磷(TP)、总氮(TN)和叶绿素 a(Chla)均为必选指标。其他指标如透明度(SD)、溶解氧(DO)、高锰酸盐指数(COD_{Mn})和 pH 等也常作为评价水体富营养化状态的指标。

2. 测定方法　湖泊、水库的水质测定与江河水系相似,检测方法可参见相关的国家标准执行。常规检测方法见表实 35-1。

表实 35-1　湖泊、水库的水质指标检测方法

序号	检测指标	测定方法
1	水温	水温计法、顺倒温度计法
2	pH	玻璃电极法、便携式 pH 计法
	透明度(SD)	铅字法、塞氏盘法
3	溶解氧(DO)	碘量法、膜电极法、便携式溶解氧仪法

序号	检测指标	测定方法
4	高锰酸盐指数(COD_{Mn})	酸性法、碱性法
5	总氮(TN)	过硫酸钾氧化紫外分光光度法、气相分子吸收光谱法
6	总磷(TP)	钼锑抗分光光度法、离子色谱法
7	叶绿素 a(Chla)	丙酮-分光光度计法

四、数据分析方法

依据不同的检测指标和实验方法,按照标准换算成最终值或无量纲值,再运用 EXCEL 或统计软件计算统计值,如平均数/标准差、等分位数等。

按要求将各个指标整理到表格中,内容包括水源水名称、采样时间、采样点、检测指标、检测结果、参考值、评价结果、备注(说明)等。

若有以往或往年的数据,可以进行比对分析,评价水质营养状态的变化情况。

五、评价标准

湖库水体的富营养化评价标准有多种方法,可依实际需要进行选择。

1. 常规指标评价标准 一般采用叶绿素 a(Chla)、总磷(TP)、总氮(TN)、高锰酸盐指数(COD_{Mn})、透明度(SD)指标,评价标准见表实 35-2。

表实 35-2 湖库富营养化的评价标准

营养程度	评价参数				
	Chla (mg/m³)	TP (mg/m³)	TN (mg/m³)	COD_{Mn} (mg/L)	SD (m)
贫营养	≤1.0	≤2.5	≤30	≤0.3	≥10.0
贫中营养	≤2.0	≤5.0	≤50	≤0.4	≥5.0
中营养	≤4.0	≤25.0	≤300	≤2.0	≥1.5
中富营养	≤10.0	≤50.0	≤500	≤4.0	≥1.0
富营养	≤64.0	≤200.0	≤2000	≤10.0	≥0.4
重富营养	>64.0	>200.0	>2000	>10.0	<0.4

2. 综合评价方法 选取叶绿素 a(Chla)、总磷(TP)、总氮(TN)、高锰酸盐指数(COD_{Mn})、透明度(SD)5 个单项指标的浓度值,分别计算水体单项指标的营养状态指数(TLI)。

$$TLI(\sum) = \sum_{j=1}^{m} W_j \cdot TLI(j)$$

式中:TLI($\sum$)为综合营养状态指数;

TLI(j)为第 j 种参数的营养状态指数;

W_j 为第 j 种参数的营养状态指数的相关权重。

各个指标的营养状态指数计算式:

(1) TLI(chla) = 10(2.5+1.086 ln chla)

(2) TLI(TP) = 10(9.436+1.624 lnTP)

(3) TLI(TN) = 10(5.453+1.694 lnTN)

(4) TLI(SD) = 10(5.118−1.94 lnSD)

(5) TLI(COD_{Mn}) = 10(0.109+2.66 lnCOD_{Mn})

式中:叶绿素 a(Chla)单位为 mg/m^3;

透明度(SD)单位为 m;

其他指标单位均为 mg/L。

以叶绿素 a(Chla)作为基准参数,则第 j 种参数的相关权重计算公式为:

$$W_j = \frac{r_{ij}^2}{\sum_{j=1}^{m} r_{ij}^2}$$

式中,r_{ij} 为第 j 种参数与基准参数 Chla 的相关系数,m 为评价参数的个数。

中国湖泊(水库)的 Chla 与其他参数之间的相关系数 r_{ij} 及 r_{ij}^2 的参考值见表实 35-3。

表实 35-3 中国湖泊(水库)部分参数与 Chla 与的相关系数 r_{ij} 及 r_{ij}^2 值

参数	Chla	TP	TN	SD	COD_{Mn}
r_{ij}	1	0.84	0.82	−0.83	0.83
r_{ij}^2	1	0.71	0.67	0.69	0.69

采用 0~100 的一系列连续数字对湖库营养状态进行分级,见表实 35-4。

表实 35-4 水体营养状态分级

TLI(∑)	营养状态
≤30	贫营养
30~50	中营养
>50	富营养
50~60	富营养(轻度)
60~70	富营养(中度)
70~80	富营养(重度)
>80	富营养(异富)

六、注意事项

1. 采样器材 采样容器的材质(如不锈钢、玻璃或塑料)应尽可能不与水发生作用。制造容器的材料在化学和生物方面应具有惰性,使样品组分与容器之间的反应减到最低程度。光可能影响水样中的生物体,并因此产生不希望的化学反应,选材时要予以考虑。采样前采样容器需严格清洗、烘干或晾干,有的还需要进行必要的消毒。

2. 水样采集及保存　每一次综合实验时,尽量用新鲜样品进行分析。若需要进行比对或校对,可保留部分以往的水样,便于质控,但要注意保存的条件。

3. 水样的预处理　由于环境水样所含组分复杂,并且多数污染物组分含量低,存在形式各异,所以在测试前需要对样品进行预处理,以便待测组分符合测定方法要求的成分、含量和消除共存组分干扰的试样体系。常见预处理有水样的消解、富集与蒸馏。

4. 安全保护　为了保证工作人员、仪器的安全,必须考虑气象条件。在大面积水体上采样时,所用船只要坚固,要使用救生圈和救生绳;要选择任何气候条件下都能方便地进行频繁采样的地点,尽可能避免从不安全的湖岸等危险地点采样。

5. 质量控制　严格做好质量控制,在采样、运输、保存、处理、分析等各个环节做到统一化、标准化,以保证检测结果的客观性和可比性,尤其要避免二次污染或外来的干扰。此外,对相关的测定仪器要定期进行校正,做好实验室内部的质量控制。

（王守林）

环境砷污染的案例分析

一、实习目的与要求

根据提供的实际环境流行病学调查资料,结合环境与人群健康关系的特点,学习环境与健康关系研究方法之一的暴露-效应(exposure-response)关系的调查与分析,从而评价环境因素对人群健康的影响。

二、实习内容与方法

首先阅读下述调查和分析资料,然后按照指导提纲进行课堂作业和讨论。

资料梗概:某市为一南北向盲状峡谷小盆地,常年风向频率以南风为主,人口约 12 万。市区西北侧有一锡冶炼厂,下风侧有两个居民区,约 13 个居民点。该厂以生产精锡为主,主要污染物有砷、铅和氟等。该厂每年排入环境中的砷约 9.5 吨,砷排出量占投入量 19%,如以污染面积 3km^2 计算,环境中砷负荷约 3.18 吨/(km^2·年)。据当地卫生部门资料介绍,该市曾数次发生急性、亚急性人畜砷中毒事件,严重影响了该市居民的生产、生活。

为了调查该市环境砷污染对居民健康的影响,研究者开展了以下工作。①环境砷暴露状况的调查;②居民健康状况的调查;③环境砷暴露剂量与居民健康效应关系的调查。

调查点选择:研究者将污染源(锡冶炼厂)下风侧 A、B 两个居民区(共 13 个居民点)作为污染区,污染区内的居民作为调查对象。以该市以东 30km 的一农业区居民为对照,该区经济、文化及生活习惯与污染区相近,但无农业及工业性砷污染存在。

1. 环境砷暴露状况的调查

(1)环境中砷污染现状的调查结果:采集污染区和对照区大气、室内空气、水源水、地下水及土壤,分别测定其中砷的含量,其测定结果见表实 36-1。

表实 36-1 某市污染区和对照区大气、室内空气、水源水、地下水及土壤中砷的含量

调查区	大气（μg/m³）			室内空气（μg/m³）		
	日均浓度范围	日均超标率（%）	年均浓度	厨房 秋	秋	卧室 冬
污染区 A	0.1~6.8	30.0	2.3	3.0	2.7	1.2
污染区 B	0.0~8.0	20.0	1.2	2.0	1.0	0.9
对照区	0.0~1.0	0.0	0.2	0.0	0.0	0.0

调查区	水源水（mg/L）		地下水（mg/L）		土壤（μg/g）	
	最大值	平均值	最大值	平均值	耕作层	深层
污染区 A	50.53	21.33	0.003	0.002	221.4	80.70
污染区 B	52.37	25.40	0.003	0.002	238.0	95.19
对照区	0.07	0.03	0.005	0.002	26.4	85.43

思考题 1：请问该市是否存在明显的环境砷污染？若有，指出其可能的污染途径。

思考题 2：污染区和对照区的地下水、深层土壤中砷含量无明显差异，说明什么问题？

（2）居民砷摄入量的调查结果：在距污染源不同距离的 5 个居民点和对照区，随机抽取 10 户作为砷摄入量的调查对象，以户为单位逐日连续调查 5 天，调查其空气、水及各种食物的平均摄入量，同时采集各种食物、水及空气等样品，分别测定其砷的含量，计算不同途径每个标准人每天平均砷摄入量。结果见表实 36-2。

表实 36-2 调查区居民砷不同途径摄入量［μg/（d·标准人）］

调查点	总摄入量	食物		饮水		空气	
		摄入量	贡献率（%）	摄入量	贡献率（%）	摄入量	贡献率（%）
污染区 A							
a	526.9**	492.8**		10.0		24.1**	
b	672.3**	612.3**		45.7		14.3**	
c	359.5*	346.0		6.3		7.2**	
污染区 B							
a	285.3	259.8		13.9**		11.6**	
b	392.6	371.9		11.5*		9.2**	
对照区							
	262.7	258.4		4.3		0.0	

* 与对照区比较 $P<0.05$；** 与对照区比较 $P<0.01$

思考题 3：计算居民不同途径砷摄入量对总砷摄入量的贡献率，说明该市环境污染的类型及

特点。

（3）人群砷暴露水平的调查：研究者调查了污染区和对照区居民的发砷、尿砷平均水平，测定结果见表36-3。

思考题4：表36-3结果说明了什么问题，采用中位数评判是否合适？

思考题5：表36-4为污染区174名吸烟者和563名非吸烟者的发砷超常率，根据该分析结果说明了什么问题？

表36-3　调查区居民发砷、尿砷测定值

调查区	发砷（µg/g）			尿砷（mg/L）		
	调查人数	范围	中位数	调查人数	范围	中位数
污染区A	850	0.00~160.35	13.40**	804	0.07~1.65	0.12**
污染区B	346	1.18~113.59	7.76**	586	0.01~0.60	0.13**
对照区	351	0.00~18.00	0.98	348	0.00~0.27	0.05

** 与对照区比较 $P<0.01$

表36-4　污染区居民吸烟对发砷含量影响

暴露指标	调查人数	发砷超常数	发砷超常率	P
吸烟	174	120	68.97	u=1.78
不吸烟	563	346	61.46	$P>0.05$
合计	737	466	63.23	

注：该市发砷正常值为 $0.69\pm0.12µg/g$

2. 居民健康效应的调查

（1）1982—1986年居民死亡原因的回顾性调查结果（表实36-5）。

表实36-5　调查区居民死亡率和肿瘤死亡专率（1982—1986）

调查区	人口数	死亡率（‰）				肿瘤死亡专率（1/10万）			
		死亡数	粗死亡率	期望死亡数	年龄调整死亡率	死亡数	粗死亡率	期望死亡数	年龄调整死亡率
污染区A	9120	37	4.06	40	4.39	11	120.61	7	
污染区B	97379	558	5.73	559	5.74	52	53.40	110	
对照区	15841	91	5.74	85	5.37	5	31.56	5	

思考题6：计算二个污染区及对照区肿瘤年龄调整死亡率，其结果对研究者的进一步研究提供了什么启示？

（2）1983—1987年新生儿畸形调查结果（表实36-6）。

表实 36-6 调查区居民新生儿畸形率(1983—1987)

调查区	新生儿数	畸形数	畸形率(‰)	P
污染区 A		21	14.37	>0.05
污染区 B	1461	2	13.25	>0.05
	151			
对照区	208	1	4.81	

表实 36-7 产母砷接触史与畸形儿发生率的关系

砷接触史	调查人数	畸形数	畸形率(‰)
有	92	2	21.74
无	1520	21	13.83

思考题 7:表实 36-6、表实 36-7 显示新生儿畸形率在污染区与对照区之间无显著性差异,请解释可能的原因?

(3)产妇及新生儿外周血淋巴细胞姐妹染色单体交换(SCE)和微核测定结果(表实 36-8)。

思考题 8:根据表实 36-8 结果,说明 SCE、微核在判断环境污染对人群的健康效应方面有何意义?表实 36-8 结果有无不当之处?

表实 36-8 调查区产妇及新生儿 SCE 及微核率

调查区	产妇		新生儿	
	SCE	微核率(‰)	SCE	微核率(‰)
污染区 A	9.47*	1.57	9.01**	1.46
污染区 B	8.93	1.77**	9.45**	1.49
对照区	7.23	1.45	5.27	1.32

* 与对照区比较 $P<0.05$;** 与对照区比较 $P<0.01$

(4)污染区慢性砷中毒患病情况的调查结果:研究者共调查了污染区无职业砷接触史居民 4848 人,发现慢性砷中毒患者 440 例。临床特点多为起病缓、症状轻,患者主要症状有头晕(52.27%)、关节痛(47.68%)、腹胀(17.05%)和腹痛(15.91%)等。主要体征为皮肤病变,有皮肤角化过度(85.99%)、色素沉着斑(37.50%)、脱色斑(32.95%)和鼻黏膜充血(16.36%)等。污染区 A 和污染区 B 慢性砷中毒年龄调整患病率分别为 8.73% 和 10.74%。患者最小年龄 12 岁,污染区居住年限最短 10 年。

3. 暴露-效应关系 暴露-效应关系是阐明环境因素对人群健康状况影响的基本研究方法之一。暴露水平梯度划分方法很多,研究者从实际出发,以居民点及其土地归属关系作为划分暴露水平及效应水平的单元,以土壤中砷含量、居民人均砷摄入量和人群发砷平均水平为环境及生物学暴露指标,以居民慢性砷中毒年龄调整患病率为健康效应指标,进行回归分析,结果见表实

36-9。

思考题 9：根据表实 36-9 资料，求出慢性砷中毒年龄调整患病率和距污染源距离之间关系的回归方程。计算慢性砷中毒年龄调整患病率为 0% 时所对应的距离。此值可作为确定污染源下风侧污染区边缘的参考值。

思考题 10：根据表实 36-9 资料，求出土壤砷含量与居民慢性砷中毒年龄调整患病率关系的回归方程。计算慢性砷中毒年龄调整患病率为 7% 时的土壤砷含量，该值可作为控制砷污染区别土壤总砷含量的参考界限值。

思考题 11：根据表实 36-9 资料，分别求出砷摄入量、发砷平均水平与慢性砷中毒年龄调整患病率之间关系的回归方程，并分析结果。

表实 36-9   暴露-效应关系分析资料

污染区调查点	距污染源距离（km）	土壤中砷（μg/g）	砷摄入量[μg/(d·标准人)]	发砷平均水平（μg/g）	慢性砷中毒年龄调整患病率
a	1.75	503.8	526.9	7.76	17.35
b	1.25	960.2	672.3	9.09	13.81
c	1.75	822.7		12.80	13.67
d	1.25	72.1		5.00	3.68
e	2.50	591.6	359.5	5.74	4.62
f	4.40	104.4		4.08	5.01
g	2.50	146.4		3.56	9.56
h	3.50	115.7	285.3	3.00	2.55
i	3.25	79.7		2.17	4.02
j	5.50	32.9		2.75	10.20
k	4.75	123.0		4.00	6.17
l	8.00	178.6	392.6	4.50	4.40
m	0.75	221.4		13.40	12.00

三、总结

拟订一个关于环境砷污染对人群健康影响的流行病学调查研究提纲，同时指出本实习中所提供的材料还存在什么缺陷？

通过本次实习，你对于环境污染对人群健康影响的流行病学调查有什么体会？

慢性砷中毒(arsenism)目前尚无统一的诊断标准,调查者在本次调查中规定的诊断标准为:

1. 生活在砷污染区 10 年以上。

2. 发砷或尿砷含量超过本地正常值上限。

3. 同时伴有下列体征之一者:非暴露部位皮肤有明显的色素减退斑或沉着斑,掌趾足皮肤有角化过度,鼻黏膜有瘢痕、鼻中隔穿孔、皮肤癌及肺癌。

(王爱国)

实习三十七

自来水卫生质量监测与评价

一、实验目的

1. 对某高校生活饮用水基本情况进行调查,制订监测方案,了解水质现状。

2. 学习自来水水质监测与评价方法。

3. 学会撰写自来水水质综合评价报告。

二、基本情况调查

1. 自来水的来源、种类、消毒方法。

2. 供水方式(集中式供水、二次供水等)。

3. 供水管网分布情况和走向、日供水量或用水量。

三、自来水采样地点设置原则

1. 建议依据高校供水管网的走向,如自来水入校端(近端)、出校端(远端)等条件设定采样点。

2. 建议根据功能分区(教学楼、办公楼、实验楼、宿舍、食堂等)设定采样点。

3. 建议依据不同建筑物的高低,在不同楼层设定采样点。

四、监测指标

国家 GB 5749—2006《生活饮用水卫生标准》规定的检测指标共 106 项,其中常规检验项目 42 项,非常规检验项目 64 项。本实验综合考虑各类指标的意义以及实验室实施的便利和可行性,确定如下水质监测指标:

1. 感官性状和一般化学指标(色度、浊度、臭和味、总硬度、UV_{254})。

2. 毒理学指标(铬 Cr^{6+})。

3. 微生物学指标(余氯)。

五、现场水样采集

(一) 采样方法

1. 首先,打开水龙头放水数分钟,以排出管道内沉积物。

2. 用酒精灯或酒精棉拭子消毒出水口,先采集微生物指标检验样品,注意应直接采集,不得用水样刷洗已灭菌的采样瓶,并避免对瓶口污染,水样约玻璃瓶的 80% 容积;贴标签、低温保存(约 4℃)条件下立即送实验室。

3. 理化指标采集时,采样前应先用自来水荡洗采样瓶及瓶塞 2~3 次(油类指标除外)。

4. 采集测定溶解氧、生化需氧量和有机物污染物(如:UV_{254})时,应注满容器,上部不留空间,并采用水封。

5. 二次供水水样的采集,应包括水箱进水、出水及末梢水。

6. 填写水样采集现场记录表(表实 37-1)。

表实 37-1　自来水监测采样现场记录表

采样时间:　　　　　　　　　　　样品类型:管网末梢水

序号	采样地点	样品编号	检测项目	备注

样品处理及保存情况:

采集人＿＿＿＿＿＿＿　　记录人＿＿＿＿＿＿＿

(二) 采样体积及保存方法

采样后,建议立即对水样进行检测分析;如需保存,见表实 37-2。

表实 37-2　检测指标的采样体积、保存方法和存放容器

指标分类	容器材料	保存方法	取样体积/L
一般理化	聚乙烯	冷藏	3~5
金属	聚乙烯	硝酸(HNO_3),pH≤2	0.5~1
耗氧量	玻璃	每升水样加入 0.8mL 浓硫酸(H_2SO_4),冷藏	0.2
有机物	玻璃	冷藏	0.2

六、实验室检测分析

(一) 色度测定（铂钴标准比色法）

1. 原理　用氯铂酸钾与氯化钴配制颜色标准溶液色列，与被测样品进行目视比较，找出与样品色度最接近的标准溶液管，以测定水样的颜色强度，即色度。

2. 仪器　50ml 具塞比色管。

3. 试剂　铂钴标准溶液：称取 1.246g 氯铂酸钾（K_2PtCl_6）和 1.000g 干燥的氯化钴（$CoCl_2 \cdot 6H_2O$），溶于纯水中，加 100ml 浓盐酸，用纯水定容至 1000ml。此溶液色度为 500 度，玻璃瓶暗处存放。

4. 测定步骤

(1) 铂钴标准色列的配制：分别加入铂钴标准溶液 0ml、0.5ml、1.00ml、1.50ml、2.00ml、2.50ml、3.00ml、3.50ml、4.00ml、4.50ml、5.00ml 于 50ml 具塞比色管中，用纯水稀释至刻度，混匀。各管色度依次为 0、5、10、15、20、25、30、35、40、45、50 度。密封保存。

(2) 水样的测定：①取 50.0ml 澄清透明水样于比色管中，如水样色度较大，可酌情少取水样，并用纯水稀释至 50.0ml。②将水样与标准色列进行目视比较。观测时，可将具塞比色管置于白瓷板或白板上，比色管与该表面呈合适角度，使光线被反射自具塞比色管底部向上透过液柱，目光自管口垂直向下观察液柱，找出与样品色度最接近的标准溶液，记录其色度。

5. 计算

色度（度） $\qquad\qquad A_0 = A \times 50/V$

式中：A_0—水样色度；

　　　A—稀释后水样相当于铂钴标准比色管的色度；

　　　V—水样体积（ml）。

6. 注意事项

(1) 可用重铬酸钾代替氯铂酸钾配制标准色列。称取 0.0437g 重铬酸钾和 1.000g 七水合硫酸钴（$CoSO_4 \cdot 7H_2O$）溶于少量水中，加入 0.50ml 硫酸，用水稀释至 500ml。此溶液色度为 500度。不宜久存。

(2) 水样浑浊，须放置澄清，亦可用离心法或孔径为 0.45 滤膜过滤以去掉悬浮物。但不能用滤纸过滤，因滤纸可吸附部分溶解于水的颜色。

(二) 浊度测定（目视比浊法——福尔马肼标准）

1. 原理　在一定温度下硫酸肼与环六亚甲基四胺可聚合生成一种白色的高分子化合物，可用作浊度标准,用目视比浊法测定水样的浊度。

2. 试剂

(1)纯水:取蒸馏水经 0.2μm 膜滤器过滤。

(2)硫酸肼溶液(100g/L):称取硫酸肼[(NH$_2$)$_2$·H$_2$SO$_4$,又名硫酸联氨]1.000g 溶于纯水并于 100ml 容量瓶定容。

(3)环六亚甲基四胺(100g/L):称取环六亚甲基四胺[(CH$_2$)$_6$N$_4$]10.00g 溶于纯水,于 100ml 容量瓶定容。

(4)福尔马肼标准液[400NTU]:分别吸取硫酸肼溶液 5.00ml、环六亚甲基四胺 5.00ml 于 100ml 容量瓶内,混匀,在 25±3℃放置 24 小时后,加入纯水定容,混匀。此标准混悬液浑浊度为 400NTU,保质约一个月。

(5)福尔马肼标准应用液[100NTU]:取福尔马肼标准混悬液[400NTU]25.0ml 于 100ml 容量瓶内,加纯水定容至刻度。此混悬应用液浑浊度为 100NTU,临用现配。

3. 仪器　100ml 具塞比色管。

4. 分析步骤

(1)标准色列配制　取福尔马肼标准应用液[100NTU]0、1.0、2.0、3.0、4.0、5.0、6.0、7.0、8.0、9.0 及 10.0ml 于 100ml 比色管中,加纯水稀释至刻度,混匀,相对应浊度分别为 0、1.0、2.0、3.0、4.0、5.0、6.0、7.0、8.0、9.0、10.0 度的标准液。

(2)取 100.0ml 摇匀水样于 100ml 比色管中,与标准色列进行比较。可在黑色底板上由上向下垂直观察,选出与水样产生相近视觉效果的标液,记录其浊度值。

5. 计算　浊度结果可于测定时直接读取,稀释水样乘以稀释倍数。

6. 注意事项

(1)浊度标准色列亦可于波长 680nm,30mm 比色皿测定吸光度,绘制标准曲线,通过测定样品吸光度,由标准曲线计算水样浊度。

(2)硫酸肼具致癌毒性,避免吸入、摄入和与皮肤接触。

(三) 臭和味

1. 仪器　锥形瓶 250ml

2. 分析和步骤

(1)原水样的臭和味:取 100ml 水样,置于 250ml 锥形瓶中,振摇后从瓶口嗅水的气味,用适当文字描述,并按六级记录其强度,见表实 37-3。

与此同时,取少量水样放入口中(此水样应对人体无害),不要咽下,品尝水的味道,予以描述,并按六级记录强度,见表实 37-3。

(2)原水煮沸后的臭和味:上述锥形瓶内水样加热至开始沸腾,立即取下锥形瓶,稍冷后按上法嗅气和尝味,用适当的文字加以描述,并按六级记录其强度,见表实37-3。

表实37-3   臭和味的强度等级

等级	强度	说明
0	无	无任何臭味、异味
1	微弱	一般饮用者甚难察觉,但臭、味敏感者可以发觉
2	弱	一般饮用者刚能察觉
3	明显	已能明显察觉
4	强	已有很显著的臭味
5	很强	有强烈的恶臭和异味

注:必要时可用活性炭处理过的纯水作为无臭对照水

(四)总硬度的测定

水的硬度:指溶于水中的钙、镁等盐类的总量,以 $CaCO_3(mg/L)$ 表示。

1. 目的

(1)掌握 EDTA 标准溶液的配制和标定方法。

(2)学会判断配位滴定的终点。

(3)掌握铬黑体 T、钙指示剂的使用条件和终点变化。

2. 原理   在 pH 10 的氨性缓冲溶液进行,用 EBT(铬黑体)作指示剂。化学计量点前,Ca^{2+}、Mg^{2+} 和 EBT 生成紫红色络合物,当用 EDTA 溶液滴定至化学计量点时,游离出指示剂,溶液呈现纯蓝色。

3. 试剂

(1)氨性缓冲溶液(pH10):称取 16.9g $NH4Cl$ 固体溶解于 143ml 氨水中,另取 1.179gEDTA-2Na 和 0.780g 硫酸镁($MgSO_4 \cdot 7H_2O$),共溶于 50ml 蒸馏水中,并将此溶液加至上述溶液中,用蒸馏水稀释至 250ml。

(2)铬黑体(EBT)溶液:称取 0.5g 铬黑体,溶于 10ml 缓冲液中,用95%乙醇稀释至100ml(稳定一个月)。

(3)0.0200N EDTA-2Na 标准液:9.4g EDTA-2Na·2Na 溶于蒸馏水中,并稀释至 1 升。用锌基准液标定准确浓度。

(4)Na_2S 溶液(5g/L)。

(5)盐酸羟胺溶液:1g 盐酸羟胺(AR)溶于 100ml 蒸馏水中。

(6)盐酸(1+1)。

(7)氨水(1+2)。

(8)甲基红:1g/L 60%的乙醇溶液。

（9）镁溶液：$1gMgSO_4 \cdot 7H_2O$ 溶解于水中，稀释至 200ml。

（10）$CaCO_3$ 基准试剂：120℃ 干燥 2 小时。

4. 实验步骤

（1）EDTA 的标定：标定 EDTA 的基准物较多，常用纯 $CaCO_3$，也可用纯金属锌标定，其方法如下：

金属锌为基准物质：准确称取 0.17~0.20g 金属锌置于 100mL 烧杯中，用 HCl（1+1），5mL 立即盖上干净的表面皿，待反应完全后，用水吹洗表面皿及烧杯壁，将溶液转入 250mL 容量瓶中，用水稀释至刻度，摇匀。

用移液管平行移取 25.00ml Zn^{2+} 的标准溶液三份分别于 250mL 锥形瓶中，加甲基红 1 滴，滴加（1+2）的氨水至溶液呈现为黄色，再加蒸馏水 25ml，氨性缓冲溶液 10ml，摇匀，加 EBT 指示剂 2~3 滴，摇匀，用 EDTA 溶液滴至溶液有紫红色变为纯蓝色即为终点。计算 EDTA 溶液的准确浓度。

$CaCO_3$ 为基准物质：准确称取 $CaCO_3$ 0.2~0.25g 于烧杯中，先用少量的水润湿，盖上干净的表面皿，滴加 HCl（1+1）10ml，加热溶解。溶解后用少量水洗表面皿及烧杯壁，冷却后，将溶液定量转移 250ml 容量瓶中，用水稀释至刻度，摇匀。

用移液管平行移取 25.00ml 标准溶液三份分别加入 250ml 锥形瓶中，加 1 滴甲基红指示剂，用氨水溶液（1+2）调至溶液由红色变为淡黄色，加 20ml 水及 5ml Mg^{2+} 溶液，再加入 pH 10 的氨性缓冲溶液由红色变为纯蓝色即为终点，计算 EDTA 溶液的准确浓度。

（2）自来水样的分析：打开水龙头，先放数分钟，用已洗净的试剂瓶承接水样 500~1000ml，盖好瓶塞备用。

移取适量的水样（一般为 50~100ml，视水的硬度而定），加入三乙醇胺 3ml，氨性缓冲溶液 5ml，EBT 指示剂 2~3 滴，立即用 EDTA 标准溶液滴至溶液由红色变为纯蓝色即为终点。平行三份，计算水的总硬度，以 $CaCO_3$ 表示。

5. 计算

计算公式：水的硬度 = CV×100.09（mg/L）式中 C 为 EDTA 的浓度，V 为 EDTA 的体积，100.09 为 $CaCO_3$ 的质量

本实验以 $CaCO_3$ 的质量浓度（mg/L）表示水的硬度。我国生活饮用水规定，总硬度以 $CaCO_3$ 计，不得超过 450mg/L。

6. 注意事项

（1）自来水样较纯、杂质少，可省去水样酸化、煮沸，加 Na_2S 掩蔽剂等步骤。

（2）如果 EBT 指示剂在水样中变色缓慢，则可能是由于 Mg^{2+} 含量低，这时应在滴定前加入少量 Mg^{2+} 溶液，开始滴定时滴定速度宜稍快，接近终点滴定速度宜慢，每加 1 滴 EDTA 溶液后，都要充分摇匀。

（3）由于 EBT 与 Mg^{2+} 显色灵敏度高，与 Ca^{2+} 显色灵敏度低，所以当水样中 Mg^{2+} 含量较低时，用 EBT 作指示剂往往得不到敏锐的终点。这时可在 EDTA 标准溶液中加入适量的 Mg^{2+}（标定前加入 Mg^{2+} 对终点没有影响）或者在缓冲溶液中加入一定量 Mg^{2+}—EDTA 盐，利用置换滴定法的原理来提高终点变色的敏锐性，也可采用酸性铬蓝 K-萘酚绿 B 混合指示剂，此时终点颜色由紫红色变为蓝绿色。

（4）滴定时，Fe^{3+}、Al^{3+} 等干扰离子，用三乙醇胺掩蔽；Cu^{2+}、Pb^{2+}、Zn^{2+} 等重金属离子则可用 KCN、Na_2S 或硫基乙酸等掩蔽。

（五）UV_{254} 的测定

UV_{254} 是指水中一些有机物在波长为 254nm 处，单位比色皿光程下的紫外吸光度。该指标反映水中天然存在的腐殖质类大分子有机物以及含 C＝C 双键和 C＝O 双键的芳香族化合物的多少与耗氧量（COD）等指标间具有良好的线性关系，作为衡量水中有机物指标的间接控制参数，具重要应用价值。

1. 实验器材

（1）紫外分光光度计、石英比色杯。

（2）抽滤装置。

（3）滤膜（孔径 0.45μm），清洗滤膜和过滤装置时，应保证至少 50ml 不含有机物的纯水通过滤膜。

（4）纯水或超纯水。

2. 操作步骤

（1）滤膜、过滤装置的清洗：至少用 50ml 不含有机物的纯水通过滤膜和过滤装置。

（2）水样制备：将水样通过过滤装置，去除水中悬浮物和非溶解性有机物。

（3）比色分析：以纯水或双蒸水为空白参比，波长 254nm，室温下，测定水样的吸光度值。

3. 计算：

$$UV_{254} = [A/b] \times D$$

式中：UV_{254}—紫外吸光度值，单位 cm^{-1}；

　　　B—比色皿光程，cm；

　　　A—实测吸光度值；

　　　D—稀释因子，由不含有机物清洗水的稀释引起（＝最终水样量/初始水样量）。

4. 注意事项

（1）水样应以比色皿光程为基础，一般保证吸光度在 0.005～0.900 之间，若超出该范围，则应将水样用不含有机物的纯水稀释，使稀释后水样的吸光度在此范围内。

（2）水样中如有悬浮物，会影响测定结果，可采用 0.45μm 滤膜对水样进行过滤预处理。

（六）余氯测定（实习十漂白粉中有效率含量、水中余氯量及需氧量的测定）

余氯是评价饮用水卫生微生物学安全性的快速且重要指标。

（七）水中六价铬的测定（二苯碳酰二肼分光光度法）

1. 实验目的

(1)学会用二苯碳酰二肼比色法测定水中六价铬。

(2)根据检测结果评价水中含铬(Cr^{6+})状况。

2. 原理　在酸性溶液中,六价铬可与二苯碳酰二肼作用,生成紫红色络合物,比色定量。

3. 试剂

(1)二苯碳酰二肼丙酮溶液(2.5g/L):称取 0.25g 二苯碳酰二肼[$OC(HNNHC_6H_5)_2$,又名二苯氨基脲],溶于 100ml 丙酮中。棕瓶,4℃冰箱保存 14 天,颜色变深弃用。

(2)硫酸溶液(1+7):将 10ml 浓硫酸缓慢加入 70ml 纯水中。

(3)六价铬标准溶液[$\rho(Cr)=1\mu g/ml$]:称取 0.1414g 经 105~110℃烘至恒量的重铬酸钾(K_2Cr2O_7)溶于纯水中,并于容量瓶中用纯水定容至 500ml,此浓溶液 1.00ml 含 100μg 六价铬。吸取此浓溶液 10.0ml 于容量瓶中,纯水定容至 1000ml。

4. 仪器　50ml 具塞比色管、分光光度计。

5. 分析步骤

(1)吸取 50.0ml 水样(含六价铬超过 10μg 时,可吸取适量水样稀释至 50ml),置于 50ml 比色管中。

(2)另取 50ml 比色管 9 支,分别加入六价铬标准溶液(1μg/ml)0、0.20、0.50、1.00、2.00、4.00、6.00、8.00、10.00ml,加纯水至刻度。

(3)向水样及标准管中各加入 2.5ml(1+7)硫酸以及 2.5ml 二苯碳酰二肼丙酮溶液(2.5g/L),立即混匀,放置 10 分钟。

(4)于波长 540nm,用 3cm 比色皿,以纯水为参比,测定吸光度。

6. 计算　水样中六价铬的质量浓度

$$\rho(Cr^{6+})=m/V$$

式中:$\rho(Cr^{6+})$—水样中六价铬的质量浓度,单位毫克每升(mg/L);

　　　　m—从标准曲线上查得样品管中六价铬的质量,单位为微克(μg);

　　　　V—水样体积,单位为毫升(ml)。

7. 注意事项

(1)水样如有颜色,另取水样 50. ml 于 100ml 烧杯中,加入 2.5ml 硫酸(1+7),于电炉上煮沸 2 分钟,使水样中六价铬还原为三价。溶液冷却后转入 50ml 比色管中,加纯水至刻度后再多加 2.5ml,摇匀后加入 2.5ml 二苯碳酰二肼丙酮液(2.5g/L),摇匀,放置 10 分钟后,测量水样空白吸光度值;在计算样品时应在测得样品溶液吸光度中减去水样空白吸光度后,再在标准曲线上查出样品管中六价铬的质量。

(2)铬与二苯碳酰二肼反应时,酸度对显色反应有影响,溶液的氢离子浓度应控制在0.05~0.3mol/L,且以0.2mol/L时显色最稳定。温度和放置时间对显色都有影响。15℃时颜色最稳定,显色后2~3分钟,颜色可达最深,且于5~15分钟保持稳定。

七、数据处理及分析

参加实习课的各组同学分享全部实验数据。将各监测点的各项指标依不同的实验方法进行计算和数据整理,用相关统计软件计算均数、标准差等。

八、结果及评价

根据检测结果,参照国家《生活饮用水卫生标准》(GB 5749—2006)中各监测指标限值(表实37-4),判定监测结果是否超标或达标,计算超标率(或达标率);同时结合对某高校及不同功能分区的监测结果,对某高校整体及各功能区的各项指标及整体水质进行综合评价。如有既往历史数据,亦可进行比对,评价水质变化情况。

表实 37-4 相关监测指标的生活饮用水标准

序号	指标	计量单位	《生活饮用水卫生标准》GB 5749—2006 限值
1	余氯	mg/L	≥0.05
2	浊度	NTU	1 水源与净水技术条件限制时为3
3	色度	铂钴色度单位	15
4	臭和味	无	无异臭、异味
5	砷	mg/L	0.01
6	铬(Cr^{6+})	mg/L	0.05
7	总硬度 (以 $CaCO_3$ 计)	mg/L	450
8	铁		
9	UV_{254}	cm^{-1}	≤0.06*

* 经验推算值(非国标),是耗氧量的替代指标,与耗氧量有良好线性关系

九、实验的学时和内容安排建议

1. 被监测单位生活饮用水的基本情况介绍,制订监测方案,水样采集讲解及注意事项,学生

分组(0.5 学时)。

2. 水样现场采集(0.5 学时)。

3. 实验室检验分析(4~6 学时)。

4. 总结讨论及实验报告撰写(1 学时)。

5. 建议总学时(6~8 学时)。

十、注意事项

1. 各指标水样的保存方法及使用容器材质切勿混淆。

2. 余氯指标检测应首先进行,并保证尽快完成。

3. 监测指标可根据实际情况进行增减(如:感官性状和一般化学指标)。

4. 结合学生特点分组,建议每组学生 5~6 人。组内同学共同完成水样采集,分工合作完成各指标的检测工作。

5. 组间同学协作交流,共享检测数据,组内独立完成整理数据、统计分析及评价。

（金晓滨　郭新彪）

直饮水安全质量监测与评价

一、前言

随着经济发展和生活水平的提高，人们对良好水质质量要求与日俱增。在普及自来水的同时，采用不同处理方式获取的各种饮用水已经走向千家万户，成为重要的饮水类型，因而如何监管和评价饮用水安全性备受重视。本实习指导将通过现行的生活饮用水安全质量监测与评价方法进行实践，以初步了解直饮水安全与监管。

直饮水是对自来水进一步处理后，通过优质输水管道输送给用户，供居民饮用。直饮水的基本工艺流程为：自来水加压泵→多介质过滤器→活性炭过滤器→阳离子软水器→保安过滤器→反渗透机→臭氧发生器→不锈钢储水罐→变频恒压供水泵→优质供水管道。直饮水属于分质供水的范畴，分质供水是指在特定的某栋楼房、某个居住区域或某个城市内，除设有常规的生活饮用水供水系统外，为满足人们对饮用水水质的要求，针对特定区域设置的净水系统。

为保障直饮水质量安全，确保广大居民的健康，促进社会文化物质文明发展，需对直饮水的安全进行有效的监督和评估。为快速对便捷直饮水的质量和安全性进行评价，现实工作中常采用 TDS、UV_{254} 值及微生物指标等综合性水质指标对直饮水的水质质量进行评价。其中，TDS 是指水中的总溶解固体量（total dissolved solids，TDS），通过测定 TDS 评价水质的纯净度。UV_{254} 值是指水中一些有机物在 254nm 波长紫外光下的吸光度，它可反映水中天然存在的腐殖质类大分子有机物以及含 C＝C 双键和 C＝O 双键的芳香族化合物的含量水平。微生物指标包括总大肠菌群、耐热大肠菌群、大肠埃希菌数量以及细菌总数，它是通过培养的方法对水中的总大肠菌群、耐热大肠菌群、大肠埃希菌数量以及细菌总数进行测定。利用菌群对温度的耐受性存在差异，以区分大肠菌群的类型。根据水中细菌总数和大肠菌群类型评价水质微生物污染状况。

二、实验目的

1. 本实习通过学习 TDS 仪、紫外分光光度计、ATP 荧光检测仪以及培养膜法的使用，熟练掌握直饮水安全质量的快速检测技术。

2. 结合实际样品分析操作,掌握仪器使用方法和熟悉饮用水安全监督检查的要求和结果判定。

三、直饮水采样（同自来水采样）

（一）器材

一次性采样无菌袋、镊子、酒精棉、打火机、油性记号笔。

（二）操作步骤

1. 准备好所需器材,检查确保无菌袋完好。

2. 在无菌袋上标记采样地点和采样时间。

3. 取下直饮水金属水龙头过滤网。

4. 打开水阀,预放水约 2 分钟,以排出管道中留存的积水。

5. 用镊子夹酒精棉擦拭水龙头,先擦内壁,再擦外壁,反复两次即可。

6. 点燃酒精棉,灼烧水龙头 2 分钟,再次打开水阀,打开无菌袋,接水适量。

7. 排出空气,圈口封闭,低温（冰袋或恒温箱）保存,于 2 小时之内尽快送检。

四、TDS 仪测定水中溶解性总固体

采用 TDS 测定仪测定水的中溶解性总固体量。通过测定每升水中含的溶解性总固体量代表水中溶解物杂质含量,单位为毫克/升（mg/L）。TDS 值越大,说明水中的杂质含量越多,反之,杂质含量越小。

（一）基本原理

可通过测定待测水样的电导率间接反映出 TDS 值。TDS 笔内置电池,笔头有两个金属电极,插入水中,正负电极间可形成具有高低电位的电场,使水中的离子按照一定的电场方向进行移动,形成电流,电信号被转化为数字信号,TDS 笔的液晶屏显示出数字,数值越大,表示水中的杂质和导电离子就越多。

（二）器材

TDS 仪、水杯。

（三）操作方法

1. 拨下下盖,按 ON//OFF 开关键,此时液晶屏显示出 000PPM。

2. 将需测试的直饮水放入杯中,测水笔下端放入水中,即可测定样品的 TDS 值。当测水笔离开样品后,数值即消失而瞬时恢复为初始值 000PPM。如果期望在取出测水笔后读取 TDS 值,

可在测水笔未离开样品前按锁定键 HOLD,读取 TDS 值后再次按下锁定按钮 HOLD,则显示屏又恢复为 000PPM。

3. 测试结束后,按下开关按钮。用纯水或蒸馏水清洗探头,然后用吸水纸将探头上的水吸干,防止水垢覆盖探头影响测试精度,务必保持探头干燥。随即盖两头盖子,以备再用。

（四）结果评判

1. 国家标准 GB 5749—2012《生活饮用水卫生标准》

自来水:TDS≤300mg/L;纯水:TDS≤50mg/L;矿泉水 100mg/L≤TDS≤200mg/L。

2. 国家标准 GB 5749—2012《生活饮用水卫生标准》中对饮用自来水溶解性总固体的限量要求为:TDS≤1000mg/L。

3. 溶解性总固体的量与饮用水的味觉直接有关。

含量(mg/L)	<300	300~600	600~900	900~200	>1200
味觉	极好	好	一般	差	无法饮用

五、UV$_{254}$值测定

紫外吸光度(UV$_{254}$)是反映水中天然存在的腐殖质类大分子有机物以及含 C＝C 双键和 C＝O双键的芳香族化合物的含量水平。

（一）测定原理

物质对光吸收具有选择性,不同物质有各自的吸收光谱,因此,单色光通过溶液时,其能量会被吸收而减弱,光能量减弱程度与物质浓度呈一定比例关系,即比尔定律。

用单色光的照射溶液,能量会被吸收而减弱,将所得的光谱与标准谱图对比,确定官能团,在此基础上定量计算有机物含量。

$$UV_{254} = D[A/b]$$

式中:UV$_{254}$—紫外吸光度;

　　　b—比色皿光程(cm);

　　　A—实测吸光度

　　　D—稀释因子(不含有机物清水稀释引起,D＝终水样/初试水样)

（二）器材

紫外分光光度计、1cm 石英比色皿。

（三）操作方法

1. 预热仪器　仪器预热 20 分钟。

2. 设置波长为 254nm　转动波长调节器至所需要单色光波长。

3. 固定灵敏度挡　旋动灵敏度挡,固定于某一挡,在实验过程中不再变动,一般测量固定在"1"挡。

4. 调零　旋动调零电位器,,指针指向零刻度线处。

5. 调节透光度 T 为 100%　以蒸馏水(或空白溶液或纯溶剂)作为空白对照,将含蒸馏水的比色皿放入比色皿座架比色池中的第一格,含待测样品的比色皿放在其他格中,盖上比色皿暗箱盖子,转动光量调节器,使透光度 T = 100%。

6. 测定　拉动比色皿池的牵引拉杆,使样品进入光路,读出各样品吸光度 A。

7. 关机　实验完毕,切断电源,将比色皿取出、洗净,并将比色皿座架及暗箱用软纸擦净。

(四) 结果评判

UV_{254} 可以作为总有机碳(TOC)、溶解性有机碳(DOC)以及三卤甲烷(THMs)的前驱物(THMFP)等指标的替代参数。

常见官能团紫外吸收特征如下:

1. 化合物在 220~400nm 无紫外吸收,说明化合物是饱和脂肪烃、脂环烃或其衍生物(氯化物、醇、醚、羧酸等)。

2. 化合物在 220~250nm 显示强烈吸收,说明该化合物存在共轭双键(共轭二烯烃、不饱和醛、不饱和酮)。

3. 化合物在 250~290nm 显示中等强度吸收,说明化合物中有苯环存在。

4. 化合物在 250~350nm 显示中低强度吸收,说明化合物中有羰基或共轭羰基存在。

5. 化合物在 300nm 以上有高强度吸收,说明该化合物有较大的共轭体系。

六、微生物检测技术

水中微生物的检测方法的基本原理类似,即在一定温度和营养条件下培养,以检测水中细菌总数或某种菌群的数量。水中的微生物包括细菌、病毒、寄生虫和原虫,但现行的国家和地方标准中只对细菌有限定标准。水中细菌学检测包括经典的细菌培养法(见实习十一)、培养膜法和 ATP 生物荧光法测定水中的微生物。

方法一:培养膜法——快速检测纸片技术

(一) 基本原理

每种微生物都具有特定的生理特性,选用不同的营养及生理条件(如温度、培养时间、pH、需氧性质),培养出微生物种类不同。该简便检测技术是由两片塑料膜构成,上薄为盖,下厚为培养基,在合适的条件下测定样品生成的微生物集落数。

(二) 器材

培养微生物专用塑料膜、水样、扩压器、恒温培养箱。

（三）操作方法

取 1ml 样品滴于下膜正中央,盖上膜,以扩压器压成 20cm² 圆圈,于 37℃培养 24 小时计数显色的斑点。

（四）结果评判

1. 细菌总数　测试片中含有一种红色指示剂,使所有菌落易辨认计数。

2. 大肠菌群　测试片中含有指示剂,使菌落呈红色,且有气泡产生。

3. 大肠杆菌　指示剂使所有菌落为红色,并可留住大肠杆菌产生的气泡。

4. 国家标准 GB 5749—2006《生活饮用水卫生标准》　细菌总数不得超过 100CFU/ml,每 100ml 水样中不得检出总大肠菌群、耐热大肠菌群、大肠杆菌。

方法二:ATP 生物荧光法测定微生物

（一）基本原理

微生物快检系统用于快速测定菌落总数,是基于萤火虫发光原理(如下反应式所示),即在萤火虫光素酶、荧光素过量的情况下,荧光产生的强弱取决于反应系统中的 ATP 数量的特性,ATP 与菌落总数存在比例关系,发展起来的用于检测菌落总数的快速检测技术,该检测技术在 5 分钟内即可得到检测结果。

$$ATP+荧光素+荧光素酶+氧气 \rightarrow AMP+Ppi+二氧化碳+氧化荧光素+光$$

（二）器材

手持 ATP 荧光检测仪、专用的 ATP 试剂盒(含有荧光素酶、虫荧光素、裂解液、取样拭子等组分)、水样。

（三）操作方法

采用体积采样法:将一支 ATP 拭子采样棒在待测液体中充分浸湿,然后将拭子放入手持 ATP 仪,获得被测样本与细菌污染程度相对应的 ATP 生物荧光值,得出菌落数指标。

（四）结果评判

本法取样、检测全过程在 1 分钟内完成,与传统 24~48 小时细菌培养法相比,省时省力。通过检测 ATP 含量可间接得出细菌数量。

国家标准 GB 5749—2006《生活饮用水卫生标准》:细菌总数不得超过 100CFU/ml。

（屈卫东　郑唯韡　韩凤婵）

灾害环境饮用水安全应急预防与控制

正常情况下自来水系统为人们提供了清洁、安全的饮用水。但当大型自然灾害如地震、飓风、水灾或海啸等发生时，供水系统常遭受不同程度的破坏，导致灾区居民无自来水可用。灾害期间，水源容易受到细菌、病毒、寄生虫卵幼虫的污染，如接触疫水，包括直接饮用、水洗食品、餐具或刷牙漱口，就有可能引起疾病的传播。因此关注灾后居民的饮用水卫生具有非常重要的意义。短期看，灾民及时得到安全的饮用水比食品更迫切，而且有更重要的防病作用。

每日需水量与人所生活环境的温度、湿度、作业强度、人的体型等因素有关。一般成人每天需摄入 2 升水来满足机体正常代谢基本生理需要。在可能条件下应对灾民紧急援助瓶装或桶装水，但因为运输等条件限制这些类型的水常常不能及时供应。因此需要采取水源卫生调查及水的净化和消毒措施以解决灾区饮水问题。

水源卫生调查是指大型自然灾害发生后，对受灾地区可供饮用的水源，采用快速简易方法进行水质检验，水量测定，水源环境卫生状况及其与水有关疾病的情况等进行调查评价。卫生调查属于卫生流行病学调查的一部分，在必要时要和辐射调查和化学调查结合起来，同时进行。

一、实验目的

了解大型自然灾害发生后灾区饮水状况，学会水源卫生调查方法，并能对水源和水质进行卫生评价。并采取有效措施保障饮水安全。

水源卫生调查的目的有三个，一是有没有水源？主要是查明调查地域内有无可利用的水源，以及水源类型和数量；二是水源能不能用？对选定的水源要进一步了解水质、水量和水源周围卫生状况是否符合要求；第三是怎么用？对选定的水源是否还需要采取哪些卫生措施和管理方法。对水源卫生调查所做的评价结果，可为上级指挥机关制定灾区给水保障计划提供比较可靠的技术资料。

二、实验准备

1. 资料准备 各调查小组在拟订调查计划之前,应收集和了解调查区域有关的资料。如收集有关该地区水文地质,气象,医学地理,医学动物和流行病学等资料。

2. 器材准备 检查 WES-02 检水检毒箱和采水箱内物品,并熟悉使用方法。准备个人外出用品,如水壶、干粮、指北针和挂包等。

3. 拟订调查计划 确定调查时间,调查路线或村镇,详细制定出调查小组到现场后工作展开的步骤,方法和组织分工。

调查准备:在进行调查之前,要做好准备工作,按上级机关要求,确定调查线路,拟订计划,收集有关资料(如地图,水文地质资料,各地区的地方志、各地区的流行病学、医学动物和医学地理描述资料等)和准备调查器材(采水器、WES-02 型检水检毒箱、水质细菌检验箱和培养箱等),熟悉操作方法。

三、现场调查

(一) 首先是寻找水源

自然灾害发生之后,原有水源可能受到破坏或不能利用,这时首先要寻找可用的水源,如清洁的井水、泉水、河水、湖水、塘水。在发生洪涝灾害的地方,可以在水位相对静止的水体岸边挖沙滤池以获得水源。为了保护水源,取水点周围应设置卫生防护带。以地面水为水源时,取水点周围 100 米半径的水域内,严禁可能污染水源的一切活动;取水点上游 1000 米和下游 100 米水域内,不得排入废水和污水。以地下水为水源时,影响半径内不得造成土壤污染,不应有从事破坏深层地层的活动。

(二) 其次是完成水源卫生调查

水源卫生调查的内容,随着调查任务的不同,每次调查的内容简繁侧重有所不同,但都要包括以下四个方面:

1. 卫生流行病学调查

(1)调查了解水源区域内居民中有无水媒传染病及与水源有关的地方病和常见病。

(2)了解水源区域内工农业废水排放情况,是否有污染水源的可能,有无有毒物质引起急、慢性中毒的情况。

2. 卫生地形学调查

(1)调查水源附近有无污染源及其来源、组成、性状和收集、处理场所的卫生状况等。

(2)调查水源地及其周围的地形地貌、土壤性质、卫生状况。居民的卫生状况和卫生习惯等。

（3）了解水源的类型、特点、水源卫生防护设备情况以及水文地质有关资料等。

（4）特殊情况下要注意水源有无投毒、染毒的迹象，四周是否有死亡的昆虫或小动物、植物枯萎等现象。

3. 水质检验　饮用水水质检验应按《国家生活饮用水标准》(GB 5749—2006)、《国家生活饮用水标准检验法》(GB 5750—2006)检验水质。水质检验项目一般分感官、化学、毒理、微生物、放射和污染指标。选择检验项目的原则：做一般分析时应选择感官、污染、毒物、化学、消毒剂、微生物指标。如果做最简易的分析也必须包括感官（浑浊度）、污染（氨氮、亚硝酸盐氮）和消毒剂（余氯）指标，以便判断水质有无污染，污染程度，是否在流行病学上安全。灾害发生后90天以内可以按照《军队战时饮用水卫生标准》(GJB 651—89)、《军队战时饮用水卫生标准检验法》(GJB 1096)进行水质检验判定。

一般对选定水源水进行理化和细菌检验。根据灾害发生后的实际情况和环境条件，选做简易分析或一般分析。特殊情况下对可疑的水源要进行有关毒物的检验，以确定是否可以饮用。如水质有特殊的气味，异常的色泽，水的 pH 小于6或大于9.5，都表示有被毒剂污染的可能，应进一步检验，或用可疑的水喂狗、猫，或养鱼、养蛙，观察24小时有无中毒症状发生。

4. 水量测定　一般用直接测量方法和间接询问方法了解水量。

5. 在水源卫生调查报告中绘出简略水源附近之平面图和水井建筑之剖面图，并附文字注明离水源最近的较永久性标志。

（三）必要时应快速进行水的净化和消毒处理

1. 水的净化　如有可能，可在水源周围建立沙滤池。沙滤池距水边3米以上，池底和四周最好铺上沙或碎石。池中水用不完时应淘出，不要积存时间过长。沙滤池最好加盖。在河堤上居住，可选择堤外适合的地方建沙滤池用作水源。

存水的用具（如锅碗瓢盆、水缸、水桶等）必须干净，并经常倒空清洗。取水之后要先自然沉淀1~2小时，将上清水倒入另一清洁容器，弃去下面的沉淀物。然后进行混凝沉淀，方法是视水的浑浊程度向50公斤水内加明矾或碱式氯化铝 2.5~4g，或每桶水（约 25kg）加花生米大小的明矾一粒，搅拌1~2分钟，静置10分钟左右，使水澄清。小心将上面清水倒入另一容器，弃去下面的沉淀物。倾倒时尽量避免摇动，以免沉淀散开，水再次浑浊。在没有化学混凝剂的情况下可用仙人掌科植物捣烂取汁作为混凝剂使用。水混凝沉淀后需进行化学消毒才能使用。

2. 水的消毒　在有能源的情况下饮水卫生最简单、最有效的方法是喝开水，不喝生水。在没有能源的情况下一定要实行饮水消毒。在使用含氯消毒剂消毒井水时，加氯剂量应大于在容器内消毒的量，有效氯约为 3~4mg/L。并应经常检查余氯量，维持井水中游离余氯在 0.5mg/L 以上。主要方法如下：以漂白粉精消毒（按含有效氯 50% 计算）为例，每吨水加 4~8 克；若用漂白粉精片消毒（按每片含有效氯 0.2 克计算），则按照每50公斤水的量加一片。方法是：将漂白粉精或漂白粉精片研细,用清水调成糊状倒入需要消毒的水中,充分搅拌,加盖静置30分钟后方可使用。注意漂白粉或漂白粉精片于高温、亮光、潮湿会失效,所以必须放在能避光、干燥、凉爽处(如用棕色瓶拧紧瓶盖存放)。为延长消毒持续时间,可采用竹筒、陶土罐、塑料袋和广口瓶等制成持续加氯装置,以绳悬吊于水中,浸入井水面下7~10cm,容器内的消毒剂借水的振荡由小孔中缓慢漏出,可持续消毒10~20天。

四、实验要求

1. 水源编号方法,按××——××——××(队一班一组),采水样瓶、培养皿、调查报告表均按此编号。

2. 水源资料调查要详细、确实。水源水质分析评价表达清楚,文字简练,书写工整。

3. 水的净化过程中混凝剂的使用量应综合考虑实际情况认真计算得到。

4. 水的消毒过程中因根据有效氯的含量科学计算消毒剂的使用量。

五、调查注意事项

1. 认真阅读讲义和实习指导有关内容。

2. 独立完成调查报告,发现有抄袭行动,则适当扣分。

3. 调查报告评分,列入考试成绩之一。

六、综合分析与评价

调查完毕后将资料和水质检验结果,经整理,分析,作出结论填写水源卫生调查报告表,必要时可将水样带回,进行实验室分析。

水源卫生调查报告形式,以简明的图表辅以文字说明较好。水源卫生调查报告内容应包括:在调查区域内有无可供灾区居民利用的水源,水源的类型、数量及其分布;水源水量、水质的情况,根据对水源水量、水质的卫生要求,做出评价。水源的卫生状况,水源的利用和防护情况,根据对水源的卫生要求进行判断是否有遭受污染的可能,水源附近的交通情况,水源的可利用条件等,再结合流行病学情况,以及该地区的自然地理概况,最后根据灾区的实际情况,做出结论。

结论应指出在调查区域内,那些水源可以利用,那些水源不能利用,对可利用的水源应采取哪些卫生防护措施,对水质应采取哪些处理方法,在利用时应注意哪些问题,以保证生活饮用水的安全可靠。综合分析评价的结果,应着重解决有无水,能否用和怎样用的问题。

(陈景元　杜可军)

12检